全国中医药行业高等教育"十三五"规划教材

全国高等中医药院校规划教材（第十版）

健康评估

（新世纪第三版）

（供护理学专业用）

主 编

王瑞莉（陕西中医药大学）　　　文红艳（湖南中医药大学）

副主编（以姓氏笔画为序）

孙志岭（南京中医药大学）　　　李壮苗（福建中医药大学）

吴　蔚（湖北医药学院）　　　　彭正禄（成都中医药大学）

阚丽君（黑龙江中医药大学）

编 委（以姓氏笔画为序）

任海蓉（湖北中医药大学）　　　刘彦双（河北中医学院）

刘晓芳（广西中医药大学）　　　江志虹（山西中医学院）

李　玲（浙江中医药大学）　　　吴　晶（甘肃中医药大学）

武学润（天津中医药大学）　　　金宁宁（北京中医药大学）

周秀玲（长春中医药大学）　　　周艳丽（大连医科大学）

秦莉花（湖南中医药大学）　　　高燕鲁（山东中医药大学）

常征辉（河南中医药大学）　　　董　璐（上海中医药大学）

秘 书

田　华（陕西中医药大学）

中国中医药出版社

·北 京·

图书在版编目（CIP）数据

健康评估 / 王瑞莉，文红艳主编 . —3 版 . —北京：中国中医药出版
社，2016.7（2017.2 重印）

全国中医药行业高等教育"十三五"规划教材

ISBN 978 - 7 - 5132 - 3419 - 1

Ⅰ . ①健… Ⅱ . ①王…②文… Ⅲ . ①健康 – 评估 – 中医学院 –
教材 Ⅳ . ① R471

中国版本图书馆 CIP 数据核字（2016）第 110334 号

请到"医开讲 & 医教在线"（网址：www.e-lesson.cn）
注册登录后，刮开封底"序列号"激活本教材数字化内容。

中国中医药出版社出版
北京市朝阳区北三环东路 28 号易亨大厦 16 层
邮政编码　100013
传真　010 64405750
三河市潮河印业有限公司印刷
各地新华书店经销

开本 850 × 1168　1/16　印张 20　字数 489 千字
2016 年 7 月第 3 版　2017 年 2 月第 2 次印刷
书号　ISBN 978 - 7 - 5132 - 3419 - 1

定价 48.00 元
网址　www.cptcm.com

如有印装质量问题请与本社出版部调换
版权专有　侵权必究

社长热线　010 64405720
购书热线　010 64065415　010 64065413
微信服务号　zgzyycbs

书店网址　csln.net/qksd/
官方微博　http：//e.weibo.com/cptcm

淘宝天猫网址　http：//zgzyycbs.tmall.com

全国中医药行业高等教育"十三五"规划教材

全国高等中医药院校规划教材（第十版）

专家指导委员会

名誉主任委员

王国强（国家卫生计生委副主任、国家中医药管理局局长）

主 任 委 员

王志勇（国家中医药管理局副局长）

副主任委员

王永炎（中国中医科学院名誉院长、中国工程院院士）

张伯礼（教育部高等学校中医学类专业教学指导委员会主任委员、
　　　　中国中医科学院院长、天津中医药大学校长、中国工程院院士）

卢国慧（国家中医药管理局人事教育司司长）

委　　　　员（以姓氏笔画为序）

马存根（山西中医学院院长）

王　键（安徽中医药大学校长）

王国辰（中国中医药出版社社长）

王省良（广州中医药大学校长）

方剑乔（浙江中医药大学校长）

孔祥骊（河北中医学院院长）

石学敏（天津中医药大学教授、中国工程院院士）

匡海学（教育部高等学校中药学类专业教学指导委员会主任委员、
　　　　黑龙江中医药大学教授）

吕文亮（湖北中医药大学校长）

刘振民（全国中医药高等教育学会顾问、北京中医药大学教授）

安冬青（新疆医科大学副校长）

许二平（河南中医药大学校长）

孙忠人（黑龙江中医药大学校长）

严世芸（上海中医药大学教授）

李秀明（中国中医药出版社副社长）

李金田（甘肃中医药大学校长）

杨　柱（贵阳中医学院院长）

杨关林（辽宁中医药大学校长）

杨金生（国家中医药管理局中医师资格认证中心主任）

宋柏林（长春中医药大学校长）

张欣霞（国家中医药管理局人事教育司师承继教处处长）

陈可冀（中国中医科学院研究员、中国科学院院士、国医大师）

陈立典（福建中医药大学校长）

陈明人（江西中医药大学校长）

武继彪（山东中医药大学校长）

林超岱（中国中医药出版社副社长）

周永学（陕西中医药大学校长）

周仲瑛（南京中医药大学教授、国医大师）

周景玉（国家中医药管理局人事教育司综合协调处副处长）

胡　刚（南京中医药大学校长）

洪　净（全国中医药高等教育学会理事长）

秦裕辉（湖南中医药大学校长）

徐安龙（北京中医药大学校长）

徐建光（上海中医药大学校长）

唐　农（广西中医药大学校长）

梁繁荣（成都中医药大学校长）

路志正（中国中医科学院研究员、国医大师）

熊　磊（云南中医学院院长）

秘　书　长

王　键（安徽中医药大学校长）

卢国慧（国家中医药管理局人事教育司司长）

王国辰（中国中医药出版社社长）

办公室主任

周景玉（国家中医药管理局人事教育司综合协调处副处长）

林超岱（中国中医药出版社副社长）

李秀明（中国中医药出版社副社长）

前　言

为落实《国家中长期教育改革和发展规划纲要（2010-2020年）》《关于医教协同深化临床医学人才培养改革的意见》，适应新形势下我国中医药行业高等教育教学改革和中医药人才培养的需要，国家中医药管理局教材建设工作委员会办公室（以下简称"教材办"）、中国中医药出版社在国家中医药管理局领导下，在全国中医药行业高等教育规划教材专家指导委员会指导下，总结全国中医药行业历版教材特别是新世纪以来全国高等中医药院校规划教材建设的经验，制定了"'十三五'中医药教材改革工作方案"和"'十三五'中医药行业本科规划教材建设工作总体方案"，全面组织和规划了全国中医药行业高等教育"十三五"规划教材。鉴于由全国中医药行业主管部门主持编写的全国高等中医药院校规划教材目前已出版九版，为体现其系统性和传承性，本套教材在中国中医药教育史上称为第十版。

本套教材规划过程中，教材办认真听取了教育部中医学、中药学等专业教学指导委员会相关专家的意见，结合中医药教育教学一线教师的反馈意见，加强顶层设计和组织管理，在新世纪以来三版优秀教材的基础上，进一步明确了"正本清源，突出中医药特色，弘扬中医药优势，优化知识结构，做好基础课程和专业核心课程衔接"的建设目标，旨在适应新时期中医药教育事业发展和教学手段变革的需要，彰显现代中医药教育理念，在继承中创新，在发展中提高，打造符合中医药教育教学规律的经典教材。

本套教材建设过程中，教材办还聘请中医学、中药学、针灸推拿学三个专业德高望重的专家组成编审专家组，请他们参与主编确定，列席编写会议和定稿会议，对编写过程中遇到的问题提出指导性意见，参加教材间内容统筹、审读稿件等。

本套教材具有以下特点：

1. 加强顶层设计，强化中医经典地位

针对中医药人才成长的规律，正本清源，突出中医思维方式，体现中医药学科的人文特色和"读经典，做临床"的实践特点，突出中医理论在中医药教育教学和实践工作中的核心地位，与执业中医（药）师资格考试、中医住院医师规范化培训等工作对接，更具有针对性和实践性。

2. 精选编写队伍，汇集权威专家智慧

主编遴选严格按照程序进行，经过院校推荐、国家中医药管理局教材建设专家指导委员会专家评审、编审专家组认可后确定，确保公开、公平、公正。编委优先吸纳教学名师、学科带头人和一线优秀教师，集中了全国范围内各高等中医药院校的权威专家，确保了编写队伍的水平，体现了中医药行业规划教材的整体优势。

3. 突出精品意识，完善学科知识体系

结合教学实践环节的反馈意见，精心组织编写队伍进行编写大纲和样稿的讨论，要求每门教材立足专业需求，在保持内容稳定性、先进性、适用性的基础上，根据其在整个中医知识体系中的地位、学生知识结构和课程开设时间，突出本学科的教学重点，努力处理好继承与创新、理论与实践、基础与临床的关系。

4. 尝试形式创新，注重实践技能培养

为提升对学生实践技能的培养，配合高等中医药院校数字化教学的发展，更好地服务于中医药教学改革，本套教材在传承历版教材基本知识、基本理论、基本技能主体框架的基础上，将数字化作为重点建设目标，在中医药行业教育云平台的总体构架下，借助网络信息技术，为广大师生提供了丰富的教学资源和广阔的互动空间。

本套教材的建设，得到国家中医药管理局领导的指导与大力支持，凝聚了全国中医药行业高等教育工作者的集体智慧，体现了全国中医药行业齐心协力、求真务实的工作作风，代表了全国中医药行业为"十三五"期间中医药事业发展和人才培养所做的共同努力，谨向有关单位和个人致以衷心的感谢！希望本套教材的出版，能够对全国中医药行业高等教育教学的发展和中医药人才的培养产生积极的推动作用。

需要说明的是，尽管所有组织者与编写者竭尽心智，精益求精，本套教材仍有一定的提升空间，敬请各高等中医药院校广大师生提出宝贵意见和建议，以便今后修订和提高。

国家中医药管理局教材建设工作委员会办公室

中国中医药出版社

2016年6月

编写说明

健康评估（health assessment）是研究诊断个体、家庭或社区对现存的或潜在的健康问题或生命过程的反应的基本理论、基本技能和临床思维方法的学科。它既论述疾病的临床表现及其发生机制、个体对疾病的反应，又讲解健康史采集、身体评估的基本方法和技能，以及如何运用科学的临床思维方法去识别健康问题及人体对它的反应。本教材供护理学专业使用，教学的目的在于了解个体在生命过程中的经历，包括健康、疾病和康复；寻找促进健康或增进最佳身体功能的有利因素；识别护理需要、临床问题或护理诊断，作为选择护理干预方案的基础；评价治疗和护理的效果。主要内容包括健康史采集、常见症状评估、身体评估、心理及社会状况评估、实验室检查、器械检查、影像学检查、护理诊断和护理文书书写等。

本教材是在全国中医药行业高等教育"十二五"规划教材《健康评估》的基础上修订编写而成。编委会认真制定了编写大纲和教学大纲，更新了内容，精简了不必要的重复，保持了上版教材的优点，突出护理学专业特色，注重教材的实用性和可接受性。在修订过程中，紧紧把握教学内容和课程体系的改革方向，力求体现素质教育、实践能力和创新能力的培养，突出知识点的介绍，突出"三基五性"即基本理论、基本知识、基本技能和思想性、科学性、先进性、启发性、适用性，为学生知识、能力、素质协调发展创造条件。

本版教材编写的具体分工如下（以内容为序）：

李壮苗：绪论、健康史采集。文红艳：常见症状评估（第1~5节）。秦莉花：常见症状评估（第6~10节）。周艳丽：常见症状评估（第11~15节）。金宁宁：常见症状评估（第16~19节）。孙志岭：身体评估的基本方法，一般状态评估，皮肤、浅表淋巴结评估。江志虹：头部和颈部评估，肛门、直肠和生殖器评估，脊柱与四肢评估，神经系统评估。任海蓉：胸部评估（胸部的体表标志，胸壁、胸廓及乳房评估，肺和胸膜评估）。李玲：胸部评估（心脏评估）、周围血管评估。董璐：腹部评估。阚丽君：心理、社会状况评估。常征辉：血液检查、止血与凝血的实验室检查、尿液检查。彭正禄：粪便检查、痰液检查、脑脊液检查、浆膜腔积液检查、肝脏功能检查。刘晓芳：肾脏功能检查、临床常用生物化学检查、临床常用免疫学检查。高燕鲁：血液气体分析和酸碱平衡检查、内分泌功能检查、生殖系统体液检查。吴晶：心电图检查（心电图基本知识、心电图各波段的组成和命名、心电图的导联体系、心电图各波段的测量和正常值）。田华：心电图检查（常见异常心电图）。王瑞莉：多参数心电监护、肺功能检查、内镜检查。吴蔚：X线检查。武学润：CT检查、磁共振成像检查。刘彦双：放射性核素显像检查、超声检查。周秀玲：护理诊断、护理文书书写。

本教材数字化工作是在国家中医药管理局中医药教育教学改革研究项目的支持下，由中国中医药出版社资助展开的。该项目（编号：GJYJS16088）由王瑞莉、彭正禄老师负责，全体编委会成员共同参与。

本教材编写过程中得到了国家中医药管理局"十三五"规划教材护理学专业评审委员会、全国兄弟院校同行专家的指导和帮助；得到了编者单位的大力支持；各种版本的《健康评估》《诊断学》《实验诊断学》，特别是王琦教授主编的"十二五"规划教材是我们的重要参考，在此深表感谢！

由于时间紧迫，书中难免存在疏漏，不足之处敬请使用本教材的老师、同学及其他读者提出宝贵意见，以便再版时修订提高。

《健康评估》编委会

2016 年 6 月

目录

第一章 绪 论

一、健康评估概述

（一）健康评估的概念

健康评估（health assessment）是一门研究临床护士如何全面、动态、准确地收集和评估护理对象的健康资料，以诊断现存或潜在的健康问题，确定其相关护理需求的基本理论、基本知识、基本技能和临床思维方法的学科。健康评估课程突出了护理的特色，体现了专业的独立性，是护理程序的第一步。因此，它既是执行护理程序的基础，又贯穿于整个护理过程的始终，是连接医学/护理基础课程和专业课程的桥梁课程。通过该课程的学习，学生应掌握健康评估的基本原理和方法，正确地收集、评估、分析患者生理、心理和社会等相关健康资料，并以患者为中心，从护理的角度进行临床思维，概括护理诊断依据，从而形成护理诊断，为后续制定护理计划和护理措施、提供患者全面的优质护理服务奠定基础。

（二）健康评估发展简史

早在南丁格尔（Florence Nightingle）时期，人们就已经意识到评估在护理中的重要性。南丁格尔视评估为"对疾病的观察"，她强调护理观察的重要性，是因为护士较医生有更多时间在患者床边。南丁格尔认为护士需要发展收集资料的技能，如观察和记录生命体征的能力。同时，她强调与患者交谈以获取有关健康和疾病相关信息的重要性。在她的著作中，还提及评估需要收集、分析和解释资料。

随着护理的发展，护理的工作范围不断扩展，尤其是在家庭和社区从事独立工作护士的出现，对护理评估的技能有了更高的要求，护士开始在收集患者资料的基础上提供护理。健康评估已成为现代护士从事护理工作必备的核心能力之一。护士是否应实施全面的身体检查，资料的结果是否有助于实现护理的目标，目前仍是医学界广为争议的问题。许多护士认为，使用传统上认为属于医学范畴的体格检查来收集资料也是可行的，只要护士从中得出的资料有助于护理。

20世纪50年代，Lydia Hall第一次提出了护理程序的概念。1967年，Yara和Walsh将护理程序划分为评估、计划、实施和评价4个部分。1967年，Black在有关护理程序的国际会议上提出护理评估的重点在于评估患者的需要。如果这样的评估是准确和有效的，护士就需要更多的教育。仅仅说患者有生理、心理、社会和精神的需要，而未能提出如何对需要进行具体的评估是不够的。Black提议采用Maslow"人的需要论"作为评估框架，用以指导护理评估。会议最终确立了护理评估的如下原则：①评估是护理程序的第一步；②评估是一个系统的、有目的的护患互动过程；③护理评估的重点在于个体的身体功能和日常生活能力；④评估过程包括收集资料和临床判断。此后，护理程序在护理作为拥有自己知识体系的独立学科的背景下迅速发展起来。当时护理诊断一直是护理程序第一步评估中的一个部分，直到 1973 年美国护士协会（American nurses association，ANA）召开的第一届全国护理诊断大会上，才肯定了格比和莱文（K.Gebbie & M.A.Lavin）的提议，将护理诊断作为护理程序中的一个独立步骤，评估可进一步分为评估和诊断两个部分。自此，护理程序由以往的 4 个步骤衍变为目前的评估、诊断、计划、实施、评价 5 个步骤。

美国自 20 世纪 70 年代以来，开始重视在教学计划中培养护士收集资料的方法和技巧，包括全面的身体评估。大部分学士学位课程使用医学的模式培养护士的健康评估能力，这一模式的重点在于评估机体系统状况、并发症及治疗的效果。医学的评估模式已被很好地标准化了，包括以主诉、现病史、既往史、家族史、系统回顾等特定的问诊形式收集资料，随之是系统的身体评估。尽管医学的评估模式使护士能够辨认和监测疾病的过程，在当今的护理教育和护理实践中仍占有主导地位，但并不能为评估个体的护理需要提供系统的工具。

1977 年，美国医学家恩格尔（G.I.Engel）提出"生物 - 心理 - 社会"现代医学模式，强调护理的本质是以患者为中心，护士应按护理程序的工作方法实施整体护理，由此丰富了健康评估的内涵，也使健康评估的学科框架基本形成。虽然护理程序的内涵和方法随着临床实践的发展而不断地更新和丰富，但是护理评估和诊断作为其首要的步骤，始终是指导临床护理实践不可替代的基石。与此同时，从护理教育的角度，健康评估的理论、知识和技能也得到了前所未有的关注和重视。1980 年，美国护士协会将"整体护理评估的能力"作为现代护士必须具备的职业核心胜任力之一。随后，国际护士协会于 1993 年宣称护士具有护理评估技能是高质量护理的重要标准。

但随着护理工作范围和服务对象的延伸，以往护理教育中单纯借鉴或照搬医学诊断的模式已不能适应和满足新需求，这促使了具有护理特征的评估系统逐步建立。1987 年，戈登（Morjory Gordon）提出了具有明显护理特征的功能性健康型态（functional health patterns，FHPs），FHPs 模式将人类健康和生命过程归纳为 11 个方面，以指导护士系统地收集健康资料，以确定个体的健康问题和功能障碍形态。2000 年 4 月，北美护理诊断协会（North American nursing diagnosis association，NANDA）经过反复的斟酌和修订，进一步丰富了 Morjory Gordon 的 FHPs 构架，确立了护理诊断分类系统 – 多轴系健康型态分类（a multi-axial health patterns framework），又称为 NANDA 护理诊断分类 II。它将人类健康和生命过程扩展至 13 个领域及 46 个类别，包含 104 个诊断性概念和 155 个护理诊断。发展到 2015 年，分类学 II 包括 13 个领域及 234 项护理诊断。护理诊断分类 II 作为护理评估的形式和内容强调了护理程序和临床护理推理，分类分级更加清楚，使健康资料收集和分析更加系统化、标准化，顺应了当今科学技术高速发展和信息网络迅捷增长的需要。虽然该分类系统目前临床应用程度尚没有传统的生理 – 心理 – 社会评估模式那么普遍，但已被逐渐用于临床护理评估，以确定个体、整体健康状态及其护理需要的程度。护理诊断学分类系统的发展为护士提供了一种用于临床实践的语言，以更好地描述对患者评估的侧重点。这一时期的工作意味着护理已能明确表达其独立的、与医疗不同的定义而趋于成熟。

在我国，自从吴袁剑云于 1994 年将"整体护理"的概念引入护理界后，健康评估的理念就在临床护理和护理教育中得到了不断的充实和升华。经过护理界及各医药院校护理教育同仁的共同努力，我国于 2001 年出版了第一部《健康评估》教材，使护士的临床实践有据可循。

健康评估课程在高等护理教育体系中也已经替代了临床医学的诊断学课程，定位为护理学专业主干课程。

二、健康评估的主要内容

本课程的内容较为广泛，主要涉及护理评估的基本理论和基本方法两个方面，如健康史采集、身体评估、心理和社会状况评估及辅助检查等。同时，健康评估又是一项基本技能，要求护士将上述的基本理论和基本方法的内容融合到实践中，切实掌握并具备健康评估的能力，更好地了解患者的病情变化和发展，以便采取有效的护理措施。

1. 健康史采集 健康史采集主要通过问诊来完成。问诊是指护士系统地询问患者或相关人员以获取患者的健康史资料，了解患者疾病的发生、发展和演变过程，并经过综合分析做出临床判断的过程。问诊的目的是为了获取有关患者对健康问题在生理、心理、社会适应等方面的反应和感受，为临床判断和诊断性推理提供基础，同时也为身体评估及其他评估方法提供重要的线索。问诊所获得的健康资料主要是症状。症状是指个体患病后对机体功能异常和病理变化的主观感觉或自身体验，如疼痛、眩晕、乏力、恶心等。症状作为评估对象健康状况的主观资料，是健康史的重要组成部分。对患者各种症状的评估，了解症状出现的部位、性质、持续时间和程度、缓解或加剧的因素，有利于指导临床护理监测，形成临床护理问题。研究症状的发生、发展和演变及由此而发生的患者生理、心理和社会适应等方面的反应，对形成护理诊断、指导护理实践起着至关重要的作用。

2. 身体评估 身体评估是指护士通过自己的感官或借助听诊器、血压表、体温表等辅助工具对个体进行细致观察与系统检查，找出机体正常或异常征象的评估方法，是获取护理诊断依据的重要手段。身体评估以解剖、生理和病理学等知识为基础，且具有很强的技术性。正确、娴熟的操作可获得明确的评估结果；反之，则难以达到评估的目的。

3. 心理、社会状况评估 在"生物—心理—社会"医学模式下，对患者进行心理和社会状况评估体现了护理"以人为本"的整体护理理念。心理和社会状况评估是通过心理学测量方法对患者的心理活动、心理特征和社会状况进行评估，其内容主要涵盖自我概念、认知水平、情感和应激、健康行为、角色适应、社会文化及家庭和环境。护士评估时应注意心理和社会资料大多较为主观，评估结果不能以正常和异常进行简单划分。

4. 实验室检查 实验室检查是指运用实验室的方法和技术，对患者的体液、血液、排泄物、分泌物、组织标本和细胞成分取样等进行检查，以获得疾病的病原体、组织病理形态或器官功能变化等资料，结合临床表现进行分析的检查方法。实验室检查的标本采集、转送和保存大多由护士完成，护士在采集标本时应规范、严谨，以确保实验室检测数据的准确性。同时，实验室检查结果作为患者疾病重要的客观资料之一，也需要护士能熟知临床常见参考值，以指导护士观察、判断病情。

5. 器械检查 器械检查主要包括心电图、肺功能、内镜检查。心电图是临床最常见的检查项目之一，主要用于判断心肌梗死、心律失常等心血管病变，以及危重患者的病情监护。肺功能检查用于评价患者呼吸功能的状况，确定慢性呼吸系统疾病患者肺功能障碍的类型和程度。内镜检查是从口腔、鼻腔、肛门或切口部分（如腹腔）插入内镜，以窥视人体内部器官情况、获取活检组织的诊疗方法。

6. 影像学检查　影像学检查包括放射学检查、超声检查和核医学检查。器械检查及影像学检查操作前准备往往由护士完成，检查结束后还需要严密观察病情，因此需要护士掌握检查的目的及注意事项。

7. 护理诊断的步骤和思维方法　评估的最后阶段是诊断性推理。诊断性推理涉及对评估过程、观察结果和临床判断的评判性思维能力。这种推理体现了做出准确的护理诊断和病情判断的能力。初学者在学习诊断性推理的基础上，如能注意理论与实践相结合，将有助于提高临床护理诊断的水平。

8. 护理文书书写　护理文书是指护士将问诊、身体评估、心理和社会状况评估及辅助检查所获得的资料，经过科学严谨的临床思维加工后整理形成的书面记录。它记录了护士为患者解决健康问题、提供护理服务的全过程，既是护理活动的重要文件，也是患者病情的法律文件，其格式和内容均有具体的要求，学生应按要求认真学习和实践。

三、健康评估的学习方法与要求

健康评估是一门实践性很强的课程，教学方法与基础课程有很大的不同。除课堂教学、观看录像、示教室技能训练外，还要在病房、患者床旁进行实践。

（一）学习方法

1. 注重自身素质的培养，无论是在技能训练时，还是在临床教学实践中，要学会与人沟通和交流，体现对患者的尊重和关爱。

2. 注重整体评估及辩证思维模式的培养，以确认患者的健康问题与护理需求。

3. 课堂上主动参与问题讨论，积极进行模拟训练，勤于思考，大胆质疑。

4. 复习医学基础课（如解剖学、生理学、病理学等）的相关内容，以加深对健康评估内容的理解、融会贯通。

5. 重视理论联系实践，以准护士角色到临床进行求证，逐步培养分析问题和解决问题的能力。

6. 课后要复习重点、善于总结，反复练习各项评估技能。

（二）学习要求

1. 明确学习目标，端正学习态度，贯穿"以人为本"的护理理念，关心、体贴患者，取得患者信任和配合，建立良好的护患关系。

2. 基本概念要清楚，基本知识要扎实，基本技能要熟练。

3. 能独立进行系统而有针对性的问诊，熟练掌握主诉、症状、体征之间的内在联系和临床意义，发现异常征象。

4. 能独立进行全面、规范的系统的身体评估，掌握常见异常体征及其临床意义，并达到熟练、准确的程度。

5. 熟悉常用实验室检查的适应证、标本采集方法、注意事项、检查结果的参考值及临床意义。

6. 掌握心电图机操作，按操作规范描记心电图；熟悉正常心电图、常见异常心电图的波形特点及其临床意义；了解肺功能检查、内镜检查及影像学检查患者的准备和注意事项。

7. 结合身体评估情况，对患者的心理、社会状况进行全面的评估。

8. 根据健康史、身体评估、心理和社会状况评估及辅助检查结果进行系统整理、综合分析，做出初步的护理诊断，并正确书写完整的护理文书。

【思考题】

你如何理解健康评估在护理实践中的重要性？

第二章　健康史采集

第一节　健康史的主要内容

健康史是关于患者目前及既往的健康状况、影响健康状况的有关因素及对自己健康状况的认识与反应等的主观资料。与医疗病史不同的是，护士更关注患者对其健康状况及生活方式改变所做出的反应。健康史主要包括以下内容。

一、一般资料

一般资料（general data）包括姓名、性别、年龄、职业、民族、籍贯、婚姻状况、文化程度、宗教信仰、医疗费支付形式、家庭地址、电话号码、入院日期、入院诊断、资料的来源及可靠程度、收集资料的时间等。这些资料可为患者的健康状况提供有用的信息，并有助于了解患者对健康的态度及价值观，为进一步收集资料、制定护理计划提供依据。例如，许多健康问题的发生与性别、年龄、职业、婚姻状况等有关；不同的民族有不同的生活方式、饮食习惯、宗教信仰等；不同文化程度可帮助护士选择适合的健康教育方式，理解患者对健康状况变化的反应；了解不同的医疗费支付形式则有助于了解患者的经济承受能力，从而为其选择合理的治疗方案、护理措施；了解患者的电话、通讯地址、联系人等，便于与其家人联系及今后的随访。

二、主诉

主诉（chief complaints）为患者感觉最主要、最明显的症状或体征及其持续时间，也是本次就诊的主要原因。记录主诉应突出重点、简短扼要、高度概括，并同时注明主诉自发生到就诊的时间，一般不超过20个字。主要的伴随症状可以写上，同时存在的并发症或伴发病则不必写入主诉，而应放到现病史或既往史中去描述。如"发热、头痛2天""咳嗽、咳痰3天，伴喘息1天""纳差、乏力4天，尿黄1天"等。主诉要准确反映患者的主要矛盾，并尽可能用患者自己的语言进行描述，不能使用诊断名词，如"糖尿病3年"应记述为"多食、多饮、多尿3年"。对当前无症状而诊断与入院目的明确的患者，可以用诸如"患白血病5年，经检验复发3天"的方式表达主诉。

三、现病史

现病史（history of present illness），即围绕主诉详细描述患者自患病以来疾病的发生、发展、演变、诊治、护理的全过程，是健康史的主体部分。其主要内容包括以下几个方面。

1. 起病情况及患病时间　包括起病的时间、在何种情况下发生及发生的缓急等。如急性胃肠穿孔、脑栓塞多起病急骤；糖尿病、慢性阻塞性肺疾病则起病缓慢。患病时间指从起病到就诊或入院的时间。起病急骤者，患病时间可按小时、分钟计算；起病缓慢者，患病时间可按数日、数月或数年计算；起病时间难以确定者，需仔细询问、分析后再做判断。不同疾病的起病亦各有特点，如脑血栓形成则多发于睡眠时，而脑出血常见于情绪激动时。

2. 主要症状及其特点　包括主要症状出现的部位、性质、持续时间、发作频率、严重程度、加剧或缓解的因素等。了解这些特点有助于判断病变所在的部位、范围和性质。

3. 病情的发展、演变　包括最主要症状的变化及有无新的病情出现。如肝硬化患者出现呕血、黑便，则可能并发上消化道出血。

4. 病因与诱因　主要询问与本次发病有关的病因（如感染、外伤、中毒等）和诱因（如气候、环境、情绪变化及饮食失调等）。了解这些有助于明确患者的发病原因，以利于采取针对性的护理措施。

5. 伴随症状　是指与主要症状同时或随后出现的其他症状。伴随症状对确定病因和判断是否有并发症具有重要意义。问诊时需问清伴随症状与主要症状之间的关系及演变过程。

6. 诊断、治疗与护理经过　包括曾接受过的诊断、治疗措施，效果如何，有无副作用等。如所用药物名称、时间、用法、剂量、疗效等，以及目前已采取的护理措施及其效果。

7. 健康问题对患者的影响　包括生理、心理、社会各方面的影响，患者对目前健康状况的自我评价，以及患病后的精神状态、体力状态、食欲、睡眠、大小便的情况等。

四、既往史

既往史（past history）包括患者既往的健康状况和曾经患过的疾病（包括传染病或地方病）、住院史、外伤与手术史、预防接种史、输血史及过敏史等，特别是与现病史有密切关系的疾病。一般按疾病发生的先后顺序记录。诊断肯定者可用病名并加引号；诊断不肯定者，可简述其症状、时间和转归。主要内容包括：①既往患过的疾病；②急性及慢性传染病史、地方病史；③有无外伤、手术史；④预防接种史，包括预防接种的时间及疫苗类型；⑤有无过敏史，包括食物、药物、环境因素中已知的过敏物质。

五、用药史

用药史（medication history）是指曾用过哪些药物，特殊药物如激素、抗结核药物、抗生素等应了解其用法、剂量和时间。询问当前用药情况，包括药物名称、剂型、用法、用量、效果及不良反应等；对于过去用药史则应询问药物过敏史、药物疗效及副作用。同时了解患者的自我照顾能力。

六、成长发展史

不同的年龄阶段有着不同的成长发展任务，个体的成长发展史（growth and development history）也是反映其健康状况的重要指标之一。

1. 生长发育史　根据患者所处的生长发育阶段，判断其生长发育是否正常。对于儿童则主要询问家长，了解出生时的情况及生长发育的情况。

2. 月经史（menstrual history） 包括月经初潮的年龄、月经周期和经期天数、经血的量和颜色、经期症状、有无白带与痛经、末次月经日期（last menstrual period，LMP）、闭经日期或绝经年龄等。记录格式如下：

$$初潮年龄 \frac{行经期（天）}{月经周期（天）} 末次月经时间（LMP）或绝经年龄$$

3. 婚姻史（history of marriage） 询问已婚或未婚、结婚年龄、婚姻状况、配偶健康状况、夫妻关系、性生活情况等。

4. 生育史（reproductive history） 包括妊娠与生育次数，自然或人工流产的次数，有无死产、手术产、围产期感染，以及计划生育状况等。对男性患者也应询问是否患过影响生育的疾病。

5. 个人史 包括出生地、居住地区（尤其是疫源地和地方病流行区）和居留时间、受教育程度、经济生活和业余爱好等社会经历；工种、工作环境、接触有害毒物的情况及劳动保护措施；生活起居、饮食规律与卫生习惯等生活方式；烟酒嗜好的时间与摄入量，以及其他不良嗜好；有无不洁性交史，是否患过性病等。

七、家族史

家族史（family history）是对患者直系亲属健康状况的了解，包括双亲、兄弟、姐妹及子女的健康及患病情况，有无与其相同的疾病，有无遗传病，如血友病、糖尿病、高血压、哮喘、心脏病、肿瘤、遗传性球形红细胞增多症、精神病等。

八、系统回顾

系统回顾（review of systems）是通过回顾患者各系统或各功能性健康型态及其特点，全面系统地评估以往已发生的健康问题及其与本次健康问题的关系。通过系统回顾可以避免遗漏重要的信息。

1. 身体、心理、社会系统回顾

（1）身体回顾　一般状态：有无发热、全身不适、疲乏无力、盗汗，有无体重增加或减轻，睡眠情况如何等。

皮肤：有无温度、湿度、颜色的改变，有无水肿、皮疹、皮肤破溃、感染，有无瘙痒、干燥，毛发的分布与色泽，指甲的颜色及光泽等。

头颅五官：有无畏光、流泪、结膜充血、发红、疼痛或痒及分泌物增多，有无白内障、青光眼等疾患，是否佩戴眼镜等；有无眩晕、耳鸣、耳痛、耳内流脓、听力减退或耳聋等，是否使用助听器；有无鼻塞、流涕、出血或鼻过敏，有无嗅觉改变；有无口腔黏膜干燥或溃疡、颜色改变、齿龈肿胀、溢脓或出血，有无龋齿、义齿，以及味觉改变等。

乳房：乳房及乳头外形，有无疼痛、异常分泌物、肿块及自我检查的情况。

呼吸系统：有无咳嗽、咳痰、喘息、咯血、胸痛或呼吸困难等。注意咳嗽发生的时间、性质、频率、程度，与气候变化及体位的关系；痰的量、颜色、性状、气味；咯血的量及颜色；胸痛的部位、性质，以及与咳嗽和体位的关系；呼吸困难发生的时间、性质和程度；有无可能引起喘鸣的因素，包括食物、药物等过敏源。既往有无呼吸系统疾病。

循环系统：有无心前区疼痛、心悸、呼吸困难、晕厥、水肿。注意心悸发生的时间与诱因；心前区疼痛的部位、性质、程度、持续时间、缓解方式；呼吸困难的诱因和程度，有无阵发性呼吸困难，与体力活动、体位的关系，是否伴有咳嗽、咯血或咳粉红色泡沫样痰；晕厥发生前是否伴有心悸；水肿的部位、与尿量的关系，有无腹胀、肝痛，利尿剂使用的情况。既往有无心血管疾病的病史。

消化系统：有无吞咽困难、恶心、呕吐、腹痛、腹泻、腹胀、便秘、呕血、黑便、黄疸等。注意上述症状发生的缓急及其演变、持续的时间、与进食的关系等；呕吐的方式、次数、时间、性质，呕吐物的量、颜色、性状和气味；腹泻、呕血、黑便的量、次数、颜色、性状，腹泻有无伴里急后重，有无脱水的表现；腹痛的部位、性质、程度，有无疼痛的规律性及转移性疼痛等。既往有无消化系统疾病的病史。

泌尿系统：有无尿频、尿急、尿痛、排尿困难、尿潴留、尿失禁、腹痛或水肿。注意腹痛的部位、有无放射痛，尿量、颜色、性质的变化，既往有无高血压、糖尿病、过敏性紫癜等疾病的病史，有无长期使用肾毒性药物史。

血液系统：有无头晕、眼花、耳鸣、心悸、乏力、记忆力下降，皮肤瘀点、瘀斑、黄疸及肝、脾、淋巴结肿大，有无输液或输血反应史。

内分泌及代谢：有无怕热、多汗、乏力，有无口渴多饮、多食、肥胖或消瘦，有无性格的改变及智力、体格、性器官发育的异常，有无体重、骨骼、毛发、甲状腺的改变等。既往有无肿瘤、精神创伤、自身免疫性疾病的病史。

骨骼及肌肉系统：有无肌肉疼痛、痉挛、萎缩、瘫痪，有无关节脱位、肿胀、畸形、运动障碍，有无外伤、骨折等。

神经系统：有无头痛、头晕、记忆力减退，有无抽搐、瘫痪，有无意识障碍，有无睡眠障碍，有无感觉或运动障碍。

精神状态：有无情绪改变、焦虑、紧张、抑郁、幻觉、妄想、定向力障碍及智力改变等。

（2）心理回顾：①感知能力：如视、听、触、嗅等感觉功能有无异常，有无错觉、幻觉等。②认知能力：如有无定向力、记忆力、注意力、语言能力等障碍。③情绪状态：如有无焦虑、抑郁、失望、沮丧、恐惧、愤怒等情绪。④自我概念：对自己充满信心、有价值感，或觉得自己无能为力、毫无希望，成为别人的累赘等。⑤对健康和疾病的理解与反应。⑥压力反应及应对方式等。

（3）社会回顾：①价值观与信仰。②受教育情况：包括曾接受过的各种专业教育、培训或函授等，以及所取得的成绩或成果。③生活与居住环境：包括卫生状况、居民素质等，注意有无饮水、饮食、空气污染及各种噪音等威胁健康的因素。④职业及工作环境：所从事过的工种、有无影响正常的生活规律等，还有工作环境中的卫生状况、有无噪音、工业毒物接触等。⑤家庭：包括家庭人口构成、家庭关系是否融洽、患者在家庭中的地位、家人对患者的态度、病后对家庭的影响等。⑥社交状况。⑦经济负担：家庭的经济状况如何，特别是有无因为检查、治疗等经济负担而给患者带来的心理压力。

2. 功能性健康型态系统回顾

（1）健康感知与健康管理型态：涉及个体的健康观念与如何维护与促进自身的健康，主要包括个体对自身健康状况的感知与评价，以及健康维护行为和遵医情况等。

NOTE

（2）营养与代谢型态：涉及个体食物与液体的摄入与利用，包括营养状态、液体平衡、组织完整性和体温。

（3）排泄型态：涉及个体排尿与排便功能，包括正常排泄型态、排泄型态异常或改变，以及用药和自我照护情况。

（4）活动与运动型态：涉及个体日常生活、休闲娱乐、锻炼的方式，以及与之相关的活动能力、活动耐力、日常生活自理能力等。

（5）睡眠与休息型态：涉及个体睡眠、休息和放松的模式，包括睡眠与休息的质与量、白天精力是否充沛，以及促进睡眠的辅助手段及药物使用情况。

（6）认知与感知型态：涉及机体神经系统的感知功能与脑的认知功能。

（7）自我感知与自我概念型态：涉及个体对自己身体特征、社会角色和个性特征的认识与评价。

（8）角色与关系型态：涉及个体在生活中的角色及与他人关系，包括个体对其工作、家庭和社会角色的感知。

（9）性与生殖型态：涉及个体的性别认同、性角色行为、性功能和生育能力。如性别认同和性别角色、性生活满意程度，有无改变或障碍；女性月经量、经期、周期，有无月经紊乱；是否怀孕、婚育，有无子女等。

（10）压力与应对型态：涉及个体对压力的感知与处理，包括个体对压力的认知与评价、压力反应及应对。

（11）价值与信念型态：涉及个体的文化和精神价值观，包括健康信念、人生观、宗教信仰等。

第二节   健康史采集的方法

健康史采集是健康评估的第一步，其目的在于体格检查前获得患者完整健康状况的基本资料，为进一步体格检查提供线索，为确立护理诊断提供重要的依据。健康史采集方法主要通过问诊来完成。只有正确地运用健康史的采集方法和技巧，才能全面、准确和客观地收集健康史资料，明确患者的护理需要。

一、问诊的目的

问诊（inquiry）是发生在护士与患者之间的目的明确、正式、有序的交谈过程，又称为病史采集（history taking）。问诊的目的是为了获取有关患者对健康问题在生理、心理、社会适应等方面的反应、感受，为临床判断和诊断性推理提供基础，同时也为身体评估及其他评估方法提供重要线索。有时仅仅通过深入细致的问诊便能得出准确的护理诊断。问诊贯穿于患者从入院到出院的整个过程，既包括对患者入院时的评估，也包括在护理活动中与患者的自然交流。

二、问诊的方法

根据具体情况采用正确的问诊方式，运用恰当的问诊技巧，可以提高效率，达到收集完整、准确健康资料的目的。

（一）问诊的过程

1. 准备（或计划）阶段　问诊前了解患者的一般资料，如姓名、性别、年龄、所患疾病等，初步明确问诊目的，拟定问诊提纲，以便有目的、有顺序地进行问诊。注意安排问诊时间、问诊环境，参阅必要资料（如急诊或门诊病历，医疗病历记录、临床辅助检查，相关参考书籍），初步确定问诊的方法与过程。

2. 介绍阶段　为护士与患者之间建立和培养良好护患关系的开始，护士应展示良好的专业形象，主动而礼貌地称呼患者，并做自我介绍，说明问诊目的及大致需要的时间。同时营造温馨、融洽的问诊气氛，给患者以亲切、平等的感受，使患者愿意敞开心扉，说出自己的想法。

3. 引导问诊阶段　为问诊的主要环节，按照事先准备的问诊提纲，引导患者叙说，一般从主诉开始，逐步展开到现病史、既往史、个人史、家族史、心理社会问题、机体反应、宗教信仰等。

4. 结束问诊阶段　在问诊获得必要的资料后，问诊即进入结束阶段。护士应有礼貌地将问诊话题转入结束，让患者感觉到即将结束问诊。可将本次问诊中的内容向患者进行简要复述，以核实资料的准确性，纠正偏差，补充疏漏。离开时应感谢患者的合作。

（二）问诊的方法与技巧

1. 创造良好的问诊环境　问诊的环境必须安静、舒适，具有私密性，以缓解患者因环境生疏或对疾病的恐惧而产生的紧张情绪，使其能平静地陈述与自己健康状况有关的感受及经历。问诊过程中注意保护患者的隐私，最好不要当着陌生人的面谈论病史。

2. 建立良好的护患关系　护士在问诊开始前应先向患者做自我介绍，说明问诊的目的是采集与其有关的健康信息以便提供全面的护理，向患者解释除收集其身体、心理的健康资料外，还需要获得有关个人和社会背景的资料，以使护理个性化，并向患者做出病史内容保密的承诺。整个问诊过程中，护士应对患者始终保持关切的态度，对患者的陈述表示理解、同情和认可，并适时地给予回应。同时还应注意非语言的沟通，如与患者保持合适的距离和目光接触，适时地点头和微笑，配合必要的手势、触摸和沉默等，从而有利于交谈双方建立良好的关系。

3. 选择合适的问诊时间　问诊是一种情感交流，正确地把握交谈时机可以提高问诊效果，并可避免患者产生疲劳或厌倦的情绪。病情许可时，在患者入院后（一般要求入院后 24 小时内）应尽早地采集健康史，尽可能以患者为直接问诊对象。当患者处于痛苦或抢救状态时，应避免过多地交谈，在简要询问和重点检查之后，应立即实施抢救。

4. 围绕主诉问诊　问诊一般从主诉开始，有目的、有顺序地进行，提问应选择一般性易于回答的开放性问题，比如"您今天有什么不舒服？""您是什么原因来看病的？""病了多长时间了？"等，然后耐心倾听患者的陈述。

5. 选择正确的提问方式

（1）开放性问题：如主诉应选择开放性问题进行问诊。开放性问题是以患者为中心，以了解完整的信息为目的的，可使患者陈述的病史更全面、更客观。其优点是易于回答，容易获取有价值的信息。随后，护士可根据患者的陈述，采用适当的提问方式追溯其首发症状开始的时间，确定疾病发展的顺序，使问诊逐步深入。如患者诉说腹痛，可以询问"您腹痛部位在哪里？有多长时间了？怎么痛？都在什么情况下痛？哪些因素可使疼痛加重或减轻？疼痛发作时还有其他症状吗？到哪里看过病？接受过哪些治疗？治疗的效果如何？"等。开放性问题的缺点是患者的回答可能与评估目的无关，占用较多的时间，急症情况下不宜采用。当患者陈述时滔滔不绝或离题太远时，可用恰当的语言将其引导到健康史的线索上来，如"您前面谈的问题我已经知道了，下面能不能谈谈您既往患病的情况？"

（2）闭合性问题：为证实或确认患者叙述病史的细节，可用直接提问。如"请告诉我，您行胆囊切除术是在什么时候？"等。直接提问的另一种方式是直接选择性提问，即要求患者回答"是"或"否"，如"您曾经有过类似的腹痛吗？"等；或让患者对提供的选择做出回答，如"您腹痛时疼痛是钝痛、锐痛、绞痛还是烧灼痛？"等。直接提问中应避免诱导或套问，如"您是在下午发热吗？""您的痰是黄的吗？""您呕吐是喷射样的吗？"等，以免患者在带有倾向性特定答案的问题引导下随声附和，导致资料信息失真。更恰当的提问是"您一般是在什么时候发热？""您的痰是什么颜色？""您呕吐时是怎样吐的？"等。

6. 启发与赞扬 当患者回答不确切时，要注意耐心启发，如"您再想一想，能不能再详细些"等，并给患者充分的时间回答。责怪性的语言常常使患者产生防御心理，如"您为什么喝那么多酒呢？"会导致患者不回答问题或只是简单地应付。恰当地使用一些鼓励与赞扬的语言，可以提高患者提供真实信息的积极性。如"您能够按时服药，这很好！""您已经戒烟了？真有毅力！"等。但对精神障碍的患者，不可随意使用赞扬性的语言。

7. 避免医学术语 提问时避免使用有特定含义的医学术语，如"黄疸""心悸""发绀""里急后重""端坐呼吸"等，以免患者顺口称是，或产生错误的理解，以致病史资料不确切，从而影响健康史的真实性。

8. 避免重复提问 问诊时要注意提问的目的性、系统性和侧重性，要全神贯注地倾听患者的回答，对同一问题不应重复询问，以免降低患者对护士的期望与信心。

9. 使用过渡语言 在由一个问题转向另一个问题时，应恰当使用过渡语言，避免使患者感到谈话的唐突，如"前面我们讨论了您的身体状况、影响健康的因素，下面我们来谈谈您的心理状况好吗？"

10. 核实资料 为确保所获病史资料的准确性，在问诊过程中必须对那些存有疑问、含糊不清或矛盾的内容进行核实。常用的核实方法有：①澄清：要求患者对模糊不清或模棱两可的内容做进一步的解释和说明，如"您说您睡眠特别不好，请具体说一下是什么情况？"②复述：以不同的表达方式重复患者所说的内容，如"您说您的胸痛是在体力劳动时发作，是这样吗？"③反问：以询问的口气重复患者的话，但不加入自己的观点，并鼓励患者能够提供更多的信息，如"您说昨天夜里尿液很多？"④质疑：用于患者前后所说的情况不一致，或患者所陈述的情况与护士所见不一致时，如"您告诉我您的头很痛，您却显得挺轻松，能告诉我这是为什么吗？"⑤解析：对患者所提供的信息进行分析和推论，并与其交流，如"您的父母同时死于车祸，您一定觉得很难过"，患者可以对你的解析加以确定、否认或提供另外的解释等，如"我是非常难过，但我从小就与外祖父母生活在一起，我的感受可能没有您想象的那么严重！"

（三）特殊情况的问诊

特殊情况系指当问诊涉及患者敏感的话题而使其不愿意回答，或因患者病情危重、意识障碍、情绪异常而难以回答，或因不同的文化背景而可能发生的各种问诊过程中的困难。

1. 不同文化背景　不同文化背景的人在人际交流方式及对疾病的反应等方面存在明显的文化差异。在实际生活中，人们也总是沉浸在自己的文化中，习惯于以自己的方式为人处事，习惯于根据自己的价值观来评价他人。这种以自我文化为中心的情况如果发生在问诊过程中，必将影响问诊的结果。因此，护士问诊时必须注意自己与他人文化的差异，理解不同的文化信仰和价值观，理解和尊重他人的文化，尤其在涉及双方交谈距离和触摸等文化背景行为时。

（1）距离与触摸：不同的文化背景决定交谈时双方身体间的距离。在东方文化中，交谈双方彼此距离很近，而在西方文化中却倾向于保持较远的距离。触摸是非语言行为中最亲密的一种形式，有助于建立彼此间信任的关系，具有鼓励与关爱的含义。但在不同的文化背景下，对其感受存在着很大的差异。在某些文化中，触摸被认为是日常交往的一部分，而在另一些文化中触摸并不熟识的人却带有性的含义。

（2）目光接触：合适的目光接触表明交谈者对谈话内容的关注，对谈话甚感兴趣，从而有利于交谈的进行。但在某些文化中，目光接触可能被视为鲁莽、粗鲁的行为，尤其是在异性之间。

（3）表达情感或疼痛的方式：文化差异可以影响个体对情感或疼痛的表达。例如，多数人都是用呻吟或哭泣表达痛苦，但有些文化中则视其为孩子气或自我放纵。

（4）个人信息表达上的差异：直接提问被认为是获取患者健康状况的有效手段，但在某些文化中，向陌生人直接询问个人问题被认为是粗鲁无礼、令人尴尬的行为，其结果是对方可能不回答你的问题，不愿意参与问诊或给予含糊不清的答复。

（5）语言表达：问诊中尽可能避免使用俚语或医学术语，尤其是医学缩略语，以保证问诊的有效进行。

2. 病情危重者　在病情允许时，应尽可能以患者本人为直接问诊对象。当病情危重时，在对病情做扼要的询问和重点检查后，应立即实施抢救。经初步处理，病情稳定后，方可详细询问病史或从家属处获取。

3. 儿童与老年人　不同年龄的患者由于所处的生理、心理发展阶段不同，参与交谈的能力也不同。如对于婴幼儿或较小的儿童，信息的主要提供者为其父母或监护人，护士可通过观察或与其父母交谈而获取信息；5～6岁以上的儿童，已经具备了交谈的能力，可让儿童本人参与问诊，问诊时可通过自我介绍、询问某些问题或让儿童触摸仪器使其参与其中，但应注意其表达及记忆的准确性。老年人可能存在听力、视力、记忆力等功能的减退，问诊时应注意提高音量、减慢语速，采取面对面交流的方式，使其能看清口型及表情，说话简单、清楚，问题应限于确实需要询问的方面。

4. 认知障碍　认知障碍者因不能回答问题或不能正确地回答问题而使问诊难以进行，护士可通过询问患者的家属、目击者或其他了解患者情况的相关人员以获取病史信息。若与患者之间不能进行正常的语言沟通，如听力受损、语言障碍等情况，因患者并不存在认知障碍，则可借助书面形式或手势与患者进行沟通。

5. 焦虑与抑郁　焦虑和抑郁是患者常见的负性情绪。焦虑者无论是接收还是表达信息都很困难，常有许多非特异性主诉，且混淆不清，语速快，易激惹。问诊时护士应先说明问诊的目的，所提的问题应尽可能简单而有条理，同时注意鼓励患者平静、缓慢地叙述自己的感受，以免情绪激动使思维过于涣散。抑郁者多有孤独、行动迟缓、情绪低落、自尊低下、无助、自杀等表现，患者一般不会积极参与交谈，也不愿意提供有关自己的信息，问诊时采用开放式的提问通常较难获得信息，应以直接提问为宜。问诊中应使用中性的"我理解您的担心与感受"等表达，避免给患者以不真实的希望；若说"明天您会好一点"，则往往会使患者感到问诊者不真诚或并不理解其感受。

6. 愤怒 部分患者因疾病困扰或情绪失控而迁怒于人，有些患者则自认为医护人员态度生硬或操作粗鲁而心怀敌意，对医生、护士或医疗护理过程不合作或过度依赖，而病情加重或家庭、经济问题等不良刺激会进一步加重患者上述的情绪。与此类患者交谈时，护士应采取平静、温和、理解与克制的态度，允许患者以无害的方式发泄情绪，尽量发现患者发怒的原因并给予针对性的解释说明。对个人、家庭或心理、社会等敏感的问题，应谨慎询问或分次进行，以免触怒患者。

7. 临终患者 临终患者常因对治疗无望而有孤独、抑郁、违拗、拒绝、懊丧等情绪，问诊时应特别关心，引导其做出反应。护士在与患者交谈的过程中常因刻意回避与"死亡"相关的问题而使问诊显得过于谨慎与沉重。在与临终患者交谈前，护士应了解其是否已被告知或知晓自己的病情及预后。当患者需要了解并讨论其真实病情时，护士应给予患者感情支持，同时可根据患者的具体情况予以回答，回答问题应中肯恰当，避免对患者造成伤害，必要时可建议患者向主管医生咨询。

【思考题】

1. 健康资料的完整收集应包括哪些方面？
2. 护士在健康史采集时的问诊技巧与注意事项有哪些？

第三章 常见症状评估

症状（symptom）是患者主观感觉的不适和（或）客观的病态改变。如主观感觉胸痛、心悸或客观表现的发绀、水肿，以及主观感觉和客观表现均存在的症状如呼吸困难等。症状是健康评估的主要依据。临床症状很多，本章主要介绍一些临床常见症状。

第一节 发 热

机体在致热原或其他原因作用下引起体温调节中枢功能障碍，使产热增多，散热减少，体温升高超出正常范围，称为发热（fever）。

正常成人体温相对恒定，一般波动在 36℃～37℃。在不同个体间体温稍有差异，并且受内、外因素的影响而略有波动。通常下午体温较早晨稍高；剧烈运动、劳动或进餐后体温也可略升高；妇女月经前及妊娠期体温略高于正常；老年人体温偏低；高温环境中体温也可稍升高。但一般波动范围不超过 1℃。

一、病因与发病机制

（一）病因

引起发热的病因分为感染性和非感染性两大类，以前者多见。

1. 感染性发热（infective fever） 各种病原体如病毒、细菌、支原体、立克次体、螺旋体、真菌、寄生虫等引起的急性或慢性、局部性或全身性感染，均可出现发热。

2. 非感染性发热（noninfective fever） 常见有以下几类原因：

（1）无菌性坏死物质吸收：无菌性坏死物质包括机械性、物理性或化学性因素所致组织损伤，如大面积烧伤、内出血或大手术；血管栓塞或血栓形成所致心、肺、脾等内脏梗死或肢体坏死；恶性肿瘤、溶血反应所致组织坏死与细胞破坏等。

（2）抗原 - 抗体反应：如风湿热、血清病、药物热和结缔组织病等。

（3）内分泌与代谢疾病：如甲状腺功能亢进症、严重脱水等。

（4）皮肤散热减少：如广泛性皮炎、慢性心力衰竭等，多为低热。

（5）体温调节中枢功能失常：常见于中暑、安眠药中毒、脑出血或脑外伤等。其产生与体温调节中枢直接受损有关。高热无汗为这类发热的临床特点。

（6）自主神经功能紊乱：由于自主神经功能紊乱，影响正常的体温调节过程，使产热大于散热，体温升高，多为低热，常伴有自主神经功能紊乱的其他表现，属功能性发热范畴。常见的功能性低热有：①原发性低热：由于自主神经功能紊乱所致的体温调节障碍或体质异常，低

NOTE

热可持续数月甚至数年之久，热型较规则，体温波动范围较小，多在 0.5℃ 以内。②感染后低热：由于病毒、细菌、原虫等感染导致发热，经治疗痊愈后仍低热不退。此系体温调节功能尚未恢复正常所致，注意与机体抵抗力降低导致的潜在病灶（如结核）活动或其他新感染所致的发热鉴别。③夏季低热：低热仅发生于夏季，秋凉后自行退热，每年如此反复出现，连续数年后多可自愈。多见于营养不良或脑发育不全的幼儿，因体温调节中枢功能不完善所致。

（二）发病机制

1. 致热原性发热　此类发热是临床常见的发热，根据其发病机制可将致热原分为外源性致热原（exogenous pyrogen，EX-P）和内源性致热原（endogenous pyrogen，EN-P）两类。现已证明，单核细胞是产生内源性致热原又称白细胞致热原（leukocytic pyrogen，LP）的主要细胞。此外，组织巨噬细胞，包括肝星状细胞、肺泡、腹腔和脾巨噬细胞等，以及某些肿瘤细胞，均可产生并释放 LP。它们刺激下丘脑前部和脑干的体温调节神经元，使体温调定点上升。致热原性发热的发病机制见表 3-1。

表 3-1　致热原性发热的发病机制

分类	致热机制	致热因素
外源性致热原	不直接作用于体温调节中枢，通过激活内源性致热原引起发热	微生物病原体及其产物，炎性渗出物及无菌性坏死组织，抗原抗体复合物，某些类固醇物质，多糖体成分及多核苷酸，淋巴细胞激活因子等
内源性致热原	直接作用于体温调节中枢，使体温调定点上移，引起产热增加、散热减少	白介素 -1（IL-1），肿瘤坏死因子 -α（TNF-α），白介素 -6（IL-6）和干扰素 -γ（IFN-γ）等

2. 非致热原性发热　由于体温调节中枢直接受损，或存在引起产热过多或散热减少的疾病，影响正常体温调节过程，使产热大于散热，引起发热。

二、临床表现

1. 发热的临床分度　按发热高低可分为：

（1）低热：37.3℃～38℃。

（2）中等度热：38.1℃～39℃。

（3）高热：39.1℃～41℃。

（4）超高热：41℃以上。

2. 发热的临床过程与特点　发热的临床过程一般分为 3 个阶段。

（1）体温上升期：此期的特点为产热大于散热，使体温上升。临床主要表现为皮肤苍白、畏寒或寒战。体温可在数小时内骤然上升达 39℃～40℃或以上，多伴有寒战，见于疟疾、大叶性肺炎、败血症、急性肾盂肾炎、输液及某些药物反应；或体温于数日内缓慢上升达到高峰，多不伴寒战，见于伤寒、结核病等。

（2）高热期：此期的特点为产热和散热过程在较高水平上保持相对平衡。体温上升至高峰后保持一段时间，持续时间的长短因病因而异，如疟疾可持续数小时，流行性感冒可持续数日，伤寒可持续数周。临床主要表现为皮肤潮红、灼热、呼吸深快，开始出汗并逐渐增多。

（3）体温下降期：此期特点为散热大于产热，体温随病因消除而降至正常水平。体温可于数小时内骤然降至正常，常伴大汗淋漓，多见于疟疾、急性肾盂肾炎、大叶性肺炎和输液反应等；或在数日内逐渐降至正常，如伤寒、风湿热等。临床主要表现为多汗、皮肤潮湿。

高热可致谵语、幻觉等意识改变，小儿易出现惊厥。发热时因胃肠功能异常，多有食欲低下、恶心、呕吐。持续发热使物质消耗明显增加，如果营养物质摄取不足，可致消瘦。发热致唾液腺分泌减少和出汗、脱水，导致口腔黏膜干燥，有利于病原体的侵袭和生长，引起口唇疱疹、舌炎、齿龈炎等。体温下降期由于出汗、皮肤和呼吸道水分蒸发增多，如果饮水不足，可引起脱水，重者可发生休克。

3. 热型及其临床意义 将发热患者不同时间测量的体温记录在体温单上，连接体温数值点形成体温曲线。发热的曲线形态称为热型（fever type）。不同病因可表现出不同的热型。常见热型如下：

（1）稽留热（continued fever）：体温持续在39℃～40℃以上，达数日或数周，24小时波动不超过1℃。见于伤寒、斑疹伤寒、大叶性肺炎高热期（图3-1）。

（2）弛张热（remittent fever）：体温在39℃以上，24小时以内波动范围超过2℃，但都在正常水平以上。见于败血症、风湿热、化脓性感染等（图3-2）。

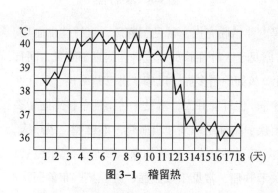

图3-1 稽留热

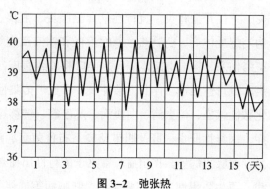

图3-2 弛张热

（3）间歇热（intermittent fever）：体温骤升达高峰后持续数小时，又迅速降至正常水平，无热期可持续一至数日，高热期与无热期反复交替出现。见于疟疾、急性肾盂肾炎等（图3-3）。

（4）回归热（recurrent fever）：体温骤升至39℃以上，持续数日后又骤降至正常水平，数天后体温又骤升，如此规律性交替出现。常见于回归热、霍奇金病等（图3-4）。

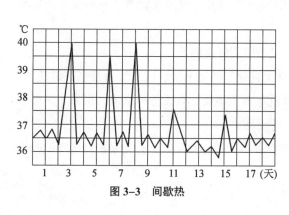

图3-3 间歇热

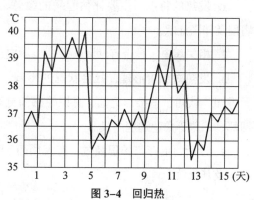

图3-4 回归热

（5）波状热（undulant fever）：体温渐升至39℃以上，持续数日后又渐降至正常水平，数日后体温又渐升，如此反复多次。常见于布氏杆菌病（图3-5）。

NOTE

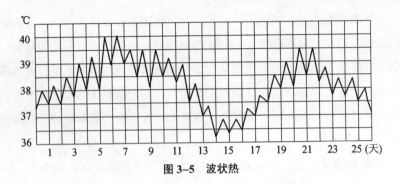

图 3-5 波状热

（6）不规则热（irregular fever）：体温曲线无一定规律。可见于结核病、风湿热、支气管肺炎等（图 3-6）。也见于临床上不规范使用抗生素、激素及退热药等情况。

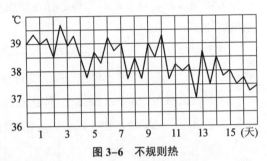

图 3-6 不规则热

4. 伴随症状 发热常伴随不同症状。如伴寒战，常见于大叶性肺炎、败血症、急性胆囊炎、急性肾盂肾炎、流行性脑脊髓膜炎、疟疾、钩端螺旋体病、药物热、急性溶血和输液反应等。伴结膜充血，常见于麻疹、流行性出血热、斑疹伤寒、钩端螺旋体病等。伴口腔单纯疱疹，常见于大叶性肺炎、流行性脑脊髓膜炎、间日疟、流行性感冒。伴淋巴结肿大，常见于传染性单核细胞增多症、风疹、淋巴结结核、局灶性化脓性感染、丝虫病、白血病、淋巴瘤、转移癌等。伴肝脾肿大，常见于传染性单核细胞增多症、病毒性肝炎、肝及胆道感染、布鲁菌病、疟疾、结缔组织病、白血病、淋巴瘤、黑热病、急性血吸虫病等。伴出血，常见于流行性出血热、病毒性肝炎、斑疹伤寒、败血症、急性白血病、再生障碍性贫血、恶性组织细胞病等。伴关节肿痛，常见于败血症、猩红热、布鲁菌病、风湿热、结缔组织病等。伴皮疹，常见于麻疹、猩红热、风疹、水痘、斑疹伤寒、风湿热、结缔组织病、药物热等。伴昏迷者，如先发热后昏迷，常见于流行性乙型脑炎、斑疹伤寒、流行性脑脊髓膜炎、中毒性菌痢等；先昏迷后发热，见于脑出血、脑梗死等。

三、护理评估

1. 发热的特点 主要评估起病的缓急、引起发热的可能诱因或病因、发热程度、热型、病程及伴随症状。

2. 相关病史 是否有感染性疾病接触史；是否曾到疫源地等。

3. 发热对患者心理、社会状况的影响 有无食欲与体重下降、脱水等自我概念紊乱；有无感知、认知、思维、记忆、意识等感知觉紊乱与意识障碍；有无精神紧张、焦虑、易激惹、抑郁、绝望等角色适应不良。

4. 诊断、治疗与护理经过 有无用药，药物种类、剂量及疗效；有无采取物理降温措施、方法及其疗效。

四、相关护理诊断 / 合作性问题

1. 体温过高 与病原体感染有关；与体温调节中枢功能障碍有关。

2. 体液不足 与体温下降期出汗过多和（或）液体摄入量不足有关。

3. 营养失调 低于机体需要量，与长期发热，代谢率增高及营养物质摄入不足有关。

4. 口腔黏膜改变 与发热所致的口腔黏膜干燥有关。

5. 舒适度的改变 与高热引起的全身肌肉酸痛有关。

6. 潜在并发症 意识障碍。

7. 潜在并发症 惊厥。

第二节　水　肿

人体组织间隙内过多液体积聚使组织肿胀称为水肿（edema）。液体在组织间隙内呈弥漫性分布时，为全身性水肿；液体积聚在身体某一局部组织间隙内时，为局部性水肿；体腔内液体积聚过多，称积液，如胸腔积液（胸水）、腹腔积液（腹水）、心包积液等。水肿可为隐性，也可为显性。组织间液积聚较少，体重增加在 10% 以下，指压凹陷不明显者，称隐性水肿；体重增加在 10% 以上，指压凹陷明显者，称显性水肿。通常意义下的水肿不包括脑水肿、肺水肿等内脏器官的局部水肿。

一、病因与发病机制

正常情况下，血管内与血管外液体交换和体内与体外液体交换维持在动态平衡状态。毛细血管内静水压、血浆胶体渗透压、组织液静水压和组织液胶体渗透压是维持血管内外液体交换平衡的因素，当这些因素发生变化时，可引起组织间液生成过多或回吸收过少，形成水肿。肾脏在维持体内外液体交换平衡中起重要作用，任何原因导致球－管失衡均可使肾脏排水排钠减少，从而引起水钠潴留和全身性水肿。产生水肿的主要因素为：①毛细血管静水压增高：如充血性心力衰竭等；②血浆胶体渗透压降低：继发于各种原因引起的低蛋白血症，如营养不良、肝脏疾病、肾病综合征、严重腹泻等；③毛细血管通透性增高：如局部炎症、创伤及过敏反应等；④淋巴或局部静脉回流受阻：如丝虫病、血栓形成、血栓性静脉炎等；⑤水钠潴留：如继发性醛固酮增多症、肾小球滤过率下降或肾小管重吸收增加等。

二、临床表现

1. 全身性水肿 全身性水肿者无论是隐性或显性水肿，均可因体内液体潴留而出现体重增加，常伴尿量减少。重度水肿因心脏前负荷增加，出现脉搏增快、血压升高，甚至发生急性肺水肿。中至大量胸水或大量腹水者可因呼吸困难而使活动受限。长期持续水肿可导致水肿区组织、细胞营养不良，对感染的抵抗力下降，易发生皮肤溃疡和继发感染，伤口不易愈合。

（1）心源性、肾源性、肝源性水肿：此三类水肿均呈凹陷性，严重时可出现胸水、心包积液和腹水。心源性、肾源性、肝源性水肿的鉴别要点见表 3-2。

表 3-2　心源性、肾源性、肝源性水肿的鉴别要点

	心源性水肿	肾源性水肿	肝源性水肿
水肿特点	从足踝部或身体下垂部位开始向上延及全身	从眼睑、颜面开始延及全身	从腹腔或足踝部开始，以腹水为主，多不出现在头部和上肢
发展速度	慢	快	慢
临床表现	常伴呼吸困难、发绀、杵状指、颈静脉怒张、心脏扩大等	常伴高血压、血尿、蛋白尿、贫血等	常伴黄疸、蜘蛛痣、肝脾肿大、腹壁静脉曲张等
产生机制	毛细血管静水压增高，水钠潴留	水钠潴留，低蛋白血症	门静脉高压，低蛋白血症，淋巴回流受阻，水钠潴留
常见病因	右心衰、全心衰	急慢性肾炎、肾病及其他原因导致的肾功能严重损害	失代偿性肝硬化

（2）其他病因所致的全身性水肿：①营养不良性水肿：见于慢性消耗性疾病、营养缺乏、蛋白质丢失过多的胃肠疾病、重症烧伤等，其特点为水肿多自足部开始逐渐扩展至全身，常伴有消瘦、体重减轻等；②黏液性水肿：见于甲状腺功能减退者，其特点为非凹陷性水肿，以下肢胫前较明显，皮肤增厚、粗糙、苍白，也可出现于眼眶周围；③经前期紧张综合征：多于经前 7～14 天出现眼睑、踝部及手部轻度水肿，可伴有乳房胀痛、盆腔沉重感，月经后水肿逐渐消退；④特发性水肿：原因未明，几乎只发生于女性，其特点为周期性水肿，主要见于身体下垂部位，于直立或劳累后出现，休息后减轻或消失，体重昼夜变化很大；⑤药物性水肿：见于肾上腺糖皮质激素、雄激素、雌激素、胰岛素、萝芙木与甘草制剂等药物应用过程中，一般认为与水钠潴留有关。

2. 局部性水肿　因局部静脉、淋巴回流受阻或毛细血管通透性增加所致。常见于局部炎症、肢体静脉血栓形成或栓塞性静脉炎、上腔或下腔静脉阻塞综合征、丝虫病、过敏等。

3. 伴随症状　水肿常伴有不同症状，如伴肝大见于心源性、肝源性与营养不良性水肿，而同时有颈静脉怒张者则为心源性；伴重度蛋白尿见于肾源性水肿，而轻度见于心源性水肿；伴呼吸困难与发绀常见于心源性水肿、上腔静脉阻塞综合征等；伴消瘦见于营养不良。

三、护理评估

1. 水肿的特点　主要评估水肿的部位、发生时间、急缓、程度，使其加重或减轻的因素。水肿的伴随症状以及每日饮食、饮水、钠摄入情况，出汗、体重及尿量的变化。

2. 相关病史　有无与水肿发生有关的心脏疾病、肾脏疾病或肝脏疾病等病史或用药史。

3. 水肿对患者心理、社会状况的影响　有无思维、定向等意识障碍；有无颜面水肿、腹水等形体改变引起自我概念紊乱；有无呼吸困难、运动受限等社会交往障碍；有无焦虑、抑郁等角色适应不良。

4. 诊断、治疗与护理经过　有无使用利尿剂，药物种类、剂量、疗效或不良反应。

四、相关护理诊断 / 合作性问题

1. 体液过多　与心脏、肾脏及肝脏等疾病所致水钠潴留、低蛋白血症、静脉或淋巴回流受阻等有关。

2. 皮肤完整性受损或有皮肤完整性受损的危险　与水肿所致组织、细胞营养不良有关。

3. 活动无耐力 与胸、腹腔积液所致呼吸困难有关。

4. 营养失调 低于机体需要量。与蛋白丢失、饮食限制有关。

5. 有感染的危险 与低蛋白血症、使用免疫抑制剂或细胞毒性药物致机体抵抗力下降有关。

6. 行走障碍 与严重水肿致活动受限有关。

第三节 脱 水

脱水（dehydration）是指人体由于饮水不足或疾病消耗体液所致的体液容量不足。

一、病因与发病机制

正常人水的摄入与排出保持动态平衡。水的来源有饮入水、食物水和代谢内生水，成人一般每日需摄入水量约 2500mL。水的排出有肾脏、胃肠道、皮肤和肺 4 条途径。正常情况下，机体通过渗透压依赖性和容量 - 压力依赖性两个调节机制，改变肾脏排水和口渴中枢的兴奋性而维持水平衡。当某些原因导致机体饮水量不足、水排出超过机体调节能力或水钠调节机制障碍，即可出现脱水。脱水可分为 3 类：

1. 高渗性脱水（hypertonic dehydration） 由于失水多于失钠，使细胞外容量减少而渗透压升高，反射性促使抗利尿激素分泌增多，肾脏远曲小管和集合管对水的重吸收增强，引起少尿和尿比重增高，并刺激下丘脑口渴中枢引起渴感。若因脱水致循环血量减少，可使醛固酮分泌增多，导致钠潴留，血浆渗透压进一步升高。严重脱水时可出现脱水热。当细胞外液渗透压显著增高时，细胞内液转移到细胞外，造成细胞内脱水。脑细胞脱水可引起谵妄，甚至昏迷。常见于：

（1）水摄入不足：如昏迷等危重患者补液不足；各种原因引起的咽水困难；中枢系统疾病导致的口渴中枢受损，饮水过少等。

（2）水丢失过多：①呼吸道和皮肤失水过多：如高温环境或高热等导致大量出汗、喘息状态、气管切开等；②肾泌尿过多：如尿崩症、糖尿病酮症酸中毒、大量渗透性利尿等。

2. 低渗性脱水（hypotonic dehydration） 由于失钠多于失水，细胞外液渗透压降低，抗利尿激素分泌减少，肾小管对水分重吸收减少致尿量增加，同时细胞外液向细胞内转移，致使细胞外液量明显减少，易发生周围循环衰竭。重者细胞外水分向细胞内转移可导致细胞水肿。常见于：

（1）肾失水失钠过多：如急性肾功能不全多尿期、过度使用排钠利尿剂等。

（2）胃肠道失水失钠过多：如反复呕吐、腹泻、胃肠减压等导致大量含钠消化液丢失等。

（3）其他：如高渗或等渗脱水治疗过程中补充水分过多等。

3. 等渗性脱水（isotonic dehydration） 水与钠成比例地丢失，细胞外液呈等渗状态。由于等渗性脱水时丢失的主要是细胞外液，可致有效循环血容量不足。常见于：

（1）胃肠道失水过多：常见于急性腹泻、胃肠减压、肠瘘和剧烈呕吐等。

（2）其他：大面积烧伤，反复大量放胸、腹水等。

二、临床表现

1. 脱水表现 轻度脱水者体重下降 2%～4%，主要表现为疲乏、口渴、体位性低血压、尿量减少；中度脱水者体重下降 5%～9%，因组织间液和血容量明显减少，可表现为皮肤弹性下降、眼窝凹陷、静脉下陷、心悸、血压下降；重度脱水者体重下降达 10% 以上，常出现循环衰竭和中枢神经系统功能障碍，如少尿、脉搏细弱、收缩压显著下降、谵妄、烦躁、嗜睡甚至昏迷。

不同类型脱水的特点为：①高渗性脱水：口渴明显，尿比重升高，血容量下降较轻，较少发生休克，重度脱水时因脑细胞严重脱水而出现脱水热、嗜睡、抽搐和昏迷；②低渗性脱水：早期即有手足麻木、肌肉痉挛、恶心、呕吐等低钠血症表现，口渴不明显，尿比重下降，血容量不足出现早而明显，重度低钠血症可致脑细胞水肿而出现意识障碍；③等渗性脱水：可无明显口渴，较早出现血容量不足的表现。

2. 伴随症状 脱水常伴随不同症状，如伴吞咽困难见于舌癌、咽部感染、食管癌、食管损伤等；伴呕吐或腹泻，见于急性胃肠炎、霍乱、急性中毒等；伴大汗，见于中暑、感染性疾病退热、高热环境等；伴多尿，见于尿崩症、急性肾衰竭、糖尿病等。

三、护理评估

1. 脱水的特点 主要评估项目包括体重变化、出入液量、生命体征、意识、尿量、尿比重、皮肤弹性、眼窝凹陷、静脉充盈情况等。

2. 相关病史 有无引起脱水的疾病病史、环境和治疗因素。

3. 脱水对患者心理、社会状况的影响 有无认知、感知、思维等改变的感知觉紊乱和意识障碍；有无脱水、消瘦等形体改变引起的自我概念紊乱；有无精神紧张、焦虑、恐惧等角色适应不良。

4. 诊断、治疗与护理经过 是否已检测血浆渗透压、血清电解质，是否已补液，补液的方式、量、成分、速度及其效果等。

四、相关护理诊断 / 合作性问题

1. 体液不足 与液体摄入不足或体液丢失过多有关。

2. 组织完整性受损 与体液不足有关。

3. 口腔黏膜受损 与机体脱水有关。

4. 潜在并发症 意识障碍。

第四节　皮肤黏膜出血

皮肤黏膜出血（mucocutaneous hemorrhage）是由于机体止血或凝血功能障碍所致，通常表现为全身性或局限性皮肤黏膜自发性出血或损伤后难以止血，为出血性疾病的主要临床特征。

一、病因与发病机制

引起皮肤黏膜出血的基本因素有 4 个，即血管壁、血小板、凝血功能、抗凝及纤维蛋白溶解功能等。

1. 血管壁结构和功能异常 正常情况下当血管破损时，局部血管即发生反射性收缩，管腔变窄，破损伤口缩小或闭合。同时，血管内皮细胞受损及胶原暴露后，表达并释放血管性血友病因子（vWF）、组织因子（TF）、凝血酶调节蛋白（TM）、内皮素（ET）等增强血管收缩，激活血小板及凝血功能发挥止血作用。血管壁异常分为先天性和获得性。

（1）先天性或遗传性：①遗传性出血性毛细血管扩张症；②家族性单纯性紫癜；③先天性结缔组织病；④血管性血友病。

（2）获得性：①感染：如败血症等；②过敏：如过敏性紫癜等；③化学物质及药物：如药物性紫癜等；④代谢及内分泌障碍：如糖尿病等；⑤营养不良：如维生素 C 及 PP 缺乏症等；⑥其他：如结缔组织病、动脉硬化等。

2. 血小板数量或功能异常 当血管损伤时，通过血小板膜糖蛋白Ⅰb、Ⅱb、Ⅲa 作用产生黏附、聚集形成白色血栓阻塞伤口。聚集后的血小板活化，分泌或释放一系列活性物质，如血栓烷 A_2（TXA_2）、血小板第 3 因子（PF_3）等，进一步促进血小板聚集，并有强烈的血管收缩作用，促进局部止血。当血小板数量或功能异常时，均可引起皮肤黏膜出血。

（1）血小板减少：①血小板生成减少：再生障碍性贫血、白血病、感染、放疗或化疗后的骨髓抑制等；②血小板破坏过多：特发性血小板减少性紫癜、药物免疫性血小板减少性紫癜、脾功能亢进症等；③血小板消耗过多：血栓性血小板减少性紫癜、弥散性血管内凝血（DIC）等。

（2）血小板增多：①原发性：原发性血小板增多症等；②继发性：脾切除术后等。此类疾病血小板数虽然增多，仍可引起出血现象，是由于活化的凝血活酶生成迟缓或伴有血小板功能异常所致。

（3）血小板功能异常：①遗传性：血小板无力症，主要为聚集功能异常；血小板病，主要为血小板第 3 因子异常。②获得性：抗血小板药物、感染、尿毒症、肝病、异常球蛋白血症等。

3. 凝血功能障碍 凝血过程较复杂，有许多凝血因子参与，任何一个凝血因子缺乏或功能不足均可引起凝血障碍，导致皮肤黏膜出血。常见于：①先天性或遗传性：血友病、遗传性纤维蛋白原缺乏及减少症、遗传性凝血酶原缺乏症、低凝血酶原血症、凝血因子缺乏症等。②获得性：严重肝病、尿毒症、维生素 K 缺乏症等。

4. 抗凝及纤维蛋白溶解异常 主要为获得性疾病：①抗凝药物过量：如肝素、双香豆素类药物过量；②溶栓药物过量；③中毒：敌鼠钠中毒，蛇、水蛭咬伤等；④免疫相关性抗凝物质增多。

有些疾病发生的皮肤黏膜出血现象为多因素引起，如弥散性血管内凝血，存在血管、血小板、凝血功能等多方面障碍。

二、临床表现

1. 皮肤黏膜出血的表现 皮肤黏膜出血表现为血液淤积于皮肤或黏膜下，形成红色或暗红色斑，压之不褪色，视出血面积大小可分为瘀点、紫癜、瘀斑和血肿。还可出现牙龈出血、鼻出血、血尿、月经过多、咯血、便血等，严重者可导致脑出血。血小板病患者除皮肤黏膜出血外，可伴内脏出血，如血小板计数正常，则出血轻微，以皮下、鼻出血及月经过多为主。血管壁异常引起的出血特点为皮肤黏膜的瘀点、瘀斑，如过敏性紫癜表现为四肢或臀部有对称性、高出皮肤（荨麻疹或丘疹样）的紫癜，可伴有痒感、关节痛及腹痛，累及肾脏时可有血尿。因凝血功能障碍引起的出血常表现为内脏、肌肉出血或软组织血肿，关节腔出血，且常有家族史或肝脏病史。

2. 伴随症状　对称性紫癜伴关节痛、腹痛，见于过敏性紫癜；伴关节腔出血、血肿或关节畸形，见于血友病；伴面色苍白、乏力，见于白血病、再生障碍性贫血等；伴发热，见于急性传染病、重症感染等；伴黄疸及脾大，见于肝硬化等；伴关节炎或多系统损伤，要警惕结缔组织病。

三、护理评估

1. 皮肤黏膜出血的特点　主要评估皮肤黏膜出血部位、范围、自发性或损伤后出血、诱因等；伴随其他部位出血，如鼻出血、牙龈渗血、咯血、呕血、便血、血尿等症状；有无其他伴随症状。

2. 相关病史　有无过敏史、外伤、感染、肝肾疾病史，有无化学药物及放射性物质接触史、服药史。有无类似病史或家族史。

3. 皮肤黏膜出血对患者心理、社会状况的影响　有无面色苍白、紫癜、瘀斑、血肿、关节畸形改变等自我概念紊乱；有无抑郁、焦虑、恐惧等角色适应不良。

4. 诊断、治疗与护理经过　是否使用抗血小板、抗凝、溶栓药物，以及使用剂型、剂量等，重点为采取的止血方法、药物及其效果。

四、相关护理诊断 / 合作性问题

1. 焦虑或恐惧　与皮肤黏膜出血所致情绪改变有关。

2. 防护无效　与血小板减少、凝血功能异常、皮肤黏膜出血应对不良有关。

第五节　疼　痛

疼痛（pain）是由于机体受到伤害性刺激所引起的痛觉反应。常伴有不愉快的情绪反应，强烈、持久的疼痛可致生理功能紊乱，甚至休克。

一、分类与发病机制

机体受一定程度的物理、化学、生物刺激时，受损部位的组织释放出乙酰胆碱、5-羟色胺、组胺、缓激肽、钾离子、氢离子及酸性代谢产物等致痛物质，刺激位于皮肤和其他组织内的游离神经末梢的痛觉感受器产生神经冲动，经脊髓后根沿脊髓丘脑侧束进入内囊并传至大脑皮质痛觉感觉区，引起痛觉。

根据疼痛起始部位及传导途径，可将疼痛分为以下 6 类：

1. 皮肤痛（skin pain）　疼痛刺激来自体表，多因皮肤黏膜受损而引起。其特点为"双重痛觉"，即受到刺激后立即出现定位明确的尖锐刺痛（快痛）和 1～2 秒之后出现的定位不明确的烧灼样痛（慢痛）。

2. 躯体痛（somatic pain）　指肌肉、肌腱、筋膜和关节等深部组织的疼痛。由于神经分布的差异性，这些组织对疼痛刺激的敏感性不同，其中以骨膜痛觉最敏感。机械和化学性刺激均可引起躯体痛，肌肉缺血是引起躯体痛的主要原因。

3. 内脏痛（visceral pain）　主要因内脏器官受到机械性牵拉、扩张或痉挛、炎症、化学性刺激等引起。内脏痛的发生缓慢而持久，可为钝痛、烧灼痛或绞痛等，定位常不明确。

4. 牵涉痛（referred pain）　内脏痛常伴有牵涉痛，由于内脏疾病刺激感觉神经传入脊髓，引起内脏局部疼痛的同时该脊髓节段对应的体表感觉部位亦发生痛感。如心绞痛可牵涉左肩和左前臂内侧；胆囊疼痛可牵涉右肩；胰腺疼痛可牵涉左腰背部等。

5. 假性痛（pseudo pain）　指去除病变部位后仍感到相应部位疼痛，如截肢患者仍可感到已不存在的肢体疼痛。其发生可能与病变部位去除前的疼痛刺激在大脑皮质形成强兴奋灶的后遗影响有关。

6. 神经痛（neuralgia）　指神经受损所致的疼痛，可表现为剧烈灼痛或刺痛等。

二、病因

（一）头痛

头痛（headache）是指额、顶、颞及枕部的疼痛。常见病因有：

1. 颅内病变　①感染：如脑膜炎、脑炎、脑脓肿等；②脑血管病变：如蛛网膜下腔出血、脑出血、高血压脑病、脑血管畸形等；③颅内占位性病变：如脑肿瘤、颅内转移癌、颅内囊虫病或包虫病等；④颅脑外伤：脑震荡、脑挫伤、脑外伤后遗症等；⑤其他：如偏头痛、丛集性头痛、头痛性癫痫、腰椎穿刺后及腰椎麻醉后头痛等。

2. 颅外病变　①颅骨疾病；②颈椎病及其他颈部疾病；③神经痛：如三叉神经痛、舌咽神经痛及枕神经痛等；④眼、耳、鼻、牙齿疾病引起的头痛。

3. 全身性疾病　如流感、伤寒、高血压病、酒精或药物中毒、贫血、尿毒症等。

4. 神经症　如神经衰弱及癔症性头痛等。

（二）胸痛

胸部的感觉神经受到缺血、炎症、肌张力改变等因素的刺激后，产生痛觉冲动并传入大脑皮质痛觉中枢引起胸痛（chest pain）。常见病因有：

1. 胸壁疾病　如带状疱疹、肋间神经炎、肋软骨炎、肋骨骨折等。

2. 呼吸系统疾病　如胸膜炎、自发性气胸、肺癌、肺梗死等。

3. 循环系统疾病　如心绞痛、急性心肌梗死、急性心包炎、心脏神经症等。

4. 食管疾病　如食管炎、食管癌等。

5. 纵隔疾病　如纵隔炎、纵隔脓肿、纵隔肿瘤等。

（三）腹痛

腹痛（abdominal pain）多由腹部病变引起，亦可由胸部病变或全身性疾病引起。按病程可分为急性与慢性，按病变性质可分为功能性与器质性。其中属于外科范围的急性腹痛，临床上常称急腹症（acute abdomen）。

1. 急性腹痛　①胃肠道穿孔；②腹腔脏器急性炎症：如急性胃炎、急性肠炎、急性胰腺炎、急性胆囊炎、急性腹膜炎等；③腹内空腔脏器梗阻或扩张：如肠梗阻、胆道蛔虫症、胆道或泌尿系统结石等；④腹内脏器扭转或破裂：如肠扭转、卵巢囊肿扭转、肝或脾破裂等；⑤腹内血管阻塞：如肠系膜动脉血栓形成等；⑥腹壁疾病：如腹壁挫伤、脓肿等；⑦胸部疾病引起的牵涉痛：如肺梗死、心绞痛、心肌梗死等；⑧全身性疾病：如过敏性紫癜、尿毒症、铅中毒等。

2. 慢性腹痛　①腹腔脏器慢性炎症：如反流性食管炎、慢性胃炎、慢性胆囊炎、慢性溃疡性结肠炎、结核性腹膜炎等；②消化性溃疡；③腹内脏器包膜张力增加：如肝炎、肝淤血、肝脓肿等；④腹内肿瘤压迫或浸润；⑤胃肠神经功能紊乱：如胃肠神经官能症、肠易激综合征等；⑥中毒与代谢障碍：如尿毒症、铅中毒等。

三、临床表现

引起疼痛的病因和病变部位不同，疼痛的临床表现也不尽相同。皮肤痛的定位明确，疼痛部位常为病变所在部位。躯体痛与内脏痛定位较模糊，内脏痛常伴牵涉痛，甚至以牵涉痛为突出表现，如心绞痛可表现为左肩痛、左臂痛、上腹痛或牙痛；急性阑尾炎早期表现为上腹痛等。疼痛的性质可以是刺痛、刀割样痛、烧灼痛、绞痛、胀痛、酸痛或搏动性痛。疼痛程度可以是隐痛、钝痛或剧痛。疼痛的病程可以呈间歇性、阵发性、周期性、持续性或持续性伴阵发性加剧。不同病因引起的疼痛持续时间亦长短不一。临床上将持续时间在半年以内的疼痛称为急性疼痛，半年以上者称为慢性疼痛。急性疼痛以持续数分钟、数小时或数天之内者居多，常突然发生，经处理后很快消除或缓解；慢性疼痛则具有持续性、顽固性和反复发作的特点。常见疼痛表现特点如下：

1. 头痛　全身性或颅内感染性疾病所致的头痛多为整个头部胀痛；眼源性、鼻源性或牙源性头痛多浅在而局限；高血压性、血管性或发热性疾病所致的头痛多呈搏动性痛；肌肉收缩性头痛为重压感、紧缩感或钳夹样痛，可因活动或按摩而缓解；三叉神经痛常为面部阵发性电击样剧痛；急性脑脊髓膜炎、蛛网膜下腔出血除头痛外还有颈项部疼痛和脑膜刺激征；脑肿瘤所致的头痛多呈慢性且进行性加重，伴意识障碍及视盘水肿等；血管性或颅内压增高所致的头痛可因咳嗽、打喷嚏、转头等加重。

头痛常伴有不同症状，伴剧烈呕吐，见于颅内占位性病变如颅内肿瘤、寄生虫、出血、水肿等；伴眩晕，常见于小脑疾病、椎-基底动脉供血不足等；伴发热，常见于感染性疾病包括颅内或全身性感染；伴视力障碍，见于青光眼或脑肿瘤；伴脑膜刺激征，见于脑膜炎、蛛网膜下腔出血；伴癫痫，见于脑肿瘤、颅内寄生虫病、脑血管畸形等。

2. 胸痛　胸壁炎症性病变所致的疼痛可伴有局部红、肿、热等表现，于呼吸、咳嗽或运动时加重；自发性气胸常于剧烈咳嗽或过度用力时发生一侧胸部尖锐刺痛，并向同侧肩部放射，伴呼吸困难；肺梗死表现为突发性胸痛、呼吸困难和发绀，疼痛多位于胸骨后，向颈、肩部放射，呈刺痛、绞痛，随呼吸运动加剧；急性胸膜炎多为单侧胸痛，呼吸或咳嗽时加重；心绞痛和心肌梗死所致的疼痛多位于胸骨后、心前区或剑突下，可向左肩及左臂内侧放射；心绞痛呈压榨性或憋闷感，可因劳累、情绪紧张等诱发，休息或含服硝酸甘油后可缓解，持续时间多在3~5分钟；心肌梗死呈剧烈胸痛并有窒息感，持续时间常在半小时以上。食管及纵隔病变的疼痛位于胸骨后，食管炎多为烧灼痛；纵隔肿瘤、食管癌所致的疼痛呈进行性，吞咽时加重。

伴有咳嗽、咳痰和（或）发热，常见于气管、支气管和肺部疾病；伴呼吸困难，见于大叶性肺炎、自发性气胸、渗出性胸膜炎、肺栓塞、急性心肌梗死等；伴咯血，主要见于肺栓塞、支气管肺癌、支气管内膜结核等；伴苍白、大汗、血压下降或休克，多见于急性心肌梗死、主动脉夹层、主动脉窦瘤破裂和肺栓塞；伴吞咽困难，多见于反流性食管炎、食管癌等。

3. 腹痛 胃、十二指肠病变所致疼痛位于上腹部，空肠、回肠病变所致疼痛位于脐周，右下腹疼痛多因回盲部病变所致，结肠及盆腔病变所致疼痛位于下腹部。胃、十二指肠溃疡多表现为周期性、节律性隐痛，合并幽门梗阻者则为胀痛，于呕吐后可缓解。胃癌疼痛无规律。胆道、胰腺疾病所致疼痛多因进食而诱发或加重，可伴有放射痛。小肠及结肠病变所致疼痛多为间歇性、痉挛性绞痛，结肠病变所致疼痛可于排便后减轻。

腹痛常伴随不同症状，如伴发热、寒战，常见于急性胆囊炎、肝脓肿、阑尾炎等；伴黄疸，见于胆道阻塞性疾病、急性溶血性黄疸等；伴休克，见于肝破裂、脾破裂、异位妊娠破裂、胃肠穿孔、绞窄性肠梗阻、急性出血坏死性胰腺炎及急性心肌梗死、大叶性肺炎等；伴腹泻，见于肠道炎症、溃疡、肿瘤及消化吸收障碍；伴呕吐，见于食管炎、胃炎、胃十二指肠溃疡、幽门及肠梗阻、急性中毒等；直肠病变所致疼痛常伴有里急后重感。伴血尿，见于泌尿道感染、结石、肿瘤等。

不同患者因年龄、个体敏感性、耐受力、疼痛经历及社会文化背景不同，对疼痛的反应及表达方式亦不同，因此，疼痛表现的严重程度与疾病程度并不完全一致。儿童对疼痛较敏感，易产生恐惧心理，较小的儿童不能准确表达，常表现为哭闹不安。随年龄增长，疼痛经验及阅历增加，个体对疼痛的认识与理解力增强，可准确描述疼痛部位、性质及程度，并能采取措施减轻或缓解疼痛。老年人对疼痛刺激不敏感，反应迟缓，易掩盖病情的严重程度。剧烈疼痛者还可伴有生理、心理和行为反应：如①痛苦面容、大汗、血压升高、呼吸和心率增快、面色苍白，重者可休克；②强迫体位，为缓解疼痛而采取的体位，通常易致骨骼肌过度疲劳；③休息、睡眠障碍；④胃肠功能紊乱，如食欲下降、恶心、呕吐；⑤情绪反应，如恐惧、焦虑、抑郁、愤怒等；⑥日常生活、工作及社会交往受到影响。

四、护理评估

1. 疼痛的特点 主要评估疼痛的部位、性质与程度，发生与持续的时间，有无牵涉痛及其部位，有无使疼痛加重或缓解的因素，疼痛的反应和表达；疼痛的程度，临床上常根据患者主诉、表情、是否影响睡眠等，通过量表的形式判断疼痛的程度及病情变化。常用的评估方法有：①数字等级评分法（NRS）：评估方法为画一长10cm的直线，分成10等份，分别标有数字0~10，0表示"无痛"，逐级加重到10为"难以忍受的疼痛"；②疼痛语言描绘法（VDS）：评估方法为画一长10cm的直线，一端为无痛，另一端表示难以忍受的疼痛，疼痛的程度分为无痛、轻度疼痛、中度疼痛、重度疼痛和难以忍受的疼痛5个等级；③视觉模拟评分法（VAS）：评估方法为画一长10cm的直线，两端分别标明无痛和难以忍受的疼痛。患者根据

NOTE

疼痛的程度在直线上划"×"表示其疼痛的程度。

2. 相关病史 有无与疼痛相关的疾病病史或诱因。

3. 疼痛对患者心理、社会状况的影响 有无疼痛导致肢体功能障碍或强迫体位等影响工作和社会交往等角色与关系的改变；有无急、慢性疼痛引起恐惧、焦虑、抑郁、易激惹、绝望等角色适应不良。

4. 诊断、治疗与护理经过 采取何种止痛措施，如物理方法、药物、手术、理疗等及其效果。

五、相关护理诊断 / 合作性问题

1. 急性、慢性疼痛 与各种有害刺激作用于机体引起的不适有关。

2. 焦虑 与疼痛迁延不愈有关。

3. 恐惧 与剧烈疼痛有关。

4. 活动无耐力 与疼痛影响患者日常生活有关。

5. 睡眠型态紊乱 与疼痛难以入睡有关。

6. 潜在并发症：休克。

第六节 咳嗽与咳痰

咳嗽（cough）是人体的一种保护性反射动作，由于延髓咳嗽中枢受刺激引起咽肌、膈肌和其他呼吸肌收缩，表现为深吸气后，声门关闭，继以突然剧烈的呼气，冲出狭窄的声门裂隙产生咳嗽动作并发出声音。咳痰（expectoration）是借助咳嗽将呼吸道内病理性分泌物或异物排出口腔外的病态现象。

一、病因与发病机制

（一）病因

1. 呼吸系统疾病 呼吸道受到各种刺激性气体、炎症、异物、肿瘤、出血等刺激。

2. 胸膜疾病 胸膜炎症及胸膜受刺激，如气胸和胸腔穿刺等。

3. 心血管系统疾病 左心衰竭引起的肺淤血与肺水肿、左心房增大、心包炎、心包积液、肺栓塞、肺梗死等。

4. 中枢神经系统疾病 中枢神经病变如脑炎、脑膜炎等刺激大脑皮层与延髓的咳嗽中枢。

（二）发病机制

1. 咳嗽 咳嗽是由于延髓咳嗽中枢受到刺激引起。刺激主要来自呼吸道黏膜、肺泡和胸膜，经迷走神经、舌咽神经和三叉神经的感觉神经纤维传入，经喉下神经、膈神经及脊神经分别将冲动传至咽肌、声门、膈肌及其他呼吸肌，引起咳嗽动作。

2. 咳痰 正常支气管黏液腺体和杯状细胞只分泌少量黏液，使呼吸道保持湿润。当咽、喉、气管、支气管和肺受到物理性、化学性、生物性、过敏性等因素刺激时，组织充血、水肿，毛细血管通透性增高，腺体分泌增加，漏出物、渗出物、黏液、浆液、组织坏死物等混合形成痰液。

二、临床表现

咳嗽的病因不同，临床表现也可不同。

1. 咳嗽的性质　咳嗽无痰或痰量甚少称干性咳嗽，其特点为咳嗽短促、断续、音调高，可单发、散发或呈阵发性，常见于急性咽喉炎、急性支气管炎早期、胸膜炎和肺结核等。咳嗽伴痰液称湿性咳嗽，多为连续性，见于慢性支气管炎、肺炎、支气管扩张和肺脓肿等。

2. 咳嗽的频率　咳嗽可突然发生或长期慢性发作，前者见于吸入刺激性气体、呼吸道异物、气管或支气管分叉部受压迫；后者多见于慢性呼吸道疾病，如慢性支气管炎、支气管扩张症、肺结核和肺脓肿等。慢性支气管炎、支气管扩张症和肺脓肿所致的咳嗽于清晨或夜间变动体位时加剧，伴咳痰；左心衰竭、肺结核者则以夜间咳嗽多见。

3. 咳嗽的音色　可因声带或喉部病变而嘶哑，如喉炎、喉结核、喉癌和喉返神经麻痹；也可因极度衰弱或声带麻痹而低微或无声。

4. 痰液的特点　不同疾病痰液的性质、颜色、量、气味不同。痰液性质可分为黏液性、浆液性、脓性、黏液脓性和血性。痰的颜色取决于其所含的成分，无色透明痰，见于急性支气管炎、支气管哮喘等；黄色或黄绿色痰，提示化脓菌感染；肺炎球菌肺炎和肺梗死的痰因含变性血红蛋白而呈铁锈色或褐色；红色、粉红色痰含有血液，见于肺癌、肺结核和肺淤血等。痰量少者仅数毫升，见于呼吸道炎症；痰量多时可达数百毫升。痰液静置后出现分层现象：上层为泡沫，中层为浆液或黏液，底层为脓液及坏死组织，见于支气管扩张或肺脓肿等。脓痰伴恶臭气味提示厌氧菌感染。

5. 伴随症状　伴发热多见于急性上、下呼吸道感染，肺结核，胸膜炎等；伴呼吸困难见于支气管哮喘、重症肺炎、肺结核、大量胸膜积液等；伴胸痛见于喉头水肿、喉肿瘤、肺脓肿、支气管肺癌等；伴杵状指见于支气管扩张症、脓胸、慢性肺脓肿等。

三、护理评估

1. 咳嗽、咳痰的特点　主要评估咳嗽的性质、持续时间、频率、音色及其与体位、睡眠的关系；痰液的性质、颜色、量、气味、黏稠度及与体位的关系；能否有效咳嗽和咳痰。有无伴随症状。

2. 相关病史　有无吸烟史及过敏史；有无呼吸道传染病接触史及有害气体接触；是否患有慢性呼吸道疾病、心脏病等。

3. 咳嗽与咳痰对患者心理、社会状况的影响　有无日常活动能力受限等社会交往障碍。

4. 诊断、治疗与护理经过　是否服用过止咳、祛痰药，药物的种类、剂量及疗效；有无采用促进排痰的护理措施。

四、相关护理诊断 / 合作性问题

1. 清理呼吸道无效　与痰液黏稠有关；与极度衰竭、无力咳嗽有关。

2. 睡眠型态紊乱　与夜间频繁咳嗽有关。

NOTE

第七节　呼吸困难

呼吸困难（dyspnea）是指患者感觉空气不足、呼吸费力；客观表现为呼吸运动用力，可伴有呼吸频率、深度与节律的异常，重者鼻翼扇动、张口耸肩，甚至发绀。

一、病因

引起呼吸困难的主要原因是呼吸系统疾病和循环系统疾病。

1. 呼吸系统疾病　包括：①气道阻塞：主要为喉与气管疾病，如急性喉炎、喉水肿、喉癌、喉与支气管异物、气管肿瘤、气管受压（甲状腺肿大、纵隔肿瘤）、慢性阻塞性肺气肿、支气管哮喘、支气管肺癌等；②肺部疾病：如肺炎、肺脓肿、肺淤血、肺水肿等；③胸廓疾病：严重胸廓畸形、肋骨骨折、胸膜增厚、大量胸腔积液等；④神经肌肉疾病：急性多发性神经根炎、重症肌无力、呼吸肌麻痹等；⑤膈运动障碍：如膈麻痹、大量腹水、腹腔巨大肿瘤、妊娠末期等。

2. 循环系统疾病　各种原因所致的左心和右心衰竭、心包积液、原发性肺动脉高压和肺栓塞等。

3. 中毒　代谢性酸中毒（尿毒症、糖尿病酮症酸中毒），吗啡或巴比妥类药物、有机磷杀虫剂等中毒。

4. 血液系统疾病　重度贫血、高铁血红蛋白血症等。

5. 神经精神性因素　颅脑外伤、脑血管病变、脑肿瘤、脑炎及脑膜炎，以及精神因素所致癔症性呼吸困难等。

二、发病机制与临床表现

1. 肺源性呼吸困难　由呼吸系统疾病引起的通气和（或）换气功能障碍，导致缺氧和二氧化碳潴留而引起。常见以下 3 种类型：

（1）吸气性呼吸困难：见于各种原因引起的喉、气管、大气管的狭窄与阻塞，如喉炎、喉水肿、喉癌、气管肿瘤或气管内异物等。其特点为吸气费力，时间明显延长，重者因呼吸肌极度用力，吸气时胸骨上窝、锁骨上窝和肋间隙可出现明显凹陷，称"三凹征"（three concave sign），常伴干咳及高调吸气性喉鸣。

（2）呼气性呼吸困难：由于肺组织弹性减弱或细支气管痉挛、狭窄所致。见于慢性喘息性支气管炎、支气管哮喘、肺气肿等。其特点为呼气费力、呼气时间明显延长或缓慢，常伴哮鸣音。

（3）混合性呼吸困难：由于肺部广泛病变或胸腔病变压迫肺组织，使呼吸面积减少，影响了换气功能。见于大面积肺炎、弥漫性肺纤维化、大量胸腔积液和气胸等。其特点为呼吸浅快，吸气与呼气均感费力，常伴呼吸音减弱或消失，可有病理性呼吸音。

2. 心源性呼吸困难　主要是由于左心和或右心衰竭引起，其中以左心衰竭所致呼吸困难较为严重。

（1）左心衰竭：左心衰竭发生呼吸困难的主要原因是肺淤血和肺泡弹性降低。其机制为肺淤血使气体弥散功能降低，肺泡弹性减退，肺组织扩张与收缩力降低，肺活量减少；肺泡张力增高，刺激牵张感受器，通过迷走神经反射性兴奋呼吸中枢，以及肺循环压力升高对呼吸中枢形成反射性刺激。其特点为呼吸困难于活动时出现或加重，休息后减轻或缓解，仰卧加重，坐位减轻。病情较重者常被迫取半坐位或端坐呼吸。

急性左心衰竭时，常出现夜间阵发性呼吸困难，患者多在熟睡中突感胸闷、憋气，被迫坐起，惊恐不安，伴有咳嗽，轻者数分钟至数十分钟后症状逐渐减轻、缓解；重者高度气喘、面色青紫、大汗伴哮鸣音，甚至咳粉红色泡沫样痰或浆液性血性痰，两肺底有较多湿性啰音，心率增快，有奔马律。此种呼吸困难又称心源性哮喘（cardiac asthma）。

（2）右心衰竭：右心衰竭引起呼吸困难主要是由于体循环淤血，肝肿大和胸、腹水使呼吸运动受限，右心房与上腔静脉压增高，及酸性代谢产物增多兴奋呼吸中枢所致。患者常取半坐位以缓解呼吸困难。

3. 中毒性呼吸困难　尿毒症、糖尿病酮症酸中毒时，由于酸性代谢产物增多，刺激呼吸中枢引起呼吸困难。患者多表现为深长而规则的呼吸，可伴有鼾声，称为 Kussmaul 呼吸。急性感染时，由于体温升高和酸性代谢产物刺激呼吸中枢，使呼吸快速、急促。吗啡、巴比妥类药物中毒时，呼吸中枢受抑制，致呼吸浅表、缓慢，也可有节律异常，如 Cheyne-Stokes 呼吸、Biots 呼吸。

4. 血液源性呼吸困难　因贫血、高铁血红蛋白血症等，红细胞携氧量减少，血氧含量下降，致呼吸急促、心率加快。急性大出血或休克时，因缺血及血压下降，呼吸中枢受到刺激而引起呼吸增快。

5. 神经精神性呼吸困难　重症颅脑疾病使颅内压增高，局部血流减少，可刺激呼吸中枢引起呼吸变慢变深，常伴有鼾声和呼吸节律异常，如呼吸遏止、双吸气样（抽泣样）呼吸。癔症患者由于受精神或心理因素影响，可有发作性呼吸困难，其特点为呼吸频率快而浅表，常因通气过度而出现口周、肢体麻木或手足搐搦等呼吸性碱中毒的表现。

因呼吸困难导致能量消耗增加和缺氧，患者体力、活动耐力下降，日常生活活动（activity daily living，ADL）可受到不同程度的影响。临床上常以完成 ADL 情况评定呼吸困难的程度：①轻度：可在平地行走，登高及上楼时气急，中度或重度体力活动后出现呼吸困难；②中度：平地慢步行走中途需休息，轻体力活动时出现呼吸困难，完成 ADL 需他人帮助；③重度：洗脸、穿衣，甚至休息时也感到呼吸困难，ADL 完全依赖他人帮助。

6. 伴随症状　呼吸困难常伴有其他症状，如伴咳嗽、咳痰，见于支气管扩张症、阻塞性肺气肿继发肺部感染、慢性支气管炎等；伴咯血，见于支气管扩张症、支气管结核、二尖瓣狭窄等；伴胸痛，见于肺栓塞、自发性气胸、外伤、支气管肺癌、大叶性肺炎等；伴意识障碍，见于脑出血、尿毒症、脑膜炎、急性中毒等。

三、护理评估

1. 呼吸困难的特点　主要评估呼吸困难的发生和进展特点、呼吸困难的类型和表现，以及严重程度及对日常生活活动的影响。是否伴有其他症状。

2. 相关病史　有无饮食异常、药物及毒物摄入史；有无过敏源、刺激性气体摄入史等；有无肺和胸膜疾病、心血管疾病、内分泌代谢性疾病病史；有无贫血、颅脑外伤史；患者的职

3. 呼吸困难对患者心理、社会状况的影响 有无日常活动能力减退等社会交往障碍；有无语言困难、意识障碍等认知与感知的改变。

4. 诊断、治疗与护理经过 是否给予氧疗，氧疗浓度、流量、时间和疗效等。

四、相关护理诊断 / 合作性问题

1. 低效性呼吸型态 与上呼吸道梗阻有关；与心肺功能不全有关。

2. 活动无耐力 与呼吸困难所致能量消耗增加和缺氧有关。

3. 气体交换受损 与心肺功能不全、肺部感染等引起有效肺组织减少、肺弹性减退有关。

4. 自理缺陷 与呼吸困难有关。

5. 语言沟通障碍 与严重喘息有关。

第八节 咯 血

咯血（hemoptysis）是指喉及喉以下呼吸道任何部位的出血，经口排出者，包括大量咯血、血痰或痰中带血。咯血量的多少与受损血管的性质及数量有直接关系，与病情的严重程度不完全一致。咯血需与口腔、鼻、咽部出血及上消化道出血引起的呕血鉴别。

一、病因与发病机制

引起咯血的原因很多，以呼吸系统和循环系统疾病常见。

1. 呼吸系统疾病 为咯血常见病因。包括：①支气管疾病：常见有支气管扩张症、支气管结核、支气管肺癌和慢性支气管炎。其发生是由于炎症、肿瘤等损伤支气管黏膜及病灶处毛细血管，使其通透性增高或黏膜下血管破裂所致。②肺部疾患：常见有肺结核、肺炎、肺脓肿等。引起咯血的肺结核病变，以浸润渗出、空洞和干酪性肺炎常见。其机制为病变使毛细血管通透性增高，血液渗出，致痰中带血丝、血点或小血块；小血管因病变侵蚀破裂，则为中等量咯血；空洞壁小动脉瘤破裂或继发的支气管扩张形成的动 - 静脉瘘破裂，则可引起大量咯血。在我国，肺结核、支气管扩张、支气管肺癌为咯血的常见病因。

2. 循环系统疾病 较常见的是二尖瓣狭窄、肺梗死、原发性肺动脉高压症、左心衰竭、肺淤血、肺动脉粥样硬化等。其发生与慢性肺淤血或肺静脉压升高，支气管黏膜下静脉曲张、破裂有关。

3. 全身性疾病 包括：①血液病：如白血病、血小板减少性紫癜、再生障碍性贫血、血友病、弥散性血管内凝血等；②急性传染病：如流行性出血热、肺出血型钩端螺旋体病等；③自身免疫性疾病：如白塞病、结节性多动脉炎等；④其他：如遗传性毛细血管扩张症、子宫内膜异位症等。

二、临床表现

1. 咯血的量 咯血量差异甚大，少量咯血，可仅表现为痰中带血，每日咯血量在 100mL

以内。每日咯血量在 100～500mL 为中等量咯血。中等量以上咯血，咯血前患者先有胸闷、喉痒、咳嗽等先兆症状，咯出的血多为鲜红色，伴有泡沫或痰液。每日咯血量在 500mL 以上或一次咯血量在 100～500mL 为大量咯血。大量咯血时，常表现为咯出满口血液或短时间内咯血不止，常伴呛咳、脉速、出冷汗、呼吸急促、颜面苍白或紧张不安和恐惧感。

2. 咯血的颜色和性状　咯血颜色和性状因不同病因而异。肺结核、支气管扩张症、出血性疾病等咯血颜色多鲜红；铁锈色血痰主要见于肺炎球菌性肺炎、肺吸虫和肺梗死；左心衰竭肺水肿时咳浆液性粉红色泡沫样痰。

3. 咯血的并发症　大量咯血时因血液在支气管内滞留或失血，可产生各种并发症，常见有：①窒息：为咯血直接致死的重要原因。表现为大咯血过程中咯血突然减少或中止，继之气促、胸闷、烦躁不安或紧张、惊恐、大汗淋漓、颜面青紫，重者意识障碍。常发生于急性大咯血、极度衰竭无力咳嗽、应用镇静或镇咳药及精神极度紧张者。②肺不张：咯血后出现呼吸困难、胸闷、气急、发绀、呼吸音减弱或消失。③继发感染：咯血后发热、体温持续不退、咳嗽加剧，伴局部干、湿性啰音。④失血性休克：大咯血后出现脉搏增快、血压下降、四肢湿冷、烦躁不安、少尿等。

4. 伴随症状　伴发热见于肺炎、流行性出血热、支气管肺癌、肺结核等；伴黄疸见于肺梗死、肺炎球菌肺炎等；伴呼吸困难见于二尖瓣狭窄、肺梗死、急性左心衰等；伴脓痰见于空洞型肺结核继发细菌感染、肺脓肿、支气管扩张症等；伴杵状指见于肺脓肿、支气管肺癌、支气管扩张症等。

三、护理评估

1. 确定咯血或呕血　咯血与呕血的鉴别见表 3-3。

表 3-3　咯血与呕血的鉴别

	咯血	呕血
病因	肺结核、支气管扩张、支气管肺癌	消化性溃疡、肝硬化、胃癌
出血前症状	喉部痒感、胸闷、咳嗽等	上腹部不适、恶心、呕吐等
出血方式	咯出	呕出，可为喷射状
出血颜色	鲜红色	棕黑或暗红，有时鲜红色
血中混有物	痰、泡沫	食物残渣、胃液
酸碱反应	碱性	酸性
黑便	无，除外咽下血液	有，呕血停止后仍持续数日
出血后痰性状	痰中带血，常持续数日	无痰

2. 咯血的特点　主要评估咯血量、颜色、性状和持续时间及其伴随症状，是否存在并发症等。

3. 相关病史　有无心肺疾病病史，有无结核病接触史，有无吸烟史、生食海鲜史、职业性粉尘接触史等。

4. 咯血对患者心理、社会状况的影响　有无焦虑、恐惧等角色适应不良。

5. 诊断、治疗、护理经过　有无行 X 线检查、纤维支气管镜检查、痰液检查等，其结果如何。

四、相关护理诊断 / 合作性问题

1. 有窒息的危险　与大咯血所致血液滞留在大气道有关。

2. 有感染的危险　与支气管内血液贮积有关。

3. 焦虑　与咯血不止有关。

4. 恐惧　与大量咯血有关。

5. 组织灌注无效　与大量咯血所致循环血量不足有关。

第九节　发　绀

发绀（cyanósis）亦称紫绀，是指血液中脱氧血红蛋白（旧称还原血红蛋白）增多或血中含有异常血红蛋白衍生物所致皮肤、黏膜青紫的现象。发绀在皮肤较薄、色素较少和毛细血管丰富的末梢部位，如舌、口唇、鼻尖、颊部和甲床等处较明显。

一、发病机制

发绀是由于血液中血红蛋白氧合不全，当毛细血管内脱氧血红蛋白绝对量超过 50g/L 时，即可出现发绀；或由于血液中含有高铁血红蛋白、硫化血红蛋白等异常血红蛋白，其异常的结构使部分血红蛋白丧失携氧能力，当血液中高铁血红蛋白达 30g/L、硫化血红蛋白达 5g/L 时，也可出现发绀。但临床所见发绀，有时并不一定能确切反映动脉血氧下降情况，如严重贫血患者，即使血氧饱和度（SaO_2）明显下降，也不足以引起发绀。

二、病因与临床表现

1. 血液中脱氧血红蛋白增多

（1）中心性发绀：系由于心肺疾病导致动脉血氧饱和度降低引起的发绀。其病因包括：①肺性发绀：常见于呼吸道阻塞、肺淤血、肺水肿、肺炎、肺气肿、肺纤维化、胸腔大量积液、积气等。由于呼吸系统疾病导致肺通气、换气功能或弥散功能障碍，使氧不能进入或不能进行交换，血中脱氧血红蛋白增多，引起发绀。②心性发绀：见于心力衰竭和发绀型先天性心脏病，如法洛四联征（tetralogy of Fallot，TOF）、艾生曼格综合征（Eissenmenger syndrome）等。因部分静脉血未经肺部氧合即经异常通道分流入体循环动脉血中，当分流量超过心排血量的1/3 时，即可引起发绀。中心性发绀的特点为全身性发绀，除四肢与颜面外，亦可见于舌、口腔黏膜和躯干皮肤，发绀部位皮肤温暖，常伴有杵状指（趾）及红细胞增多。心肺疾病发绀者，由于缺氧常伴呼吸困难。

（2）周围性发绀：由于周围循环障碍或周围血管收缩、组织缺氧所致。包括：①淤血性周围性发绀：见于右心衰竭、缩窄性心包炎等。因体循环淤血，周围血流缓慢，组织内氧被过多摄取，致脱氧血红蛋白增多所致。②缺血性周围性发绀：常见于严重休克，因循环血量不足、心搏量减少与周围血管痉挛性收缩，血流缓慢，周围组织缺血、缺氧导致发绀。此外，雷诺病、血栓闭塞性脉管炎等因肢体动脉闭塞或小动脉强烈收缩也可引起局部发绀。③周围毛细

血管收缩：最常见于寒冷或接触低温水。周围性发绀的特点为肢体末梢与下垂部位发绀，如肢端、耳垂与鼻尖，发绀部位皮肤温度低，按摩或加温后发绀可消失。

（3）混合性发绀：为中心性与周围性发绀并存，常见于左心、右心和全心衰竭，或心肺疾病合并周围循环衰竭者。

2. 血液中存在异常血红蛋白衍生物

（1）高铁血红蛋白血症：以药物或化学物质中毒所致者多见。发绀是由于血液中血红蛋白分子的二价铁被三价铁取代，失去与氧结合的能力，当血中高铁血红蛋白含量达 30g/L 时，即可出现发绀。其原因多与服用伯氨喹啉、苯丙砜、非那西丁、磺胺等药物，或进食大量含有亚硝酸盐的变质蔬菜有关。高铁血红蛋白血症发绀的特点为急骤出现，暂时性，病情危重，经氧疗青紫不减，静脉血呈深棕色，若静脉注射亚甲蓝、硫代硫酸钠或大剂量维生素 C，可使青紫消退。

（2）硫化血红蛋白血症：有致高铁血红蛋白血症的化学物质存在，同时有便秘或服用硫化物者，可在肠内形成大量硫化氢，作用于血红蛋白，产生硫化血红蛋白，当血中硫化血红蛋白含量达 5g/L 时，即可出现发绀。

3. 伴随症状 发绀伴意识障碍，见于某些药物或化学物质中毒、急性肺部感染、休克、急性功能衰竭等；伴杵状指，见于发绀型先天性心脏病及某些慢性肺部疾病；伴呼吸困难，见于大量气胸、急性呼吸道阻塞及心肺疾病。

三、护理评估

1. 发绀的特点 主要评估发绀的发病年龄、可能的诱因；发绀的部位与范围、青紫的程度及发绀的类型；发绀部位皮肤的温度；发绀是否伴有呼吸困难等伴随症状。

2. 相关病史 有无心肺疾病及其他与发绀有关疾病病史；有无相关化学物品、药物、变质蔬菜摄取史。

3. 发绀对患者心理、社会状况的影响 有无日常活动受限等社会交往障碍；有无焦虑、恐惧等角色适应不良。

4. 诊断、治疗与护理经过 有无氧气疗法的应用，给氧的方式、浓度、流量、时间及效果。

四、相关护理诊断 / 合作性问题

1. 活动无耐力 与心肺功能不全所致机体缺氧有关。

2. 气体交换受损 与心肺功能不全致通气 / 血流比例失常有关。

3. 低效性呼吸型态 与肺泡通气、换气、气体弥散功能障碍有关。

4. 焦虑或恐惧 与缺氧所致呼吸费力有关。

第十节 心 悸

心悸（palpitation）是一种自觉心脏跳动的不适感或心慌感。心悸时心脏搏动可增强，心率可快可慢，心律可规则亦可不规则。

NOTE

一、发病机制

心悸的发生机制目前尚未完全清楚，一般认为与心搏动增强、心律失常等所致心率与心排血量改变有关，并受心律失常出现及存在时间的长短、精神因素及注意力的影响。突然发生的心律失常，如阵发性心动过速，心悸多较明显。慢性心律失常，如心房颤动，因逐渐适应可无明显心悸。焦虑、紧张及注意力集中时心悸易出现。

二、病因与临床表现

1. 心脏搏动增强   心肌收缩力增强引起的心悸，可为生理性或病理性。生理性者常见于剧烈活动或精神过度紧张时，以及饮酒、浓茶或咖啡后。由上述生理性因素诱发的心悸，其临床表现特点为持续时间较短，可伴有胸闷等其他不适，一般不影响正常活动。

病理性心悸常见于高血压性心脏病、主动脉瓣关闭不全、风湿性二尖瓣关闭不全所致左心室肥大、先天性心脏病等所致心室增大，以及其他引起心排血量增加的疾病，如甲状腺功能亢进症、发热、贫血、低血糖症等。应用某些药物，如麻黄素、肾上腺素、阿托品、甲状腺片等。病理性心悸的特点为持续时间长或反复发作，常伴有胸闷、气急、心前区疼痛、晕厥等心脏病的表现。

2. 心律失常   各种原因引起的心动过速（窦性心动过速、阵发性室上性心动过速或室性心动过速）、心动过缓（高度房室传导阻滞、窦性心动过缓、病态窦房结综合征）、心律不齐（房性或室性期前收缩、心房颤动）均可引起心悸。其严重程度与心脏病变程度常不一致。

3. 心脏神经官能症   由自主神经功能紊乱所引起，心脏本身并无器质性病变。多见于青壮年女性，发病常与焦虑、精神紧张、情绪激动等精神因素有关。其特点为患者除心悸外，常有心率加快、心前区刺痛或隐痛，可伴疲乏、头昏、头晕、失眠、耳鸣、注意力不集中、记忆力减退等神经衰弱的表现。

心悸所致不适可影响工作、学习、睡眠和日常生活。少数由严重心律失常所致者可发生猝死，此时多有血压降低、大汗、意识障碍、脉搏细速不能触及等。

4. 伴随症状   心悸伴发热，见于急性传染性疾病、心肌炎、感染性心内膜炎、急性传染性疾病等；伴心前区疼痛，见于心肌炎、心包炎、冠状动脉粥样硬化性心脏病（心绞痛、心肌梗死）等；伴消瘦、多汗，见于甲状腺功能亢进症；伴面色苍白、疲乏，见于各种贫血，尤其是急性或慢性失血引起的贫血。

三、护理评估

1. 心悸的特点   主要评估心悸发作的频率、持续与间隔时间，心悸发作时的主观感受及伴随症状。

2. 相关病史   有无吸烟、喝刺激性饮料、精神受刺激等诱发因素；有无阿托品、氨茶碱、麻黄碱等药物的使用史；有无器质性心脏病、内分泌疾病、贫血等病史。

3. 心悸对患者心理、社会状况的影响   有无焦虑、恐惧等角色适应不良；有无日常生活受影响等社会交往障碍。

4. 诊断、治疗与护理经过   是否使用过镇静剂和抗心律失常的药物，其药物种类、剂量及疗效；已采取过哪些护理措施，效果如何。

四、相关护理诊断 / 合作性问题

1. **活动无耐力**　与心悸发作所致心排血量下降有关。
2. **焦虑或恐惧**　与心悸发作所致不适及担心预后有关。
3. **潜在并发症**　Adams–Stokes 综合征。
4. **潜在并发症**　心力衰竭。

第十一节　恶心与呕吐

恶心与呕吐（nausea and vomiting）是临床常见的症状。恶心为一种上腹部不适、紧迫欲吐的感觉。呕吐是指胃内容物或部分小肠内容物，由于胃肠逆蠕动增加，进入食管，通过口腔排出体外。

一、病因与发病机制

呕吐是一个复杂的反射动作，由机体的呕吐中枢支配。呕吐中枢位于延髓，包括神经反射中枢和化学感受器触发带两个部分。神经反射中枢接受来自消化道、大脑皮质、内耳前庭、冠状动脉及化学感受器触发带的传入冲动，直接支配呕吐动作；化学感受器触发带接受各种外来的化学性刺激，如化学物质、药物或内生代谢产物等，并由此发出神经冲动，传至神经反射中枢引发呕吐。

整个呕吐过程可分为恶心、干呕和呕吐 3 个阶段。恶心时胃张力和蠕动减弱，十二指肠张力增强；干呕时胃窦部短暂收缩而胃上部放松；呕吐时胃窦部持续收缩致幽门关闭，胃逆蠕动致胃底充盈，贲门开放，腹肌与膈肌收缩，腹压升高，致使胃内容物急速地从胃反流经食管、口腔排出体外。

引起恶心与呕吐的病因很多，按发病机制可分为以下两类：

1. 反射性呕吐　指由来自内脏末梢神经的冲动，经自主神经传入纤维刺激呕吐中枢引起的呕吐。

（1）消化系统疾病：①口咽部受刺激：如剧咳、鼻咽部炎症等；②胃肠疾病：如急慢性胃炎、消化性溃疡、幽门梗阻、肠梗阻、急性阑尾炎等；③肝、胆、胰疾病：如急性肝炎、肝硬化、急性胆囊炎、急性胰腺炎等；④腹膜及肠系膜疾病：如急性腹膜炎等。

（2）前庭功能障碍：如迷路炎、梅尼埃病、晕动病等。

（3）其他系统疾病：如青光眼、屈光不正、尿路结石、急性肾盂肾炎、急性盆腔炎、急性心肌梗死、心力衰竭等。

2. 中枢性呕吐　指由来自中枢神经系统或化学感受器的冲动刺激呕吐中枢引起的呕吐。

（1）中枢神经系统疾病：①中枢神经系统感染：如脑炎、脑膜炎等；②脑血管病：如脑出血、脑栓塞、高血压脑病、偏头痛等；③颅脑外伤：如脑挫裂伤、颅内血肿；④颅内占位性病变。

（2）药物：如应用洋地黄、抗生素、抗肿瘤药物等。

（3）中毒：如一氧化碳、有机磷农药、鼠药中毒等。

（4）精神性因素：如胃肠神经官能症、神经性厌食、癔症等。

（5）其他：如妊娠、尿毒症、糖尿病酮症酸中毒、低钠血症、低钾血症等。

二、临床表现

1. 恶心表现　恶心常伴有面色苍白、出汗、流涎、血压降低及心动过缓等迷走神经兴奋症状，常为呕吐的前驱表现，恶心之后随之呕吐，也可仅有恶心而无呕吐，或仅有呕吐而无恶心。

2. 呕吐表现　呕吐因病因不同表现各异。反射性呕吐常有恶心先兆，且胃排空后仍干呕不止。颅内压升高引起的呕吐，多无恶心先兆，呕吐剧烈呈喷射状，吐后不感轻松，可伴剧烈头痛和不同程度的意识障碍。由前庭功能障碍引起的呕吐与头部位置改变有关，常有恶心先兆，并伴有眩晕、眼球震颤等。精神因素所致的呕吐表现为进食过程中或餐后即刻发生的多次少量呕吐，多不伴有恶心。由消化道梗阻引起的呕吐，呕吐物的性状与梗阻的部位有关：低位肠梗阻者呕吐物常有粪臭味；高位肠梗阻者呕吐频繁，呕吐物常含较多胆汁；幽门梗阻的呕吐物多为宿食，有酸臭味，常发生于餐后或夜间。

剧烈频繁的呕吐可导致脱水、代谢性碱中毒、低氯血症、低钾血症、低钠血症等水、电解质及酸碱平衡紊乱。长期严重呕吐还可引起营养不良。婴幼儿、老人、病情危重和意识障碍者，呕吐时易发生误吸而致肺部感染或窒息。

3. 伴随症状　呕吐伴腹痛、腹泻，常见于急性胃肠炎、食物中毒等；育龄妇女停经后出现呕吐可能为妊娠呕吐；伴右上腹疼痛及发热、寒战、黄疸，见于急性胆囊炎或胆石症；伴头痛及喷射状呕吐，常见于颅内高压症或青光眼。

三、护理评估

1. 症状特点　主要评估呕吐发生与持续的时间、频率，与体位、进食、药物、运动、情绪的关系，以及呕吐物的量、性状及气味等。

2. 相关病史　有无与恶心、呕吐发生相关的疾病史或诱发因素。

3. 恶心与呕吐对患者心理、社会状况的影响　有无进食、进液及体重的变化引起的自我概念紊乱；有无认知、感知障碍。

4. 诊断、治疗与护理经过　是否已做 X 线钡餐、胃镜、血糖、血尿素氮、血电解质等检查及其结果，已采取的措施及效果等。

四、相关护理诊断 / 合作性问题

1. 舒适的改变：恶心、呕吐　与急性胃炎、幽门梗阻、服用药物等有关。

2. 体液不足或有体液不足的危险　与呕吐引起体液丢失及摄入量不足有关。

3. 营养失调：低于机体需要量　与长期频繁呕吐和食物摄入量不足有关。

4. 有误吸的危险　与呕吐物误吸入肺内有关。

5. 潜在并发症　窒息。

6. 潜在并发症　肺部感染。

第十二节 呕血与黑便

呕血与黑便（hematemesis and melena）是上消化道出血的主要症状。呕血指上消化道包括食管、胃、十二指肠、肝、胆和胰腺疾病或全身性疾病导致上消化道出血，当胃内积血达到一定量时，血液经口腔呕出的现象。黑便则指上消化道出血时血液中的血红蛋白在肠道内与硫化物结合形成硫化亚铁而成黑色，由于黑便附有黏液而发亮，类似柏油，又称柏油便（tarry stool）。

一、病因与发病机制

1. 消化系统疾病

（1）食管疾病：如食管炎、食管癌、食管异物、食管贲门损伤、食管静脉曲张破裂、食管裂孔疝等。

（2）胃及十二指肠疾病：最常见的为消化性溃疡，其次为急性糜烂性出血性胃炎、胃癌、促胃泌素瘤等。

（3）肝胆疾病：如肝硬化门脉高压时，食管–胃底静脉曲张破裂可引起出血；肝癌、肝动脉瘤破裂、胆囊或胆道结石、胆道寄生虫、胆囊癌、胆管癌等均可引起出血，大量血液流入十二指肠，可发生呕血或黑便。

（4）胰腺疾病：如急性胰腺炎合并脓肿或囊肿、胰腺癌破裂等所致胰腺出血，血液经胰管流入十二指肠，产生黑便。

2. 血液系统疾病 血小板减少性紫癜、白血病、再生障碍性贫血、血友病、弥散性血管内凝血等。

3. 其他 如流行性出血热、钩端螺旋体病、败血症、尿毒症、肝功能衰竭等。

上述呕血与黑便病因中，以消化性溃疡引起者最为常见，其次是食管或胃底静脉曲张破裂、急性糜烂性出血性胃炎和胃癌。

二、临床表现

1. 呕血的表现 呕血前多有上腹部不适和恶心，随之呕出血性胃内容物。呕血的颜色取决于出血量及血液在胃内停留的时间。出血量大或在胃内停留时间短，呕吐物呈鲜红色或混有血块，或为暗红色；出血量少或在胃内停留时间长，血红蛋白经胃酸作用变性，呕吐物可呈咖啡样。

2. 黑便的表现 呕血常伴有黑便，而黑便不一定有呕血。黑便的颜色与性状取决于出血量及肠蠕动的快慢。出血量大或肠蠕动快时，血液在肠道内停留时间短，形成紫红色稀便；反之，血液在肠道内停留时间长，形成较稠厚的黑便。出血量较小时粪便外观可无异常，可通过大便隐血实验加以鉴别。每日出血量达 5mL 时，大便隐血实验阳性。

3. 周围循环障碍 大量呕血和黑便可致失血性周围循环衰竭，其程度与出血量有关。出血量为血容量的 10%～15% 时，除头晕、畏寒外，多无血压、脉搏的变化；出血量达到血容量的 20% 以上时，可有冷汗、四肢湿冷、心悸、脉搏增快等急性失血症状；出血量达到血容量的 30% 以上时，则可出现脉搏细速、血压下降、呼吸急促、休克等急性周围循环衰竭表现。

4. 血液学改变　早期不明显，随组织液回渗或输液等，血液稀释，血红蛋白和红细胞可逐渐降低，出现贫血表现。长期反复呕血和 / 或黑便也可引起贫血。

5. 伴随症状　呕血伴上腹部周期性与节律性疼痛提示消化性溃疡；中老年人伴有慢性上腹痛并有厌食、消瘦，应警惕胃癌；伴有脾大、肝掌、蜘蛛痣、腹壁静脉曲张或有腹水，提示肝硬化门脉高压食管静脉破裂出血。

三、护理评估

1. 确定是否为呕血或黑便　注意排除口腔、鼻腔、咽喉部出血、咯血，以及因进食大量动物血、铁剂、中药等所致的呕吐物呈咖啡色与黑色大便。

2. 呕血与黑便的特点

（1）出血部位：通常幽门以上部位出血以呕血为主，伴有黑便；幽门以下部位出血，多以黑便为主，但与出血量多少及出血速度有关。幽门以下若出血量多且速度快，血液反流入胃，除黑便外也可出现呕血，幽门以上部位出血如出血量少或出血速度慢，也可只有黑便。

（2）出血量：观察呕血或黑便的次数、量、颜色、性状及其变化，以此可粗略判断出血量。黑便提示出血量在 50～70mL 以上，呕血提示胃内积血量达 250～300mL。由于呕血与黑便常混有胃内容物与粪便，失血量难以估计，临床上常根据全身反应估计出血量。如伴随体位改变（如由卧位变为坐、立位时）出现头晕、黑矇、心悸、口渴、冷汗，提示血容量不足。

（3）出血是否停止：临床出现下列情况考虑继续出血或再出血：①反复呕血，呕吐物由咖啡色转为鲜红色；②黑便次数增多且粪质稀薄，色泽转为暗红色，伴肠鸣音亢进；③周围循环衰竭的表现经补液、输血而未改善，或好转后又恶化，血压波动，中心静脉压不稳定；④红细胞计数与比容、血红蛋白浓度不断下降，网织红细胞计数持续增高；⑤在补液足够、尿量正常的情况下，血尿素氮持续或再次增高。

3. 相关病史　有无与呕血及黑便相关的疾病病史或饮食不当、饮酒，以及服用肾上腺糖皮质激素、消炎痛、水杨酸类药物等诱发因素。

4. 呕血与黑便对患者心理、社会状况的影响　有无紧张、焦虑、恐惧、绝望等角色适应不良。

5. 诊断、治疗与护理经过　是否已做 X 线钡餐、胃镜、粪便隐血、血常规等检查及其结果，已采取的止血措施及效果等。

四、相关护理诊断 / 合作性问题

1. 组织灌注量改变　与上消化道出血所致血容量不足有关。

2. 活动无耐力　与呕血与黑便所致贫血有关。

3. 恐惧　与大量呕血与黑便有关。

4. 潜在并发症　休克。

第十三节　腹　泻

腹泻（diarrhea）是指排便次数增多，粪质稀薄，或带有黏液、脓血或未消化的食物。腹泻可分为急性与慢性两种，病程超过 2 个月，且反复发作者为慢性腹泻。

一、病因与发病机制

（一）发病机制

正常人一般每日排便 1 次，个别人每日 2～3 次或每 2～3 日 1 次，粪便成形、色黄，每日自粪便排出的水分为 100～200mL。当某些原因引起胃肠分泌增加、吸收障碍、异常渗出或肠蠕动过快时，即可导致腹泻。腹泻发生机制较为复杂，有些因素又互为因果，从病理生理角度可归纳为下列几个方面：

1. 分泌性腹泻　由胃肠黏膜分泌过多液体而引起。常见于霍乱、沙门菌属感染，当细菌毒素刺激肠黏膜细胞内的腺苷环化酶，促使细胞内环磷酸腺苷含量增加，引起大量水与电解质分泌至肠腔，导致腹泻。促胃泌素瘤所致的腹泻也属分泌性腹泻。

2. 渗透性腹泻　由于肠腔内渗透压增高，阻碍肠内水与电解质吸收而引起的腹泻，常见于应用高渗性药物，如口服硫酸镁、甘露醇等所致腹泻。

3. 渗出性腹泻　因肠黏膜炎症、溃疡或浸润性病变，使病变处血管通透性增加，致血浆、黏液、脓血渗出而引起的腹泻，见于各种肠道炎症性疾病。

4. 动力性腹泻　因肠蠕动亢进，肠内食糜停留时间过短，未被充分吸收所致的腹泻，常见于肠炎、胃肠功能紊乱、甲状腺功能亢进症、糖尿病、精神性腹泻等。

5. 吸收不良性腹泻　由于肠黏膜面积减少或吸收障碍引起，见于小肠大部切除术后、吸收不良综合征、胃大部分切除术后、胃空肠吻合术后等。

（二）病因

引起腹泻的病因主要有：

1. 急性腹泻

（1）肠道疾病：包括由病毒、细菌、真菌、原虫、蠕虫等感染所引起的肠炎及急性出血性坏死性肠炎、克罗恩病、溃疡性结肠炎急性发作等。

（2）急性中毒：如进食毒蕈、河豚、鱼胆等食物，或化学物质中毒，如砷、磷、铅、汞等。

（3）全身性感染：如败血症、伤寒或副伤寒等。

（4）其他：如过敏性紫癜、变态反应性肠炎等。

2. 慢性腹泻

（1）消化系统疾病：如慢性萎缩性胃炎、胃大部切除术后、胃酸缺乏、胃十二指肠溃疡、慢性肝炎、肝硬化、慢性胆囊炎与胆石症、慢性胰腺炎、胰腺癌、肠结核、慢性细菌性痢疾、结肠恶性肿瘤、克罗恩病、溃疡性结肠炎、吸收不良综合征、肠易激综合征、血吸虫病、钩虫病、神经功能性腹泻等。

（2）全身性疾病：如甲状腺功能亢进症、肾上腺皮质功能减退、系统性红斑狼疮、硬皮病、尿毒症、放射性肠炎等。

（3）药物不良反应：如服用利血平、甲状腺素片、洋地黄类药物、某些抗肿瘤药物和抗生素等引起的腹泻。

二、临床表现

急性腹泻起病急，病程短，每日排便次数可达 10 次以上，粪便量多且稀薄。慢性腹泻起病缓慢、病程较长，多每日排便数次，或腹泻与便秘交替。

由于病因与发生机制不同，粪便的量及性状等亦有所不同。①分泌性腹泻：多为水样便，排便量每日大于 1000mL，粪便无脓血及黏液，与进食无关，禁食 48 小时后腹泻仍持续存在，伴或不伴有腹痛；②渗出性腹泻：粪便量明显少于分泌性腹泻，可有脓血或黏液，多伴有腹痛及发热；③渗透性腹泻：粪便常含不消化食物、泡沫，且恶臭，多不伴腹痛，禁食后腹泻可在 24～48 小时后缓解；④动力性腹泻：多不伴有腹痛，粪便较稀，无脓血及黏液；⑤吸收不良性腹泻：粪便内含大量脂肪及泡沫，量多而臭，不伴腹痛，禁食后可缓解。

急性严重腹泻可因短时间丢失大量水分及电解质而引起失水、电解质紊乱及代谢性酸中毒。长期慢性腹泻可致营养不良、维生素缺乏、体重下降，甚至发生营养不良性水肿。排便频繁可因粪便刺激引起肛周皮肤糜烂及破损。长期腹泻可干扰患者休息和睡眠。

腹泻伴发热，常见于急性细菌性痢疾、伤寒或副伤寒；伴里急后重，常见于痢疾、直肠炎；伴有消瘦见于胃肠道恶性肿瘤。

三、护理评估

1. 腹泻的特点   主要评估起病的急缓、腹泻次数、粪便量、颜色、性状和气味，有无使腹泻加重或缓解的因素，如进食油腻食物、受凉等。

2. 相关病史   有无与腹泻相关的疾病病史、用药史、不洁饮食史或精神紧张、焦虑等。

3. 腹泻对患者心理、社会状况的影响   有无失水、消瘦和肛周皮肤破损等自我概念紊乱；有无易激惹、紧张、焦虑等角色不适应。

4. 诊断、治疗与护理经过   是否已做粪便检查及其结果、已采取的措施及效果。

四、相关护理诊断／合作性问题

1. 腹泻   与疾病所致肠道功能紊乱有关。

2. 体液不足或有体液不足的危险   与腹泻所致体液丢失过多有关。

3. 营养失调：低于机体需要量   与长期慢性腹泻有关。

4. 有皮肤完整性受损的危险   与排便次数增多及排泄物对肛周皮肤的刺激有关。

5. 焦虑   与慢性腹泻迁延不愈有关。

第十四节   便   秘

便秘（constipation）是指排便次数每周少于 3 次，粪便量少、干硬，伴排便困难的感觉。

便秘为临床常见消化系统症状。

一、病因与发病机制

排便是一个复杂的过程，食物在消化道经消化与吸收后，剩余的食糜残渣自小肠运至结肠，在结肠内大部分水分与电解质被吸收后形成粪团，然后借结肠的集团运动送至乙状结肠、直肠。粪团进入直肠后，使直肠膨胀而产生机械性刺激，引起便意、排便反射和随后的一系列肌肉活动，包括直肠平滑肌推进性收缩，肛门内、外括约肌松弛，腹肌与膈肌收缩使腹压增高，最后将粪便排出体外。

正常排便需具备下述条件：①有足够引起正常肠蠕动的肠内容物，即足够的食物量、食物中含有适量的纤维素和水分；②肠道内肌肉张力及蠕动功能正常；③有正常的排便反射；④参与排便的肌肉功能正常；⑤胃肠道无梗阻。其中任何一项条件不能满足，即可发生便秘。

引起便秘的病因及其机制主要有：

1. 功能性便秘

（1）进食量少或食物中缺乏水和纤维素，对结肠运动的刺激减少。

（2）环境改变或精神因素等导致排便习惯受干扰或抑制。

（3）结肠运动功能障碍，如年老体弱、活动过少、肠易激综合征等。

（4）腹肌及盆肌张力下降致排便动力不足，如多次妊娠等。

（5）结肠冗长，粪团内水分被过多吸收。

（6）药物影响，如长期滥用泻药造成对药物的依赖；应用镇静止痛药、麻醉剂、抗抑郁药、抗胆碱能药、钙通道阻滞剂、神经阻滞剂等使肠肌松弛引起便秘。

2. 器质性便秘

（1）结肠梗阻或痉挛，如结肠良性或恶性肿瘤、各种原因导致的肠梗阻、肠粘连、克罗恩病等。

（2）直肠或肛门病变致排便疼痛而惧怕排便，或引起肛门括约肌痉挛，如肛裂、肛瘘、痔疮或肛周脓肿等。

（3）腹腔或盆腔内肿瘤压迫，如子宫肌瘤等。

（4）全身性疾病致使肠肌松弛、排便无力，如甲状腺功能低下、糖尿病、尿毒症等。此外，铅中毒引起肠肌痉挛，也可造成便秘。

二、临床表现

自然排便次数减少，粪便量少，粪便干硬，难以排出，或粪便并不干硬，也难以排出。粪块长时间停留在肠道内可引起上腹饱涨、恶心、嗳气及下腹部疼痛，严重者表现为持续性胀痛伴呕吐。粪块在直肠停留过久，可有下坠感和排便不尽感。粪便过于坚硬，排便时可致肛门疼痛或肛裂；便秘还可造成直肠、肛门过度充血，久之易致痔疮。便秘严重者因肠道毒素吸收可引起口苦、头昏、食欲不振等，长期便秘会产生精神紧张、烦躁不安、恐惧排便，甚至出现抑郁、焦虑的异常情绪及产生对药物的依赖性。

便秘伴有急性腹部绞痛、腹胀、呕吐常为肠梗阻；伴有腹痛或腹泻、便秘交替，粪便带血应考虑肠道肿瘤，如结肠癌、直肠癌。

三、护理评估

1. 便秘的特点　主要评估排便次数、粪便的性状、量及费力程度，并与既往排便情况相比较。

2. 相关病史　有无与便秘相关的疾病、用药史，有无进食量少、食物缺乏纤维素、活动量少、精神紧张、环境改变、长期服用泻药等诱发因素。

3. 便秘对患者心理、社会状况的影响　有无焦虑、紧张等角色适应不良。

4. 诊断、治疗与护理经过　促进排便措施及其效果。

四、相关护理诊断 / 合作性问题

1. 便秘　与饮食中纤维素量过少有关；与运动量过少有关；与排便环境改变有关；与长期卧床有关；与体液摄入不足有关；与精神紧张有关。

2. 疼痛　与粪便过于干硬、排便困难有关。

3. 组织完整性受损或有组织完整性受损的危险　与便秘所致肛周组织受损有关。

4. 知识缺乏　缺乏有关排便机制及促进排便方面的知识。

5. 焦虑　与长期排便困难有关。

第十五节　便　血

便血（hematochezia）是指消化道出血，血液自肛门流出或排出体外。便血颜色可呈鲜红、暗红或黑色。少量出血不造成粪便颜色改变，需经隐血试验才能确定，称为隐血便（occult blood）。

一、病因

1. 上消化道疾病　见"呕血与黑便"节，视出血量与速度不同，可为便血，亦可形成黑便。

2. 下消化道疾病

（1）小肠疾病：如急性出血性坏死性肠炎、克罗恩病、肠结核、肠伤寒、小肠肿瘤等。

（2）结肠疾病：如急性细菌性痢疾、阿米巴痢疾、溃疡性结肠炎、结肠息肉、结肠癌、血吸虫病等。

（3）直肠肛管疾病：如直肠息肉、直肠癌、痔、肛裂、肛瘘、直肠肛管损伤等。

3. 全身性疾病　如白血病、血小板减少性紫癜、血友病、肝脏疾病、流行性出血热、败血症等。

二、临床表现

便血的临床特点因出血量、出血速度、出血部位及病因不同而异。出血量多、速度快或在肠道停留时间短时呈鲜红色便，在肠道内停留时间长则为暗红色便。上消化道或小肠出血，排泄物可为血液与粪便混合或全为血液。直肠、肛门或肛管出血，血色鲜红，不与粪便混合，仅

黏附于粪便表面，或为排便前后有鲜血滴出。溃疡性结肠炎和急性细菌性痢疾，黏液脓血与粪便混合呈黏液脓血样便。急性出血性坏死性肠炎可排出洗肉水样血性便，有特殊腥臭味。阿米巴痢疾为暗红色果酱样血便。

短时间大量便血，可致急性失血性贫血及周围循环衰竭，但临床少见。长期慢性便血可出现乏力、头晕、活动后心悸等贫血症状。

便血伴脐周疼痛，多见于小肠疾病；伴有里急后重，提示肛门、直肠疾病等，见于细菌性痢疾、直肠炎及直肠癌；伴发热，常见于感染性或传染性疾病；伴腹部肿块，应考虑肠道肿瘤、肠结核及克罗恩病等；伴皮肤黏膜出血，可能为血液系统疾病。

三、护理评估

1. 便血的特点

（1）便血鉴别：确定是否为便血，排除：①因进食过多肉类、猪肝、动物血所致的粪便发黑。此类粪便隐血试验为阳性，且进素食后转为阴性；而人血红蛋白或红细胞基质的单克隆抗体试验为阴性。②服用铋剂、炭粉或中药所致粪便发黑，此类粪便一般外观灰黑色无光泽，隐血试验阴性。

（2）便血量：便血的次数、量、颜色及其变化，以此可粗略判断出血量。但因受粪便量的影响，应结合全身反应才能准确估计。

（3）便血是否停止：出血不止的表现：①反复便血，由黑便、柏油样便或暗红色便变为鲜红色；②周围循环衰竭持续存在，经补充血容量仍无好转；③红细胞计数与比容、血红蛋白含量持续下降，网织红细胞计数持续升高；④在尿量正常的情况下，尿素氮持续或再次升高。

2. 相关病史　有无与便血相关的疾病病史或某些可致粪便发黑的食物与药物摄入史。

3. 便血对患者心理、社会状况的影响　有无焦虑、恐惧等角色适应不良。

4. 诊断、治疗与护理经过　是否应用止血药物及止血效果。

四、相关护理诊断 / 合作性问题

1. 活动无耐力　与便血所致贫血有关。

2. 焦虑　与长期便血病因不明有关。

3. 恐惧　与大量便血有关。

第十六节　黄　疸

黄疸（jaundice）是由于血清中胆红素浓度增高，致皮肤、黏膜和巩膜发黄的症状和体征。正常血清胆红素为 $1.7\sim17.1\mu mol/L$；血清胆红素升高至 $17.1\sim34.2\mu mol/L$，临床不易察觉，称隐性黄疸；超过 $34.2\mu mol/L$ 即为显性黄疸。

一、正常胆红素代谢

体内的胆红素主要来源于血红蛋白。血循环中衰老的红细胞经单核 - 巨噬细胞系统破坏和

NOTE

分解，产生游离胆红素或非结合胆红素（unconjugated bilirubin，UCB）。非结合胆红素不溶于水，不能从肾小球滤过，故尿液中不出现非结合胆红素。当非结合胆红素经血循环至肝时，被肝细胞摄取，经葡萄糖醛酸转移酶的作用，与葡萄糖醛酸结合，形成结合胆红素（conjugated bilirubin，CB）。结合胆红素为水溶性，可经肾小球滤过从尿中排出。结合胆红素随胆汁排入肠道，经肠内细菌的脱氢作用还原为尿胆原。大部分尿胆原在肠道内进一步被氧化为尿胆素从粪便中排出，称粪胆素；小部分尿胆原在肠道内被重吸收，经门静脉回到肝内，其中大部分再转变为结合胆红素，又随胆汁排入肠道，形成"胆红素的肠肝循环"，小部分经体循环由肾脏排出体外（图3-7）。正常情况下，胆红素进入与离开血循环保持动态平衡，故血中胆红素的浓度保持相对恒定。

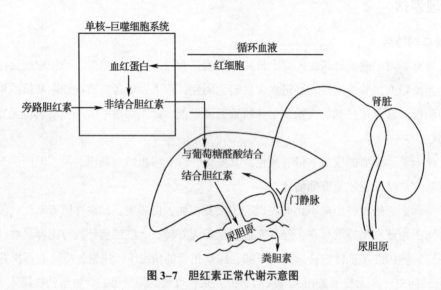

图3-7　胆红素正常代谢示意图

二、病因与发病机制

当胆红素产生过多，或肝细胞对胆红素的摄取、结合、排泄障碍，或肝内或肝外胆道阻塞时，均可致血清总胆红素浓度增高而发生黄疸。临床上根据黄疸的发生机制将其分为以下3种类型：

1. 溶血性黄疸　由于红细胞破坏过多，形成大量非结合胆红素，超过肝细胞摄取、结合和排泄的能力，加之大量红细胞破坏所致的贫血、缺氧和红细胞破坏产物的毒性作用，降低了肝细胞对胆红素的代谢能力，使非结合胆红素在血中潴留，形成黄疸（图3-8）。主要见于：①先天性溶血性贫血：如遗传性球形红细胞增多症、珠蛋白生成障碍性贫血等；②获得性免疫性溶血性贫血：如自身免疫性溶血性贫血、不同血型输血后溶血等。

2. 肝细胞性黄疸　由于肝细胞损伤使其对胆红素的摄取、结合及排泄功能降低，导致血中非结合胆红素增加。同时，未受损的肝细胞仍能将非结合胆红素转化为结合胆红素，但因肝细胞肿胀、坏死及小胆管内胆栓形成等原因，使部分结合胆红素不能顺利经胆道排出而反流入血，导致血中结合胆红素增加，从而引起黄疸（图3-9）。主要见于病毒性肝炎、中毒性肝炎、肝硬化、钩端螺旋体病等各种引起肝细胞广泛损害的疾病。

3. 胆汁淤积性黄疸　由于各种原因引起胆道阻塞，使阻塞上方胆管内压力增高、胆管扩张，最终导致小胆管与毛细胆管破裂，胆汁中的胆红素反流入血而使血中结合胆红素升高。也可因肝内原因使胆汁生成和（或）胆汁内成分排出障碍引起（图 3-10）。胆汁淤积可分为肝内性和肝外性，前者见于肝内泥沙样结石、毛细胆管型病毒性肝炎、原发性胆汁性肝硬化等；后者多由胆总管结石、狭窄、炎性水肿、肿瘤及蛔虫等阻塞引起。

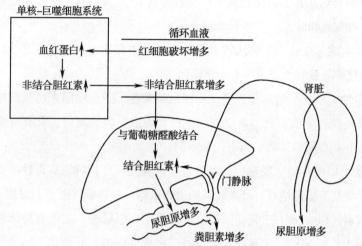

图 3-8　溶血性黄疸发生机制示意图

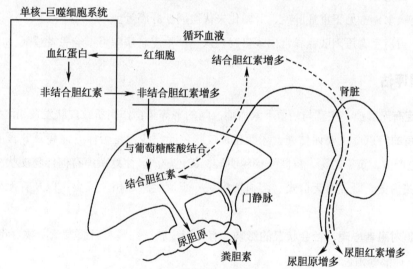

图 3-9　肝细胞性黄疸发生机制示意图

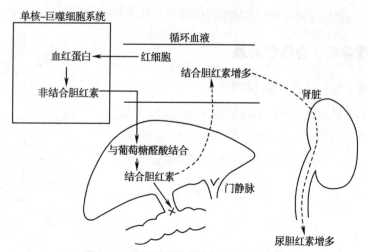

图 3-10　胆汁淤积性黄疸发生机制示意图

三、临床表现

1. 溶血性黄疸　一般黄疸较轻，皮肤呈浅柠檬黄色。急性溶血时可有高热、寒战、头痛及腰背痛，并有明显贫血和血红蛋白尿（尿呈酱油色）。重者可有急性肾功能衰竭。慢性溶血多为先天性，可有贫血和脾大。

2. 肝细胞性黄疸　皮肤、黏膜浅黄至深黄色，常伴有乏力、食欲减退、肝区不适、肝区疼痛或轻度皮肤瘙痒等症状，重者可有出血倾向。

3. 胆汁淤积性黄疸　黄疸多较严重，皮肤呈暗黄色，完全梗阻者可呈黄绿或绿褐色。尿色深如浓茶，粪便颜色变浅，典型者呈白陶土色。因血中胆盐潴留，常有皮肤瘙痒与心动过缓。因脂溶性维生素 K 吸收障碍，常有出血倾向。

4. 伴随症状　如伴有畏寒发热，常见于急性胆管炎、肝脓肿、病毒性肝炎等；如伴有上腹部剧烈疼痛，常见于胆道结石、肝脓肿或胆道蛔虫病；如黄疸伴随右上腹剧烈疼痛，合并寒战高热，称为夏科（Charcot）三联征，提示急性化脓性胆管炎；如伴有持续性右上腹钝痛或胀痛，可见于原发性肝癌；如伴有肝大，常见于病毒性肝炎、肝硬化、继发性肝癌或胆道梗阻、急性胆道感染等；如伴有胆囊肿大，提示胆总管梗阻，常见于肝总管癌、壶腹癌、胰头癌；如伴有腹水，常见于重症肝炎、肝硬化失代偿期、肝癌等。

此外，黄疸患者可因肤色异常出现自我否认。严重皮肤瘙痒可影响患者睡眠。

四、护理评估

1. 确定有无黄疸　注意与胡萝卜素血症、阿的平等药物作用所致皮肤发黄相区别。

2. 黄疸的特点　主要评估粪、尿颜色，皮肤色泽深浅，是否伴有瘙痒及其程度。一般而言，梗阻越严重，黄染越深，皮肤瘙痒越明显，粪色越浅。注意黄疸有何伴随症状。

3. 相关病史　既往有无肝炎、溶血性疾病、胆道疾患等相关病史，以及有无相关疾病的家族史，

4. 黄疸对患者心理、社会状况的影响　有无因皮肤、黏膜和巩膜发黄所致自我概念紊乱；有无焦虑、抑郁等角色适应不良。

5. 诊断、治疗及护理经过　是否进行过血生化、尿常规、B 超、经皮肝穿刺胆管造影等检查，结果如何；使用过何类药物，接受过何种相关护理干预措施，效果如何。

五、相关护理诊断 / 合作性问题

1. 有皮肤完整性受损的危险　与皮肤瘙痒挠抓有关。

2. 睡眠型态紊乱　与黄疸所致皮肤瘙痒无法入睡有关。

3. 体像紊乱　与黄疸所致皮肤、黏膜和巩膜发黄有关。

4. 焦虑　与皮肤黄染、病因不明、疾病预后未知有关。

第十七节 排尿异常

正常成人 24 小时尿量为 1000～2000mL，通常夜间排尿 0～2 次。

一、少尿和无尿

成人 24 小时尿量少于 400mL，或每小时尿量持续少于 17mL，称为少尿（oliguria）；24 小时尿量少于 100mL，称为无尿（anuria）。

（一）病因与发病机制

根据发生原因可分为：①肾前性少尿：各种原因导致的肾血流量急剧下降，肾脏严重灌注不足，可见于休克、严重脱水、心力衰竭等；②肾性少尿：肾脏本身病变影响肾小球滤过功能，见于各种肾实质性病变，如急性肾小球肾炎、慢性肾炎急性发作、急性肾衰竭少尿期等；③肾后性少尿：各种原因所致的尿路梗阻，如尿路结石、肿瘤、尿路狭窄等；④假性少尿：各种排尿功能障碍所致，如前列腺肥大、神经源性膀胱等。

（二）临床表现

少尿或无尿如伴有血尿、蛋白尿、高血压和水肿，见于急性肾炎；如伴有大量蛋白尿、水肿和低蛋白血症，可见于肾病综合征；如伴有肾绞痛，可见于肾结石、肾动脉栓塞；如伴有心悸、胸闷不能平卧等症状，可见于心功能不全；如伴有排尿困难，可见于前列腺肥大。

（三）护理评估

1. 少尿与无尿症状的评估 主要评估每日液体摄入量、排尿的次数、每次的量和 24 小时的总尿量；有无伴随症状；有无引起尿量减少的病史和诱发因素；此外注意检查患者膀胱充盈度。

2. 相关病史 有无严重感染、急性心力衰竭、肾脏疾病等相关病史。

3. 少尿或无尿对患者心理、社会状况的影响 有无少尿或无尿导致的焦虑、烦躁不安、恐惧等角色适应不良。

4. 诊断、治疗及护理经过 是否记录 24 小时水摄入量与尿量；是否检测过肾功能；有无使用利尿药，效果如何。

（四）相关护理诊断／合作性问题

1. 体液过多 与尿量减少、水钠潴留有关。

2. 焦虑 与尿量减少、预感疾病威胁有关。

二、多尿

24 小时尿量超出 2500mL，称为多尿（polyuria）。

（一）病因与发病机制

暂时性多尿可见于大量饮水、输液过多、应用利尿剂等原因。病理性多尿可见于：①垂体抗利尿激素（ADH）分泌不足或肾小管对 ADH 反应性减低所致低比重多尿，可见于慢性肾盂肾炎、肾小管性酸中毒、急性肾功能不全多尿期；②内分泌代谢紊乱所致多尿，可见于糖尿病、尿崩症、原发性甲状旁腺功能亢进症等。

NOTE

（二）临床表现

多尿如伴有多饮多食和消瘦时，见于糖尿病；如伴有烦渴多饮和低比重尿，尿量可达每日 4000mL 以上，见于尿崩症；如多尿症状出现于少尿数日后，见于急性肾小管坏死恢复期。

（三）护理评估

1. 多尿症状的评估　主要评估每日液体摄入量和尿量是否平衡，以及体重变化；有无引起尿量增多的诱发因素；有无伴随症状。

2. 相关病史　有无糖尿病、尿崩症、原发性甲状旁腺功能亢进症、慢性肾盂肾炎等病史。

3. 多尿对患者心理、社会状况的影响　有无脱水等导致自我概念紊乱；有无焦虑、烦躁等角色适应不良。

4. 诊断、治疗及护理经过　是否记录 24 小时液体摄入量和尿量；是否检测过尿比重、尿渗透压和肾功能。

（四）相关护理诊断／合作性问题

1. 体液不足　与尿量过多未及时补充水分有关。

2. 睡眠型态紊乱　与夜间排尿频繁有关。

三、血尿

正常新鲜尿液呈透明、淡黄色至黄色，尿液中无红细胞或偶见个别红细胞。当尿内含有一定量的红细胞时称为血尿（hematuria）。出血量不多时可呈淡红色云雾状、淡洗肉水样；出血量多时呈鲜血样，甚至混有凝血块。每升尿中含血量超过 1mL 即可出现淡红色，称肉眼血尿（grosshematuria）；如尿液外观变化不明显，而离心沉淀后进行显微镜检查，每高倍镜视野下红细胞数＞3 个，称为镜下血尿。

（一）病因与发病机制

主要见于急性肾小球肾炎、肾和尿路结石、肾结核、泌尿系统肿瘤或感染等泌尿系统疾病，也可见于出血性疾病、自身免疫性疾病等全身性疾病，以及化学物品或药品等对尿路造成的损害。突然加大运动量的活动后可出现运动性血尿。

（二）临床表现

1. 血尿颜色　肉眼血尿依出血量多少和尿液酸碱度的不同而呈不同颜色，酸性尿液时，颜色深、呈棕色或暗黑色；碱性尿液时呈红色。

2. 血尿出现的时段　起始段血尿提示病变在尿道；终末端血尿提示病变在膀胱颈部、三角区域或后尿道的前列腺和精囊腺；全程血尿提示病变在肾脏或输尿管。

3. 镜下红细胞特点　镜下红细胞大小不一、形态多样为肾小球性血尿，见于肾小球肾炎；镜下红细胞形态单一，与外周血近似，提示为肾后性血尿，见于肾盂肾盏、输尿管、膀胱和前列腺等处病变。

4. 伴随症状　如伴有肾绞痛，常见于肾或输尿管结石；如伴排尿困难，常见于膀胱和尿道结石；如伴水肿、高血压、蛋白尿等，常见于肾小球肾炎；如伴腰痛、高热，常见于肾盂肾炎。

（三）护理评估

1. 排除假性血尿　尿的颜色如为红色，应注意患者是否服用利福平、大黄、氨基比林等影响尿液颜色的药物，女性患者还应注意是否处于月经期。

2. 血尿特点　主要评估血尿出现在尿程的哪一段，有无血块，是间歇性发作还是持续性血尿。有无排尿困难、肾绞痛、腰痛、高热等伴随症状。

3. 相关病史　询问有无血尿或其他泌尿系统疾病的病史和诱发因素，如有无泌尿系结石病史、高血压和肾炎史、泌尿道器械检查史、腰腹部新近外伤史等。

4. 血尿对患者心理、社会状况的影响　有无血尿导致焦虑、恐惧等角色适应不良。

5. 诊断、治疗及护理经过　是否做过尿培养和尿液镜检；使用过何种药物；接受过何种护理措施，效果如何。

（四）相关护理诊断／合作性问题

1. 恐惧　与预感自身疾病威胁有关。

2. 潜在并发症　尿路感染。

四、尿频、尿急和尿痛

尿频（frequent micturition）是指单位时间内排尿次数增多。尿急（urgent micturition）是指患者一有尿意即迫不及待需要排尿、难以控制。尿痛（odynuria）是指患者排尿时感觉耻骨上区、会阴部和尿道内疼痛或烧灼感。尿频、尿急和尿痛三者合称膀胱刺激征。

（一）病因与发病机制

1. 尿频　常见原因包括：①多尿：全日总尿量增多，见于尿崩症、糖尿病、急性肾功能衰竭多尿期和精神性多尿；②炎症刺激：见于急性膀胱炎、尿道炎等泌尿系统炎症；③膀胱容量减少：见于膀胱占位性病变、增大的妊娠子宫或巨大卵巢囊肿等压迫膀胱；④尿道口周围病变：见于尿道口息肉或尿道旁囊肿等刺激尿道口引起尿频；⑤神经性尿频。

2. 尿急　主要见于泌尿系统炎症。

3. 尿痛　见于膀胱炎、尿道炎、前列腺炎、膀胱癌等。

（二）临床表现

1. 尿频　多尿性尿频表现为每日排尿次数增多而每次尿量不减少，全日总尿量增多。炎症性尿频表现为每日排尿次数增多而每次尿量少，多伴有尿急、尿痛，尿液镜检可见炎症细胞。神经性尿频表现为每日排尿次数增多而每次尿量少，无尿急、尿痛，尿液镜检无炎症细胞。

2. 尿痛　尿痛的部位多在耻骨上区、会阴部和尿道内，性质为灼痛或刺痛。尿道炎多在排尿开始时出现尿痛。膀胱炎、前列腺炎多在排尿临近结束时疼痛加重。膀胱结石或异物多伴有尿流中断。

3. 伴随症状　伴有多饮多尿，可见于糖尿病、尿崩症；伴有会阴部、腹股沟和睾丸胀痛，见于急性前列腺炎；伴有进行性排尿困难，常见于前列腺增生；伴有无痛性血尿，常见于膀胱癌。

（三）护理评估

1. 尿频、尿急、尿痛的特点　主要评估每小时或每天排尿次数、每次排尿间隔时间和每次排尿量；尿频是否伴有尿急和尿痛，尿痛的部位和时间；是否伴有多饮、排尿困难、血尿等伴随症状。

2. 相关病史　询问有无尿路感染、尿路结石等的反复发作史；有无月经期、劳累、流产术、导尿术、尿路器械检查等诱发因素。

NOTE

3. 尿频、尿急、尿痛对患者心理、社会状况的影响 有无焦虑、烦躁不安等角色适应不良。

4. 诊断、治疗及护理经过 是否做过尿培养；使用过何种药物；接受过何种护理措施，效果如何。

（四）相关护理诊断／合作性问题

1. 睡眠型态紊乱 与尿频、尿急影响睡眠有关。

2. 舒适度减弱 与尿痛有关。

3. 焦虑 与预感自身疾病威胁有关。

五、尿失禁

尿失禁（urinary incontinence）指各种原因导致自主排尿能力丧失，尿液失去控制地从尿道流出的现象。

（一）病因与发病机制

按病因和发生机制可分为：①压力性尿失禁：指在喷嚏、咳嗽或运动等腹压增高时出现的不自主排尿状态（＜50mL），多见于老年女性、有盆腔或尿路手术史者。其发生与尿道括约肌张力减低、骨盆底部尿道周围肌肉和韧带松弛，导致尿道阻力过低有关。②充溢性尿失禁：指由于各种原因导致的膀胱排尿出口梗阻或膀胱逼尿肌无力，导致尿液潴留在膀胱内，当膀胱内压超过尿道阻力时，尿液持续或间断从过度充盈的膀胱中流出，也称假性尿失禁。常见于下尿路梗阻，如前列腺增生、尿道狭窄等，以及脊髓初级排尿中枢受损，见于脊髓损伤、脊髓肿瘤等病变。③反射性尿失禁：指当膀胱充盈到一定量时不自主地排尿。是由于骶髓低级排尿中枢水平以上的脊髓完全性损伤，低级排尿中枢和高级排尿中枢间的联系中断，导致膀胱内压达到一定水平时，逼尿肌出现无抑制性收缩，见于脊髓外伤、脊髓肿瘤、多发性硬化等。④急迫性尿失禁：指有强烈尿意时立即出现的不自主排尿状态，主要是由于大脑皮质对脊髓低级排尿中枢的抑制减弱，或各种原因导致的膀胱逼尿肌张力增高、反射亢进，见于中枢神经系统疾病，如脑血管意外、帕金森病等，以及膀胱局部炎症或激惹，如尿路感染、前列腺增生、子宫脱垂等。⑤功能性尿失禁：指因身体功能或认知功能受损而导致的不自主排尿状态，其泌尿系统无器质性损害，尿失禁多系不能及时排尿导致，见于脑血管病变、痴呆、使用抗胆碱能药物等。

（二）临床表现

压力性尿失禁表现为当咳嗽、打喷嚏、大笑、跑跳、举重物等腹压增高时，即有少量尿液不自主排出；反射性尿失禁表现为感觉不到尿意的情况下，突然不自主地间歇性排尿，排尿前可出现出汗、颜面潮红或恶心等交感反应；急迫性尿失禁者常来不及如厕即有尿液不自主流出，老年人常因此使跌倒和骨折的危险增加。溢出性尿失禁者每次溢尿的量可以很小，但常持续漏尿，致使漏出总量较大，且体检常发现膀胱充盈，排尿后膀胱残余尿量常增加。尿失禁者常因身体有异味，或需要他人帮助而感到不安或自卑，可能影响正常的社交生活，且可能与抑郁症、性生活障碍、老年孤独症密切相关。

（三）护理评估

1. 尿失禁的特点 主要评估尿失禁发生的时间，是间断还是持续发生，每次尿量，排尿前是否有尿意、有无诱因。尿失禁的严重程度可采用国际尿失禁咨询委员会的尿失禁问卷

（ICI–Q–LP）进行测评，将尿失禁从轻到重分为 5 级：0 级为从不漏尿，1 级为每周大约漏尿 1 次或经常不到 1 次，2 级为每周漏尿 2～3 次，3 级为每日漏尿大约 1 次，4 级为每日漏尿数次，5 级为持续漏尿。

2. 相关病史 有无与尿失禁相关的疾病史、手术史等。

3. 尿失禁对患者心理、社会状况的影响 是否有焦虑不安等角色适应不良；是否有自卑、抑郁等自我概念的改变；是否因尿失禁影响正常的社交。

4. 诊断、治疗及护理经过 接受过何种预防或处理的护理措施，效果如何。

（四）相关护理诊断／合作性问题

1. 压力性尿失禁 与尿道括约肌张力减低、骨盆底部尿道周围肌肉和韧带松弛有关。

2. 反射性尿失禁 与排尿反射联系中断有关。

3. 急迫性尿失禁 与排尿反射亢进有关。

4. 功能性尿失禁 与不能及时排尿有关。

5. 皮肤完整性受损或有皮肤完整性受损的危险 与尿液持续刺激皮肤有关。

6. 情境性低自尊或有情境性低自尊的危险 与不能自主控制排尿有关。

7. 有跌倒的危险 与尿急有关。

8. 睡眠型态紊乱 与排尿规律改变有关。

六、尿潴留

尿潴留（urinary retention）指膀胱排空不完全或停止排尿。尿液完全不能排出称为完全性尿潴留；尿液不能完全排除，排尿后残余尿量大于 100mL 称为不完全性尿潴留。

（一）病因与发病机制

按发生机制可分为：①机械性梗阻：最常见，指参与排尿的神经和肌肉正常，但膀胱颈至尿道外口的某一部位存在梗阻性病变，可见于前列腺增生、膀胱结石或异物、尿道结石或肿瘤等；②动力性梗阻：指由于各种原因导致的排尿中枢或周围神经损害，导致膀胱逼尿肌无力或尿道括约肌痉挛所致，可见于卒中、脑炎等神经系统病变、产后、脊髓麻醉后、抗胆碱能等药物的使用，以及精神紧张等。

（二）临床表现

尿潴留可分为急性和慢性。急性尿潴留表现为突然发生，膀胱内充满尿液不能排出，患者下腹膨隆胀痛，尿意急迫，但不能自行排出。有时部分尿液可从尿道溢出，但不能减轻下腹疼痛。长期尿潴留使膀胱过度膨胀，压力增高，可引起输尿管反流，输尿管和肾积水，最终致肾功能受损。慢性尿潴留起病缓慢，多表现为排尿不畅、尿频、常有排尿不尽感，但一般无下腹疼痛，当有大量残余尿时可出现少量持续尿液溢出，即出现假性尿失禁。由于潴留的尿液有利于细菌生长繁殖，所以尿潴留者易发生尿路感染。

（三）护理评估

1. 尿潴留的特点 主要评估发病时间、起病缓急、有无下腹胀痛、是否伴随血尿、尿频、尿痛等症状。

2. 相关病史 有无与尿潴留相关的疾病史、手术史、用药史或精神环境因素。

3. 尿潴留对患者心理、社会状况的影响 有无因尿液不能排出、下腹胀痛而出现烦躁不安、焦虑等角色适应不良。

4. 诊断、治疗及护理经过 接受过何种促进排尿的护理措施，效果如何。

（四）相关护理诊断／合作性问题

1. 尿潴留 与尿道梗阻有关；与服用药物有关；与排尿环境改变精神紧张有关。

2. 舒适度减弱 与尿潴留致下腹胀痛有关。

3. 焦虑 与无法有效排空膀胱有关。

4. 潜在并发症 尿路感染。

第十八节 抽搐与惊厥

抽搐（tic）与惊厥（convulsion）均属不随意运动。抽搐是指全身或局部骨骼肌重复、快速地抽动或强烈收缩，产生关节运动和强直。当肌肉收缩表现为强直性和阵挛性时称惊厥，多呈全身性和对称性，可伴有或不伴有意识丧失。惊厥与癫痫有相同与不同之处，癫痫大发作与惊厥的概念相同，而癫痫的其他类型则不属于惊厥。

一、病因与发病机制

其发生机制目前尚未完全明了，可能系大脑运动神经元异常放电所致。异常放电可由代谢、营养、脑皮质肿物或瘢痕等激发，并与遗传、免疫、内分泌、微量元素、精神因素等有关。常见的病因有：

1. 脑部疾病

（1）感染：如脑炎、脑膜炎、脑脓肿等。

（2）外伤：产伤、颅脑外伤。

（3）肿瘤：包括原发性脑肿瘤、脑转移瘤。

（4）血管疾病：脑出血、蛛网膜下腔出血、脑栓塞、脑血栓形成、脑缺氧等。

（5）寄生虫病：脑型疟疾、脑囊虫病等。

（6）其他：先天性脑发育障碍、核黄疸等。

2. 全身性疾病

（1）感染：急性胃肠炎、中毒性菌痢、败血症、破伤风、狂犬病等。

（2）心血管疾病：Adams-Stokes 综合征、高血压脑病等。

（3）中毒：①内源性：如尿毒症、肝性脑病；②外源性：如酒精、苯、铅、砷、汞、阿托品、樟脑、有机磷杀虫药等中毒。

（4）代谢障碍：如低血糖状态、低钙血症、低镁血症、子痫等。

（5）风湿病：系统性红斑狼疮、脑血管炎等。

（6）其他：突然停用安眠药、抗癫痫药，以及日射病、溺水、触电等。

3. 神经官能症 如癔症性抽搐和惊厥。

此外，尚有一重要类型为小儿惊厥，高热惊厥多见于小儿。

二、临床表现

不同病因所致抽搐与惊厥，临床表现各有其特征。

1. 全身性抽搐 以全身性骨骼肌痉挛为主要表现，典型者为癫痫大发作，表现为意识突然丧失、全身肌肉强直、呼吸暂停，继而四肢阵挛性抽搐、呼吸不规则、大小便失禁、发绀。发作约半分钟自行停止，也可反复发作甚至呈持续状态。发作时可有瞳孔散大、对光反射迟钝或消失、病理反射阳性等。发作停止后不久意识恢复，醒后有头痛、全身乏力、肌肉酸痛等症状。

2. 局限性抽搐 以身体某一局部肌肉收缩为主要表现，多见于手足、口角、眼睑等部位。低钙血症所致手足抽搐发作时，腕及手掌指关节屈曲，指间关节伸直，拇指内收，呈"助产士手"；踝关节伸直，足指下屈，足呈弓状，似"芭蕾舞足"。

惊厥发作可致跌伤、舌咬伤、二便失禁和肌肉酸痛；伴有意识障碍者可因呼吸道分泌物、呕吐物吸入或舌后坠堵塞呼吸道引起窒息；严重惊厥由于骨骼肌强烈收缩，机体耗氧量显著增加，加之惊厥所致呼吸改变，可引起缺氧；惊厥发作后患者可因发作失态而困窘。

3. 伴随症状 伴有发热，常见于小儿的急性感染、胃肠功能紊乱、重度失水等；伴有血压增高，常见于高血压、肾炎、子痫等；伴有脑膜刺激征，常见于脑膜炎、蛛网膜下腔出血等；惊厥发作前伴有剧烈头痛，常见于高血压、急性感染、颅脑损伤、蛛网膜下腔出血等；伴有意识丧失，常见于癫痫大发作、重症颅脑疾病等；伴有瞳孔散大与舌咬伤，多见于癫痫大发作状态。

三、护理评估

1. 抽搐与惊厥的特点 主要评估抽搐与惊厥的发作频率、持续和间隔的时间、严重程度，抽搐是全身性抑或局限性，性质为持续强直性抑或间歇阵挛性，发作时意识状态，有无跌伤、舌咬伤等发作意外。有无血压增高、脑膜刺激征、剧烈头痛等提示危重急症的伴随症状和体征。

2. 相关病史 有无与抽搐和惊厥相关的疾病病史或精神刺激、高热等诱发因素。

3. 抽搐与惊厥对患者心理、社会状况的影响 有无自卑、焦虑等角色适应不良；有无个人或家庭处理突发抽搐与惊厥所致的压力与压力应对的改变。

4. 诊断、治疗及护理经过 是否检查血液生化或头颅 CT、脑电图等；已采取的护理措施及效果。

四、相关护理诊断 / 合作性问题

1. 有受伤的危险 与惊厥发作所致的不受控制的强直性肌肉收缩和意识丧失有关。

2. 有窒息的危险 与抽搐与惊厥伴意识障碍所致呼吸道分泌物误吸有关；与抽搐与惊厥发作所致舌后坠堵塞呼吸道有关。

3. 排尿障碍或排便失禁 与抽搐与惊厥发作所致短暂意识丧失有关。

4. 应对无效或无能性家庭应对 与处理突发抽搐与惊厥能力不足有关。

5. 恐惧 与不可预知的惊厥发作及发作后困窘有关。

第十九节　意识障碍

意识障碍（conscious disturbance）是指人体对周围环境及自身状态的识别和察觉能力出现障碍的一种精神状态，严重的意识障碍表现为昏迷。

一、病因与发病机制

意识由意识内容和其"开关"系统组成。意识的"开关"系统包括经典的感觉传导路径（特异性上行投射系统）及脑干网状结构（非特异性上行投射系统）。意识"开关"系统激活大脑皮质并使之维持一定水平的兴奋性，使机体处于觉醒状态。意识内容在意识觉醒状态的基础上产生，包括记忆、思维、理解、定向和情感等精神活动，以及通过视、听、语言和复杂运动等与外界保持密切联系的能力。清醒的意识活动有赖于大脑皮质和皮质下网状结构功能的完整，任何原因导致大脑皮质弥漫性损害或脑干网状结构损害，均可发生意识障碍。常见病因有：

1. 感染性疾病

（1）*颅内感染*：如各种脑炎、脑膜炎、脑型疟疾等。

（2）*全身严重感染*：如败血症、伤寒、重症肺炎、中毒型菌痢等。

2. 非感染性疾病

（1）*颅脑疾病*：脑出血、脑栓塞、高血压脑病等脑血管疾病；脑肿瘤、脑外伤、癫痫等。

（2）*内分泌与代谢障碍*：如甲状腺危象、甲状腺功能减退症、糖尿病酮症酸中毒、低血糖昏迷、肝性脑病、尿毒症等。

（3）*心血管疾病*：如心律失常所致 Adams-Stokes 综合征、严重休克等。

（4）*中毒*：如安眠药、有机磷杀虫药、酒精、一氧化碳、氰化物等中毒。

（5）*物理性及缺氧性损害*：如触电、溺水、高温中暑、日射病等。

二、临床表现

1. 嗜睡（somnolence） 是程度最轻的意识障碍。患者处于持续睡眠状态，可被唤醒，醒后能正确回答问题和做出各种反应，当刺激停止后很快又入睡。

2. 意识模糊（confusion） 是程度深于嗜睡的一种意识障碍。患者能保持简单的精神活动，但对时间、地点、人物的定向能力发生障碍。

3. 昏睡（stupor） 是接近人事不省的意识状态。患者处于熟睡状态，不易唤醒，虽经压迫眶上神经、摇动身体等强烈刺激可被唤醒，但很快又入睡。醒时答话含糊或答非所问。

4. 昏迷（coma） 是最严重的意识障碍，按程度不同又可分为 3 个阶段：

（1）*轻度昏迷*：意识大部分丧失，无自主运动，对声、光刺激无反应，对疼痛刺激尚可出现痛苦表情或肢体退缩等防御反应。角膜反射、瞳孔对光反射、眼球运动和吞咽反射可存在。

（2）*中度昏迷*：对周围事物及各种刺激均无反应，对剧烈刺激可有防御反应。角膜反射减弱，瞳孔对光反射迟钝，无眼球转动。

（3）*深度昏迷*：意识完全丧失，全身肌肉松弛，对各种刺激全无反应，深、浅反射均消失。

5. 谵妄（delirium） 是一种以兴奋性增高为主的高级神经中枢急性功能失调状态。表现为意识模糊、定向力丧失、幻觉、错觉、躁动不安、言语杂乱等。见于急性感染高热期、某些中毒（如颠茄类药物中毒、急性酒精中毒等）、代谢障碍（如肝性脑病等）、循环障碍或中枢神经系统疾患等。部分患者可康复，部分可发展为昏迷。

6. 伴随症状 先发热后出现意识障碍，常见于重症感染性疾病；先有意识障碍后出现发热，常见于脑出血、蛛网膜下腔出血、巴比妥类药物中毒等；伴有呼吸缓慢、瞳孔缩小，常见于吗啡、巴比妥类药物、有机磷杀虫药等中毒；伴有低血压，可见于各种原因引起的休克；伴有高血压常见于高血压脑病、脑血管意外、肾病等；伴有瞳孔散大，可见于酒精、颠茄类药物等中毒，以及低血糖状态、癫痫等；伴有出血点、紫癜、瘀斑等，可见于出血性疾病。

意识障碍者感知能力、对环境的识别能力及日常生活自理能力均发生改变，尤其是昏迷者，由于意识部分或完全丧失导致无自主运动、不能经口进食、咳嗽与吞咽反射减弱或消失、大小便控制能力丧失及留置导尿等。除血压、脉搏、呼吸等生命征可有改变外，还易发生肺部及尿路感染、口腔炎、结膜炎、角膜炎、角膜溃疡、压疮、营养不良及肢体挛缩畸形等并发症，并可给其亲属带来巨大的照顾压力负荷。

三、护理评估

1. 意识障碍的程度评估 可通过与患者交谈，了解其思维、反应、情感活动、定向力等，必要时通过痛觉试验、角膜反射、瞳孔对光反射检查，判断意识障碍的程度。也可按格拉斯哥昏迷评分表（Glasgow coma scale, GCS）对意识障碍的程度进行评估。评分项目包括睁眼反应、运动反应和语言反应。分3个项目评估并予以计分，再将各项目分值相加求其总分，即可得到意识障碍程度的客观评分（表3-4）。GCS总分为3～15分，14～15分为正常，8～13分为意识障碍，≤7分为浅昏迷，3分为深昏迷。评估中应注意运动反应的刺激部位应以上肢为主，并以其最佳的反应记分。

表3-4 格拉斯哥昏迷评分量表

评分项目	反应	得分
睁眼反应	正常睁眼	4
	呼叫后睁眼	3
	疼痛刺激后睁眼	2
	任何刺激无睁眼反应	1
运动反应	可按指令动作	6
	对疼痛刺激能定位	5
	对疼痛刺激有肢体退缩反应	4
	疼痛刺激时肢体过屈（去皮质强直）	3
	疼痛刺激时肢体过伸（去大脑强直）	2
	对疼痛刺激无反应	1
语言反应	能准确回答时间、地点、人物等定向问题	5
	能说话，但不能准确回答时间、地点、人物等定向问题	4
	用字不当，但字意可辨	3
	言语模糊不清，字意难辨	2
	任何刺激无语言反应	1

NOTE

2. 意识障碍进展　通过动态观察或 GCS 动态评分可了解意识障碍演变的进程。GCS 动态评分是将每日 GCS 3 项记录值分别绘制成横向的 3 条曲线，曲线下降表示意识障碍程度加重，病情趋于恶化；反之，曲线上升表示意识障碍程度减轻，病情趋于好转。同时注意评估生命征及瞳孔的变化。

3. 相关病史　有无与意识障碍相关的疾病病史或诱发因素。

4. 意识障碍对患者心理、社会状况的影响　有无口腔炎、角膜炎、结膜炎、角膜溃疡、压疮、肌肉萎缩、关节僵硬、肢体畸形等自我概念紊乱；有无亲属无能力照顾患者等家庭危机。

6. 诊断、治疗与护理经过　对意识障碍的患者采取了哪些护理措施及效果如何。

四、相关护理诊断 / 合作性问题

1. 急性意识障碍　与脑出血有关；与肝性脑病有关等。

2. 清理呼吸道无效　与意识障碍所致咳嗽、吞咽反射减弱或消失有关。

3. 口腔黏膜受损　与意识障碍所致生活自理能力下降或丧失及唾液减少有关。

4. 尿失禁　与意识丧失所致排尿失控有关。

5. 排便失禁　与意识障碍所致排便失控有关。

6. 有外伤的危险　与意识障碍所致躁动不安有关。

7. 营养失调　低于机体需要量。与意识障碍所致不能正常进食有关。

8. 有皮肤完整性受损的危险　与意识障碍所致自主运动消失有关；与意识障碍所致排便、排尿失禁有关。

9. 有感染的危险　与意识障碍所致咳嗽、吞咽反射减弱或消失有关；与侵入性装置有关。

10. 照顾者角色紧张　与长期昏迷所致家庭照顾者角色关系紧张有关。

【思考题】

1. 各种常见症状如何进行护理评估及护理诊断？

第四章　身体评估

第一节　身体评估的基本方法

身体评估（physical assessment）是评估者运用自己的感官或借助体温表、血压计、叩诊锤、听诊器等简便检查工具，客观地评估了解被评估者健康状况的一组最基本的检查方法。身体评估一般于采集完健康史后开始，其目的是进一步验证问诊中所获得的有临床意义的症状，发现被评估者所存在的体征，为确认护理诊断寻找客观的依据。

身体评估的注意事项如下：①评估时，环境应安静、舒适和具有私密性，最好在自然光线下进行。②评估者应着装整洁，态度和蔼，并体现对被评估者的关爱。③评估前先洗手，以避免医源性交叉感染。④如被评估者为卧位，评估者应立于被评估者右侧，一般以右手进行评估。⑤按一定的顺序进行评估，以避免重复或遗漏。通常先进行生命征和一般状态评估，然后依次评估头、颈、胸、腹、脊柱、四肢和神经系统，必要时评估生殖器、肛门和直肠。⑥评估中动作轻柔、准确、规范，内容完整而有重点；同时手脑并用，边评估边思考。⑦根据病情变化，随时复查以及时发现新的体征，不断补充和修正评估结果，调整和完善护理诊断和护理措施。

身体评估的基本方法有视诊、触诊、叩诊、听诊和嗅诊 5 种。

一、视诊

视诊（inspection）是以视觉来观察被评估者的全身或局部状态的评估方法。全身状态如年龄、性别、发育、意识状态、营养、面容、表情、体位、步态等；局部表现如皮肤黏膜颜色、头颈、胸廓、腹部、肌肉、骨骼、关节外形等。

视诊方法简单，适用范围广，可提供重要的客观资料，但必须有丰富的医学知识和临床经验，通过深入、细致的观察，才能发现有重要意义的临床征象，否则会出现视而不见的情况。

二、触诊

触诊（palpation）是评估者通过手与被评估者体表局部接触后的感觉或被评估者的反应发现其身体有无异常的评估方法。手指指腹触觉较为敏感，掌指关节的掌面对震动较为敏感，手背对温度较为敏感，触诊时注意利用这些敏感部位。触诊适用范围很广，但以腹部评估最常用。

触诊时，由于目的不同，施加的压力轻重不一，因此分为浅部触诊法和深部触诊法。

1. 浅部触诊法（light palpation）　触诊深度约 1cm。将一手轻置于被评估部位，利用掌指关节和腕关节的协同动作，轻柔地进行滑动触摸。主要适用于体表浅在病变的评估。

NOTE

2. 深部触诊法（deep palpation） 触诊深度常在2cm 以上，甚至4～5cm。用一手或双手重叠，由浅入深，逐步施加压力，以达深部（图4-1）。主要用于腹腔病变和脏器的评估。根据目的和手法不同分为以下几种：

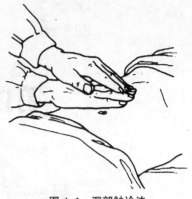

图4-1 深部触诊法

（1）深部滑行触诊法：评估者以右手并拢的2、3、4指尖端逐渐触向腹腔脏器或包块，并在其上、下、左、右滑动触摸。常用于腹腔深部包块和胃肠病变评估。

（2）双手触诊法：将左手置于被评估脏器或包块后部，并将被评估部位推向右手方向，以起到固定的作用，并可使脏器或包块更接近体表以利右手触诊。多用于肝、脾及腹部肿物的触诊。

（3）深压触诊法：以并拢的2～3个手指逐渐深压被评估部位，以探测腹腔深在病变的部位或确定腹部压痛点，如阑尾压痛点、胆囊压痛点等。检查反跳痛，则是在深压的基础上稍停片刻，再迅速将手抬起，询问被评估者有无疼痛加剧或观察面部是否出现痛苦表情。

三、叩诊

叩诊（percussion）主要是指用手指叩击体表某一部位，使之震动而产生音响，根据震动和音响的特点判断被评估部位的脏器有无异常的一种评估方法。此外，用手或叩诊锤直接或间接叩击被评估部位，观察有无疼痛或反射情况也属于叩诊。

叩诊可用于分辨被评估部位组织或器官的位置、大小、形状及密度，如确定肺界或心界的大小、腹水的有无及量等。

1. 叩诊方法

（1）间接叩诊法（indirect percussion）：包括以下两种。

1）间接叩诊法通常是指评估者以左手中指第2指节紧贴叩诊部位，其他手指稍抬起，勿与体表接触。右手自然弯曲，以中指指端垂直叩击左手中指第2指节前端或末端指关节处。叩诊时应以腕关节与掌指关节的活动为主，肘关节及肩关节不参与活动，叩击后右手立即抬起。叩击力量要均匀，叩击动作要灵活、短促、富有弹性。一个叩诊部位可连续叩击2～3下，若印象不明确，可再连续叩击2～3下（图4-2）。

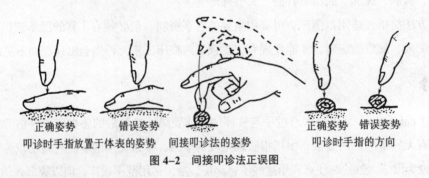

正确姿势   错误姿势   正确姿势 错误姿势
叩诊时手指放置于体表的姿势 间接叩诊法的姿势   叩诊时手指的方向

图4-2   间接叩诊法正误图

2）拳叩法也属于间接叩诊法，是评估者将左手手掌平置于被评估部位，右手握拳，用尺侧叩击左手手背，询问或观察被评估者有无疼痛。主要用于评估肝区或肾区叩击痛。

（2）直接叩诊法（direct percussion）：评估者用手直接拍击被评估的部位，借拍击的反响和指下的震动感来判断病变情况。主要适用于胸部、腹部面积较广泛的病变，如大量胸水或腹水等。

2. 叩诊音（percussion sound）　由于被叩击部位的组织或脏器的密度、弹性、含气量及与体表的距离不同，叩击时产生的音响强弱（振幅）、音调高低（频率）及振动持续时间亦不同。据此临床上将其分为：

（1）清音（resonance）：是一种音调较低、音响较强、振动时间较长的叩诊音，为正常肺部的叩诊音，提示肺组织的弹性、含气量、密度正常。

（2）浊音（dullness）：是一种音调较高、强度较弱、振动持续时间较短的叩诊音。正常情况下产生于叩击被少量含气组织覆盖的实质脏器，如心脏和肝脏的相对浊音区；病理情况下可见于肺部炎症所致肺组织含气量减少时。

（3）实音（flatness）：是一种音调较浊音更高、强度更弱、振动持续时间更短的叩诊音。正常情况下见于叩击无肺组织覆盖区域的心脏和肝脏所产生的音响；病理状态下见于大量胸水或肺实变等。

（4）鼓音（tympany）：是一种音响较清音更强、振动持续时间亦较长的叩诊音，于叩击含有大量气体的空腔脏器时产生。正常情况下见于左前下胸部的胃泡区及腹部；病理情况下见于肺内空洞、气胸和气腹等。

（5）过清音（hyperresonance）：是一种介于鼓音与清音之间的叩诊音，音调较清音低，音响较清音强。临床上主要见于肺组织含气量增多、弹性减弱时，如肺气肿。

四、听诊

听诊（auscultation）是评估者根据被评估者身体各部位发出的声音判断其正常与否的一种评估方法。听诊是身体评估的重要手段，在心、肺评估中尤为重要，常用以听取正常与异常呼吸音、心音、杂音及心律失常等。

1. 听诊方法

（1）间接听诊法（indirect auscultation）：借用听诊器进行听诊的方法。因听诊器对声音有放大作用，且阻断周围环境噪声，听诊效果好。间接听诊法除用于心、肺、腹部听诊外，还可听取血管音、皮下气肿音、肌束颤动音、关节活动音、骨摩擦音等。

（2）直接听诊法（direct auscultation）：用耳直接贴附在被评估者的体表进行听诊的方法。该法听到的体内声音很弱，目前仅用于某些特殊或紧急情况下。

2. 听诊注意事项

（1）环境要安静；温暖、避风，以免由于引起肌束颤动，产生附加音。

（2）根据病情采取适当体位，充分暴露被评估部位。

（3）要正确使用听诊器。听诊器由耳件、体件和软管3部分组成。听诊前应确保耳件方向向前且角度合适，软、硬管腔通畅。体件有钟型和膜型两种类型，钟型适用于听取低调的声音，如二尖瓣狭窄时的舒张期隆隆样杂音，使用时轻触被评估部位，但避免与皮肤摩擦而产生附加音；膜型适于听取高调声音，如呼吸音、心音、肠鸣音等，使用时紧贴被评估部位。

（4）听诊时注意力要集中，听诊肺部时要摒除心音的干扰，听诊心脏时要摒除呼吸音的干扰。

听诊器听诊是身体评估的重点和难点，需反复实践。

五、嗅诊

嗅诊（smelling）是通过嗅觉来辨别发自被评估者的异常气味与疾病之间关系的一种评估方法。这些异常气味多来自皮肤、黏膜、呼吸道、胃肠道、呕吐物、排泄物、脓液或血液等。常见的异常气味及其临床意义如下：

（1）汗液味：正常人的汗液无强烈刺激性气味。酸性汗味常见于风湿热或长期服用水杨酸类药物的患者；特殊的狐臭味见于腋臭者。

（2）呼气味：刺激性蒜味见于有机磷中毒者；烂苹果味见于糖尿病酮症酸中毒者；氨味见于尿毒症者；腥臭味见于肝性脑病者。

（3）呕吐物：呕吐物呈酸味提示食物在胃内滞留时间过长，见于幽门梗阻患者；呕吐物出现粪臭味，见于肠梗阻患者。

（4）痰液味：正常痰液无特殊气味。血腥味见于大量咯血患者，恶臭味提示可能为厌氧菌感染。

（5）脓液味：脓液恶臭提示有气性坏疽。

（6）粪便味：腐败性粪臭味多因消化不良引起；腥臭味见于细菌性痢疾。

（7）尿液味：尿液出现浓烈的氨味见于膀胱炎，系由于尿液在膀胱内被细菌发酵所致。

第二节　一般状态评估

一般状态评估是对被评估者一般状况的概括性观察。评估方法以视诊为主，配合触诊、听诊等。评估内容包括性别、年龄、生命征、发育与体型、营养状态、意识状态、面容与表情、体位、步态等。

一、性别评估

正常成人性征明显，性别（sex）不难判断。评估性别时注意：①疾病对性征的影响：如肾上腺皮质肿瘤可使女性发生男性化，或男性乳房女性化，以及其他第二性征的改变。②性染色体异常对性征的影响：染色体的数目和结构异常可致两性畸形。③性别与某些疾病的发生率：如甲状腺疾病和系统性红斑狼疮多发生于女性；消化道恶性肿瘤多见于男性；甲型血友病多见于男性，偶见于女性。④药物对性征的影响：如长期使用肾上腺糖皮质激素亦可使女性发生男性化。

二、年龄评估

年龄（age）可经问诊获知，在昏迷、死亡或隐瞒真实年龄等特殊情况下则需通过观察估计，多以皮肤的弹性与光泽、肌肉的状态、毛发的颜色和分布、面与颈部皮肤的皱纹，以及牙齿的状态等为依据。年龄与疾病的发生和预后密切相关，如佝偻病、麻疹、白喉等多见于幼儿与儿童；结核病、风湿热多见于青少年；动脉硬化与某些肿瘤多见于老年。青年人患病后易康复，老年人则相对较慢。

三、生命征评估

生命征（vital sign）是评价生命活动存在与否及其质量的重要征象，包括体温、脉搏、呼吸和血压。生命征为身体评估的重要项目之一，测量后应准确记录于护理病历及体温单上，以了解和评估患者的病情变化。

体温、脉搏、呼吸、血压的测量方法见《护理学基础》；体温的临床意义见本书第三章第一节；呼吸、脉搏和血压的临床意义见本章第五节、第六节有关部分。

四、发育与体型评估

（一）发育

发育（development）的评估是以年龄、智力和体格成长状态（身高、体重及第二性征）之间的关系来综合判断。发育正常者，其年龄、智力与体格成长状态相一致。成人发育正常的指标：头长为身高的 1/7～1/8；胸围为身高的 1/2；两上肢水平展开的左右指端间距离约等于身高；坐高等于下肢的长度。正常人各年龄组身高与体重之间有一定的关系。发育与种族遗传、内分泌、营养代谢、生活条件、体育锻炼等因素密切相关。

（二）体型

体型（habitus）是身体发育的外观表现，包括骨骼、肌肉的成长与脂肪分布的状态等。成人的体型分为 3 种类型：

1. 无力型（瘦长型） 身高肌瘦，颈细长，肩窄下垂，胸廓扁平，腹上角小于 90°。

2. 超力型（矮胖型） 身短粗壮，颈粗短，肩宽平，胸围大，腹上角大于 90°。

3. 正力型（匀称型） 身体各部分匀称适中，腹上角 90°左右。一般成人多为此型。

临床常见的异常发育与体型：①矮小型：体格异常矮小，见于发育成熟前腺垂体功能低下所致垂体性侏儒（pituitary dwarfism）、小儿甲状腺功能减退所致呆小症（cretinism）和性早熟。②高大型：见于发育成熟前腺垂体功能亢进所致巨人症（gigantism）和肢端肥大症。

五、营养状态评估

营养状态（nutritional status）与食物的摄入、消化、吸收及代谢等因素有关，并受到心理、社会和文化等因素的影响，其好坏可作为评估健康和疾病程度的标准之一。营养过度或不良均可致营养状态的改变，前者引起肥胖，后者引起消瘦。

（一）营养状态

1. 综合判断 主要根据皮肤、毛发、皮下脂肪和肌肉发育的情况进行综合评估。临床上常用良好、中等、不良 3 个等级对营养状态进行描述。

（1）良好：黏膜红润，皮肤光泽、弹性好，指甲、毛发润泽，皮下脂肪丰满，肌肉结实，肌肉及皮褶厚度正常，肋间隙及锁骨上窝深浅适中，肩胛部和股部肌肉丰满，体重和体质指数在正常范围。

（2）不良：皮肤黏膜干燥、弹性降低，指甲粗糙无光泽，毛发稀疏，皮下脂肪菲薄，肌肉松弛无力，肌肉及皮褶厚度低于正常，肋间隙、锁骨上窝凹陷，肩胛骨和髂骨嶙峋突出，体重和体质指数明显低于正常。

NOTE

（3）中等：介于良好和不良之间。

2. 体重测量   测量一定时间内体重的增减是观察营养状态的常用方法之一。理想的体重可以下列公式粗略计算：理想体重（kg）=身高（cm）–105；或理想体重（kg）=［身高（cm）–100］×0.95（女性×0.90）。一般认为，体重在理想体重±10%范围内为正常；超过正常的10%～20%为超重（overweight），超过正常的20%以上为肥胖（obesity）；低于正常的10%～20%为消瘦（emaciation），低于正常的20%以上为明显消瘦，极度消瘦称恶病质（cachexia）。

3. 体质指数（body mass index，BMI）   是目前国际上常用的衡量人体胖瘦程度及是否健康的一个标准。体质指数（BMI）=体重（kg）/身高（m）^{2}，我国成人正常范围参考值为18.5～23.9，≤18.4为消瘦，24.0～27.9为超重，≥28为肥胖。

4. 皮褶厚度测量（skinfold thickness）   皮下脂肪可直接反映体内脂肪量，与营养状态关系密切，可作为评估营养状态的参考。常用测量部位有肱三头肌、肩胛骨下和脐旁等，以肱三头肌皮褶厚度（triceps skinfold，TSF）最常用。测量时被评估者取立位，两上肢自然下垂，评估者站于其后，以拇指和示指在肩峰至鹰嘴连线中点的上方2cm处捏起皮褶，捏起点两边的皮肤需对称，然后用皮褶厚度计测量。一般取3次测量的均值。正常成年男性皮褶厚度为8.4mm，女性为15.3mm。实测值相当于正常值的90%以上为正常；80%～90%为轻度体脂消耗；60%～80%为中度体脂消耗；小于60%为重度体脂消耗。

（二）异常营养状态

1. 营养不良（malnutrition）   营养不良主要由于摄食不足和（或）消耗增多引起。多见于长期或严重的疾病，如消化道疾病所致摄食障碍或消化吸收不良，神经系统及肝、肾病变引起的严重恶心和呕吐，活动性结核、肿瘤、糖尿病、甲状腺功能亢进症等所致热量、蛋白质、脂肪消耗过多等。

2. 肥胖   肥胖最常见的原因为热量摄入过多，超过消耗量，亦与遗传、内分泌、生活方式、运动和精神因素有关。按病因可分为外源性肥胖和内源性肥胖。外源性肥胖主要与摄食过多有关，常有一定的遗传倾向，与生活方式、精神因素等亦有关系，表现为全身脂肪分布均匀，身体各部位无异常表现。内源性肥胖多由某些内分泌疾病引起，其脂肪分布多有显著特征性，如肾上腺皮质功能亢进（Cushing综合征）表现为向心性肥胖。

六、意识状态评估

意识状态（consciousness）是大脑功能活动的综合表现，即对周围环境和自身状态的知觉状态。正常人意识清晰，反应敏捷精确，思维活动正常，语言流畅、字音清楚、词能达意。凡能影响大脑功能活动的疾病都可引起不同程度的意识改变，称为意识障碍。意识障碍的临床表现和评估见本书第三章第十九节。

七、面容与表情评估

面容（facial features）与表情（expression）的变化是个体情绪状态的重要标志，某些疾病发展到一定程度时会出现一些特征性的面容与表情，因此观察面容与表情的变化具有重要的临床价值。常见的典型面容如下：

1. 急性病容   面色潮红、躁动不安、表情痛苦，有时伴鼻翼扇动、口唇疱疹等，见于急性发热性疾病如大叶性肺炎、疟疾、流行性脑脊髓膜炎等。

2. 慢性病容 面容憔悴、面色灰暗或苍白、目光暗淡，见于慢性消耗性疾病如恶性肿瘤、严重结核病等。

3. 贫血面容 面色苍白、唇舌色淡、表情疲惫，见于各种贫血。

4. 甲状腺功能亢进面容 眼裂增大、眼球突出、目光闪烁、兴奋不安、呈惊愕状（图4-3）。见于甲状腺功能亢进症。

5. 黏液性水肿面容 面色苍白，颜面浮肿，睑厚面宽，目光呆滞，反应迟钝，眉毛、头发稀疏（图4-4）。见于甲状腺功能减退症。

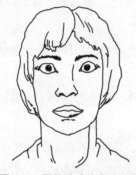
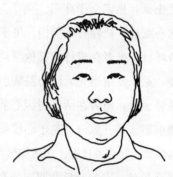

图4-3 甲状腺功能亢进面容　　　　图4-4 黏液性水肿面容

6. 二尖瓣面容 面色晦暗、双颊紫红、口唇轻度发绀（图4-5）。见于风湿性心脏病二尖瓣狭窄。

7. 肢端肥大症面容 头颅增大、面部变长、下颌增大前突、眉弓及两颧隆起、唇舌肥厚、耳鼻增大（图4-6）。见于肢端肥大症。

8. 满月面容 面圆如满月、皮肤发红，常伴痤疮，唇可有小须（图4-7）。见于Cushing综合征及长期应用肾上腺糖皮质激素者。

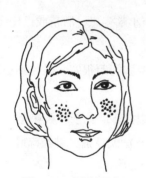
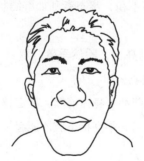
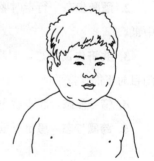

图4-5 二尖瓣面容　　　　图4-6 肢端肥大症面容　　　　图4-7 满月面容

9. 面具面容 面部呆板无表情似面具样，见于震颤麻痹、脑炎等。

10. 肝病面容 面色晦暗、双颊有褐色色素沉着，见于慢性肝病患者。

11. 肾病面容 面色苍白，眼睑、颜面浮肿，舌色淡、舌缘有齿痕，见于慢性肾病患者。

八、体位评估

体位（position）指身体所处的状态。某些疾病时可出现一些特征性的体位。常见体位如下：

1. 自动体位（active position） 身体活动自如，不受限制。见于疾病早期或轻症患者。

2. 被动体位（passive position）　患者不能自己随意调整或变换躯干和肢体的位置。见于极度衰弱或意识丧失者。

3. 强迫体位（compulsive position）　患者为减轻疾病痛苦而被迫采取的体位。常见的强迫体位有：

（1）强迫仰卧位：患者仰卧，双腿屈曲，借以减轻腹部肌肉的紧张。见于急性腹膜炎等。

（2）强迫俯卧位：俯卧位可减轻脊背肌肉的紧张程度。见于脊柱疾病。

（3）强迫侧卧位：胸膜疾病患者多卧向患侧，以限制患侧活动减轻胸痛，并有利于健侧代偿呼吸。见于一侧胸膜炎和大量胸腔积液者。

（4）强迫坐位：患者坐于床沿，两手置于膝盖或扶持床边，使膈肌下降，肺通气量增加；同时可减少回心血量，减轻心脏负担。见于心肺功能不全者。

（5）强迫蹲位：患者在步行或其他活动过程中，因呼吸困难和心悸而停止活动并采取蹲踞体位或膝胸位。见于发绀型先天性心脏病患者。

（6）强迫停立位：患者在活动时因心前区疼痛突然发作，被迫即刻停立，并以右手按抚心前区，待稍缓解后才离开原位。见于心绞痛。

（7）辗转体位：腹痛发作时，患者辗转反侧，坐卧不安。见于胆石症、胆道蛔虫症、肾绞痛。

（8）角弓反张位：因颈及脊背肌肉强直，以致患者头向后仰，胸腹前凸，背过伸，躯干呈弓形。见于破伤风及小儿脑膜炎等。

九、步态评估

步态（gait）是走动时所表现的姿态。正常人的步态因年龄、健康状况和所受训练的影响而不同。某些疾病可使步态发生显著改变，并具有一定的特征性。常见的典型异常步态有：

1. 蹒跚步态　走路时身体左右摇摆如同鸭步。见于佝偻病、大骨节病、进行性肌营养不良或先天性双侧髋关节脱位等。

2. 酒醉步态　行走时躯干重心不稳，步态紊乱如醉酒状。见于小脑疾患、酒精或巴比妥中毒。

3. 共济失调步态　起步时一脚高抬，骤然垂落，双目下视，两脚间距很宽，摇晃不稳，闭目时不能保持平衡。见于脊髓疾病。

4. 慌张步态　起步后小步急速前冲，身体前倾，越走越快，难以止步。见于震颤麻痹。

5. 跨阈步态　患足下垂，行走时必须高抬下肢才能起步（图4-8）。见于腓总神经麻痹。

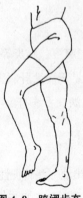　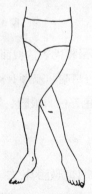

图4-8　跨阈步态　　　　图4-9　剪刀步态

6. 剪刀步态　由于下肢肌张力增高，移步时下肢内收过度，两腿交叉呈剪刀状（图4-9）。见于脑性瘫痪与截瘫患者。

7. 间歇性跛行　步行中因下肢突发性酸痛，患者被迫停止行进，需休息片刻后方能继续走动。见于高血压、动脉硬化。

第三节　皮肤、浅表淋巴结评估

一、皮肤评估

皮肤的变化可为皮肤本身疾病所致，亦可为全身病变和反应的一部分。因此，皮肤评估是身体评估不可缺少的内容。

皮肤评估的方法主要为视诊，有时需配合触诊。其内容主要包括颜色、湿度、温度、弹性、皮疹、完整性、皮下出血、蜘蛛痣及水肿等。

（一）颜色

皮肤颜色（skin color）与种族遗传有关，并可因色素量、毛细血管分布、血液充盈度及皮下脂肪的厚薄而不同。同一个体不同身体部位、不同生理与疾病状态、不同环境下亦有所不同。

1. 苍白（pallor）　皮肤黏膜苍白可由贫血、末梢毛细血管痉挛或充盈不足引起，见于寒冷、惊恐、休克、虚脱及主动脉瓣关闭不全等。评估时，应以观察甲床、掌纹、结膜、口腔黏膜及舌质颜色为宜。

2. 发红（redness）　皮肤发红系由于毛细血管扩张充血、血流加速及红细胞量增多所致。生理情况下，可见于饮酒和运动；疾病情况下，见于发热或阿托品、一氧化碳中毒等。

3. 发绀（cyanosis）　皮肤黏膜呈青紫色，常出现于唇、舌、耳垂、面颊及肢端。发绀的病因及发病机制见本书第三章第九节。

4. 黄染（stained yellow）　皮肤黏膜发黄称黄染。因胆道阻塞、肝细胞损害或溶血性疾病致血清内胆红素浓度增高，使皮肤黏膜乃至体液及其他组织黄染者，称为黄疸。早期或轻微的黄疸仅见于巩膜、硬腭后部及软腭黏膜，较明显时才见于皮肤。黄疸所致巩膜黄染是连续的，近角膜缘处黄染轻，远角膜缘处黄染重。此外，过多食用胡萝卜、南瓜、橘子等引起血中胡萝卜素含量增高可使皮肤黄染，但其部位多在手掌、足底、前额及鼻部皮肤，一般不出现巩膜和黏膜黄染；长期服用阿的平、呋喃类药物亦可致皮肤、巩膜黄染，其特点为黄染以近角膜缘处最明显，以此可与黄疸区别。

5. 色素沉着（pigmentation）　因表皮基底层的黑色素增多，使部分或全身皮肤色泽加深，称色素沉着。正常人身体外露部分、乳头、乳晕、腋窝、关节、肛门周围及外阴部位皮肤颜色较深。妊娠妇女面部、额部可有色素沉着，称妊娠斑。老年人面部也可出现散在的色素沉着，称老年斑。全身皮肤色泽加深，口腔黏膜出现色素沉着，则为病理征象，常见于肾上腺皮质功能减退症、肝硬化、肝癌，以及使用砷剂、马利兰等药物者。

6. 色素脱失（depigmentation）　皮肤丧失原有色素称为色素脱失，常见有白癜、白斑和白化症。白癜为多形性大小不等的色素脱失斑片，多见于身体外露部位，无自觉症状，也不引起生理功能改变，见于白癜风；白斑多呈圆形或椭圆形，常发生于口腔黏膜和女性外阴部，可能为癌前期病变；白化症为全身皮肤和毛发色素脱失，头发可呈浅黄色或金黄色，为遗传性疾病。

（二）湿度

皮肤湿度（humidity of skin）主要与汗腺分泌功能、气温及湿度变化有关。在气温高、湿度大的环境中，出汗增多是生理调节反应。疾病情况下可有出汗过多或无汗（absent sweating）。发热期伴出汗，多见于风湿病、结核病等。甲状腺功能亢进症、淋巴瘤等常有出汗增多。多汗伴皮肤四肢发凉为冷汗（cold sweat），见于休克和虚脱患者。夜间睡后出汗为盗汗（night sweat），见于结核病。无汗时皮肤异常干燥，见于维生素A缺乏、黏液性水肿、硬皮病、脱水等。

（三）温度

评估者以指背触摸被评估者皮肤来评估皮肤温度。全身皮肤发热见于发热、甲状腺功能亢进等；发冷见于休克、甲状腺功能减退等。局部皮肤发热见于疖、痈等炎症。肢端发冷见于雷诺病。

（四）弹性

皮肤弹性（elasticity）与年龄、营养状态、皮下脂肪及组织间隙含液量有关。儿童与青年皮肤弹性好；中年以后皮肤弹性减弱；老年人皮肤弹性差。评估皮肤弹性时常取手背或上臂内侧部位，用示指和拇指将皮肤捏起，1~2秒钟后松开，观察皮肤皱褶平复速度。迅速平复者为弹性好或正常；平复缓慢者为弹性减弱，见于长期消耗性疾病、营养不良或严重脱水的患者。

（五）皮疹

皮疹（skin eruption）多为全身性疾病的皮肤表现，常见于传染病、药物及其他物质所致的过敏反应。发现皮疹时应详细观察和记录其出现与消失的时间、发展顺序、分布部位、形状、大小、平坦或隆起、颜色，压之是否褪色，有无瘙痒及脱屑等。常见皮疹如下：

1. 斑疹（maculae）　局部皮肤发红，一般不高起皮面，见于斑疹伤寒、丹毒、风湿性多形性红斑等。

2. 玫瑰疹（roseola）　是一种鲜红色的圆形斑疹，直径2~3mm，多出现于胸腹部，为伤寒或副伤寒的特征性皮疹。

3. 丘疹（papules）　为较小的实质性皮肤隆起，伴有皮肤颜色改变，见于药物疹、麻疹、猩红热、湿疹等。

4. 斑丘疹（maculopapule）　在斑疹的底盘上出现丘疹为斑丘疹，见于风疹、药物疹、猩红热。

5. 荨麻疹（urticaria）　为局部皮肤暂时性的水肿性隆起，大小不等，形态不一，苍白或淡红，伴瘙痒，消退后不留痕迹。为速发性皮肤变态反应所致，常见于异体蛋白性食物或药物过敏。

（六）压疮

压疮（pressure sore）又称压力性溃疡，详见《基础护理学》。

（七）皮下出血

皮下出血（subcutaneous hemorrhage）的特点是局部皮肤青紫或黄褐色（陈旧性出血时），按之不褪色（与皮疹压之褪色鉴别），除血肿外一般不高出皮面（与小红痣高出皮面鉴别）。根据皮下出血的直径大小可将其分为以下几种：直径小于2mm者称为淤点（petechia），直径3～5mm者称为紫癜（purpura），直径5mm以上者称为淤斑（ecchymosis），片状出血伴皮肤显著隆起者称为血肿（hematoma）。皮下出血常见于造血系统疾病、重症感染、某些中毒及外伤等。

（八）蜘蛛痣

蜘蛛痣（spider angioma）是皮肤小动脉末端分支性扩张所形成的血管痣，形似蜘蛛。蜘蛛痣大小不等，多出现在上腔静脉分布的区域内，如面、颈、手背、上臂、前胸和肩部等处。评估时若压迫蜘蛛痣的中心，其辐射状小血管网即褪色或消失，去除压力后又复出现。一般认为蜘蛛痣的发生与肝脏对体内雌激素的灭活作用减弱有关，常见于慢性肝炎、肝硬化。

（九）水肿

轻度水肿视诊不易发现，需与触诊结合。以手指加压被评估部位皮肤（通常取胫骨前内侧皮肤）3～5秒钟，若加压部位组织发生凹陷，称为凹陷性水肿（pitting edema）。颜面、胫骨前内侧及手足背皮肤水肿，伴皮肤苍白、干燥、粗糙，但指压后无组织凹陷，为黏液性水肿（myxedema），见于甲状腺功能减退症。下肢不对称性皮肤增厚、粗糙、毛孔增大，有时出现皮肤皱褶，指压无凹陷，亦可累及阴囊、大阴唇和上肢，为象皮肿，见于丝虫病。

根据水肿的轻重，可分为轻、中、重三度。

轻度：水肿仅见于眼睑、眶下软组织、胫骨前及踝部皮下组织，指压后组织轻度凹陷，平复较快。

中度：全身疏松组织均可见明显水肿，指压后出现较深的组织凹陷，平复缓慢。

重度：全身组织严重水肿，身体低垂部位皮肤张紧发亮，甚至有液体渗出，可伴胸腔、腹腔、鞘膜腔积液，外阴部也可有明显水肿。

二、浅表淋巴结评估

淋巴结分布于全身，但评估只能发现浅表淋巴结是否有变化。正常浅表淋巴结直径多在0.2～0.5cm，柔软，光滑，无压痛，与毗邻组织无粘连，不易被触及，也无压痛。

（一）正常浅表淋巴结的部位

浅表淋巴结以组群分布，各浅表淋巴结部位如下：

1. 头颈部淋巴结 ①耳前淋巴结：位于耳屏前方。②耳后淋巴结：位于耳后乳突表面、胸锁乳突肌止点处。③枕淋巴结：位于枕部皮下，斜方肌起点与胸锁乳突肌止点之间。④颌下淋巴结：位于颌下腺附近，在下颌角与颏部之中间部位。⑤颏下淋巴结：位于颏下三角内，下颌舌骨肌表面两侧下颌骨前端中点后方。⑥颈前淋巴结：位于胸锁乳突肌表面及下颌角处。⑦颈后淋巴结：位于斜方肌前缘。⑧锁骨上淋巴结：位于锁骨与胸锁乳突肌形成的夹角处（图4-10）。

NOTE

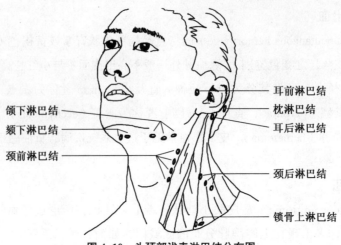

图 4-10　头颈部浅表淋巴结分布图

2. 腋窝淋巴结　①腋尖淋巴结群：位于腋窝顶部。②中央淋巴结群：位于腋窝内侧壁近肋骨及前锯肌处。③胸肌淋巴结群：位于胸大肌下缘深部。④肩胛下淋巴结群：腋窝后皱襞深部。⑤外侧淋巴结群：位于腋窝外侧壁（图 4-11）。

3. 滑车上淋巴结　位于上臂内侧，内上髁上方 3～4cm，肱二头肌与肱三头肌肌间沟内。

4. 腹股沟淋巴结　位于腹股沟韧带下方股三角内，分为上下两群。上群位于腹股沟韧带下方，与韧带平行排列；下群位于大隐静脉上端，沿静脉走向排列。

5. 腘窝淋巴结　位于小隐静脉与腘静脉汇合处。

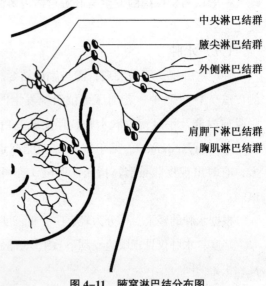

图 4-11　腋窝淋巴结分布图

（二）评估方法

评估淋巴结的方法包括视诊和触诊，以触诊为主。触诊时，评估者将示、中、环三指并拢，以指腹紧贴评估部位，在指腹按压的皮肤与皮下组织间转动式滑动触诊。

头颈部淋巴结触诊顺序为：耳前、耳后、枕部、颌下、颏下、颈前、颈后、锁骨上淋巴结。为使皮肤和肌肉放松，便于触诊，让被评估者头偏向被评估部位，如触诊左颌下淋巴结时，将头偏向左侧。评估锁骨上淋巴结时，双手同时触诊，左手触诊右侧，右手触诊左侧。腋窝淋巴结触诊顺序为：尖群、中央群、胸肌群、肩胛下和外侧群淋巴结。评估腋窝淋巴结时，应以手扶被评估者前臂使其稍外展，以右手检查左侧，以左手检查右侧。触诊滑车上淋巴结时，以左（右）手扶被评估者左（右）前臂，以右（左）手向滑车上部位触摸。腹股沟淋巴结触诊顺序为：上群、下群。

发现淋巴结肿大时应注意其部位、大小、数目、质地、有无压痛、活动度、有无粘连，局部皮肤有无红肿、瘢痕、瘘管等。

（三）淋巴结肿大的临床意义

1. 局部淋巴结肿大

（1）非特异性淋巴结炎：由所属部位的急、慢性炎症引起。急性炎症所致淋巴结肿大的特点为质地柔软、有压痛、表面光滑、无粘连；慢性炎症时质地较硬。

（2）淋巴结结核：常发生在颈部，呈多发性，质地较硬，大小不等，可互相粘连，或与周围组织粘连，晚期破溃后形成瘘管，愈合后形成瘢痕。

（3）恶性肿瘤淋巴结转移：转移淋巴结质地坚硬，表面光滑，与周围组织粘连，不易推动，一般无压痛。胃癌、食管癌多向左侧锁骨上淋巴结群转移，称 Virchow 淋巴结，为胃癌、食管癌转移的标志。肺癌可向右侧锁骨上或腋窝淋巴结转移。

2. 全身淋巴结肿大

淋巴结肿大的部位可以遍及全身，大小不等，无粘连。可见于淋巴瘤、白血病、传染性单核细胞增多症等。

第四节　头部和颈部评估

一、头部评估

（一）头发

评估时注意颜色、疏密度、质地、分布，有无脱发及脱发的类型与特点。脱发常由甲状腺功能减退、伤寒、头皮脂溢性皮炎、发癣等疾病，或放射治疗和肿瘤化疗后引起。

（二）头皮

观察头皮颜色、头皮屑，有无头癣、疖痈、外伤、血肿及瘢痕等。

（三）头颅

评估时注意头颅大小、外形及有无异常活动。头颅的大小以头围来衡量，测量时以软尺自眉间绕到颅后通过枕骨粗隆。成人头围平均 ≥ 53cm。头颅畸形常见有：①小颅（microcranial）：因囟门过早闭合引起，常伴智力障碍。②巨颅（macrocranial）：头颅增大，颜面很小，头皮静脉充盈，双目下视，巩膜外露，见于脑积水。③方颅（caput quadratum）：头顶平坦呈方形，多见于佝偻病或先天性梅毒。头颅的运动异常可表现为：①头部活动受限，见于颈椎疾患。②头部不随意地颤动，见于震颤麻痹。③与颈动脉搏动一致的点头运动，称 Musset 征，见于严重主动脉瓣关闭不全。

（四）眼

1. 眼睑

（1）睑内翻（entropion）：由于瘢痕形成使睑缘向内翻转，见于沙眼。

（2）上睑下垂（ptosis）：双侧上睑下垂见于重症肌无力；单侧上睑下垂见于蛛网膜下腔出血、脑炎、外伤等所致动眼神经麻痹。

（3）眼睑闭合不全（hypophasis）：双侧眼睑闭合不全见于甲状腺功能亢进症；单侧闭合不全见于面神经麻痹。

（4）眼睑水肿（blepharoedema）：常见于肾炎、营养不良、贫血、血管神经性水肿等。

2. 结膜　评估上睑结膜时需翻转眼睑，其方法为以示指和拇指捏住上睑中部的边缘，嘱被评估者向下看，此时轻轻向前下方牵拉，然后示指向下压迫睑板上缘，并与拇指配合将睑缘向上捻转即可将眼睑翻开。结膜充血见于结膜炎、角膜炎；颗粒与滤泡见于沙眼；结膜苍白见于贫血；结膜发黄见于黄疸。

3. 眼球　评估时注意眼球的外形和运动。

（1）眼球突出（exophthalmos）：双侧眼球突出见于甲状腺功能亢进症；单侧眼球突出见于局部炎症或眶内占位性病变。

（2）眼球下陷（enophthalmos）：双侧下陷见于严重脱水；单侧下陷见于 Horner 综合征。

（3）眼球运动（ocular movement）：评估者将示指置于被评估者眼前 30～40cm 处，嘱其固定头部，眼球随评估者示指所指方向移动，按左→左上→左下→右→右上→右下 6 个方向顺序进行，分别评估 6 条眼外肌的运动功能。当动眼、滑车、展神经麻痹时可出现眼球运动障碍伴复视。由支配眼肌运动的神经麻痹所产生的斜视，称为麻痹性斜视，可由脑炎、脑膜炎、脑脓肿、脑血管病变、颅脑外伤、鼻咽癌所引起。

眼球震颤（nystagmus）是指双侧眼球有规律地快速往返运动。耳源性眩晕或小脑疾患可见眼球震颤。

4. 角膜　评估时注意角膜的透明度，有无云翳、白斑、软化、溃疡、新生血管等。云翳与白斑发生在角膜的瞳孔区域时可影响视力。角膜软化（keratomalacia）见于婴幼儿营养不良、维生素 A 缺乏等。角膜周围血管增生见于沙眼。角膜边缘及周围出现灰白色混浊环多见于老年人，称为老年环（arcus senilis）。角膜边缘出现棕褐色环，称 Kayser Fleischer 环，见于肝豆状核变性。

5. 巩膜　巩膜呈不透明的瓷白色。发生黄疸时，巩膜最为明显。

6. 虹膜　正常虹膜纹理近瞳孔处呈放射性排列，周边呈环形排列。纹理模糊或消失见于虹膜炎症、水肿和萎缩。虹膜形态异常或有裂孔见于虹膜粘连、外伤、先天性虹膜缺损等。

7. 瞳孔　瞳孔为虹膜中央的孔洞。评估时应注意瞳孔的形状、大小，双侧是否等大等圆，对光反射与集合反射是否正常等。

（1）形状：正常为圆形。青光眼或眼内肿瘤时可呈椭圆形；虹膜粘连时形状可不规则。

（2）大小：正常瞳孔直径 2～5mm，双侧等大。生理情况下，婴幼儿和老年人瞳孔较小，在光亮处瞳孔较小，青少年瞳孔较大，兴奋或在暗处瞳孔扩大。病理情况下，瞳孔缩小见于虹膜炎症、有机磷类杀虫药中毒、毒蕈中毒，或吗啡、氯丙嗪等药物反应。瞳孔扩大见于阿托品、可卡因等药物影响。双侧瞳孔大小不等，提示颅内病变，如脑外伤、脑肿瘤、脑疝等。双侧瞳孔不等大伴对光反射减弱或消失及意识不清，为中脑功能损害的表现。

（3）对光反射（pupillary light reflex）：评估者以手隔开被评估者两眼，用手电筒照射一侧瞳孔，正常人当眼受到光线刺激后双侧瞳孔立即缩小，移开光源后迅速复原。同侧瞳孔的变化称直接对光反射，对侧瞳孔的变化称间接对光反射。瞳孔对光反射迟钝或消失，见于昏迷患者；双侧瞳孔散大伴对光反射消失为濒死状态的表现。

（4）集合反射（convergence reflex）：集合反射分为调节和会聚反射（又称辐辏反射）。嘱被评估者保持头部不动，双眼注视 1m 以外的目标（通常是评估者的示指尖），然后将目标

（或示指）迅速移动至距离眼球 5～10cm 处，正常反应是两侧瞳孔缩小，称为调节反射；重复上述检查，示指缓慢移动至距离眼球 5～10cm 处，正常反应是两侧眼球同时向内聚合，称为集合反射。动眼神经功能受损时集合反射消失。

8. 眼的功能

（1）视力（visual acuity）：视力评估包括远视力和近视力。评估远视力用远距离视力表，在距视力表 5m 处，两眼分别评估，能看清"1.0"行视标者为正常视力。如在 1cm 处不能辨认 0.1 行视标者，改为"数手指"，即辨认评估者所示的手指数。手指移至眼前 5cm 处仍数不清者，改为指动检测，即受检者能否分辨评估者的手指运动。不能看到眼前手动者，检测其光感是否存在，如光感消失，即为失明。评估近视力用近距离视力表，在距视力表 33cm 处，能看清"1.0"行视标者为正常视力。

（2）色觉（color sensation）：色觉异常分为色弱和色盲两种。色弱为对某种颜色的识别能力减低；色盲为对某种颜色的识别能力丧失。色觉评估应在适宜的光线下，让受检者在 50cm 距离处读出色盲表上的数字或图像，如 5～10 秒内不能读出表上的彩色数字或图像，则可按色盲表的说明判断为某种色盲或色弱。

9. 眼底　眼底评估（examination of ocular fundus）需借助眼底镜方可进行，主要观察项目为视神经乳头、视网膜血管、黄斑区、视网膜各象限。颅内压增高时可见视盘水肿，高血压、动脉硬化、慢性肾炎、糖尿病等可见眼底的特征性异常改变。

（五）耳

1. 外耳

（1）耳廓：评估时注意有无发育畸形、瘢痕、红肿、结节等。痛风患者可在耳廓上触及痛性小结；耳廓红肿并有局部发热和疼痛，见于感染。

（2）外耳道：观察皮肤是否正常，有无溢液。有黄色液体流出并有疼痛者为外耳道炎；外耳道内有局部红肿疼痛，并有耳廓牵拉痛则为疖肿；有脓液流出并有全身症状，为急性中耳炎；有血液或脑脊液流出，提示颅底骨折。

2. 中耳　观察鼓膜是否穿孔，注意穿孔位置，如有溢脓并有恶臭，可能为胆脂瘤。

3. 乳突　化脓性中耳炎引流不畅时可蔓延为乳突炎，评估时可见耳廓后皮肤红肿、乳突有明显压痛，严重者可继发耳源性脑脓肿或脑膜炎。

4. 听力　粗略的听力（audile）评估方法为：在静室内被评估者闭目坐于椅上，用手指堵塞非受检耳，评估者立于背后手持滴答表或用捻指声从 1m 以外逐渐向耳部移动，直至听到为止。听力正常时在 1m 处即可听到滴答声或捻指声。精确法为使用规定频率的音叉或电测听设备进行测试，对明确诊断更有价值。听力减退见于耵聍或异物阻塞外耳道、局部或全身血管硬化、中耳炎、听神经损害等。

（六）鼻

评估鼻部皮肤颜色、外形、鼻翼扇动，鼻道是否通畅，有无脓、血性分泌物，鼻窦有无压痛。

1. 外形　评估时注意鼻部皮肤颜色和鼻形的改变。鼻梁皮肤出现黑褐色斑点或斑片为日晒后或慢性肝病所致的色素沉着。鼻梁部皮肤出现红色斑块，病损处高起皮面并向两侧面颊部扩展，见于系统性红斑狼疮。鼻尖和鼻翼部位的皮肤发红，并有毛细血管扩张和组织肥厚，见于酒渣鼻。鼻腔完全堵塞，鼻梁宽平如蛙状，称为蛙状鼻，见于肥大的鼻息肉患者。鼻骨破坏后鼻梁塌陷，称鞍鼻，见于鼻骨骨折或先天性梅毒。

2. 鼻翼扇动   吸气时鼻孔张大，呼气时鼻孔回缩，为呼吸困难的表现。

3. 鼻出血   多为单侧，见于外伤、鼻腔感染、局部血管损伤、鼻腔肿瘤等。双侧出血多由全身性疾病引起，如流行性出血热、伤寒等发热性传染病；血小板减少性紫癜、再生障碍性贫血、白血病、血友病等血液系统疾病。

4. 鼻黏膜   急性鼻黏膜肿胀伴有鼻塞和流涕，见于急性鼻炎。慢性鼻黏膜肿胀见于各种因素所致慢性鼻炎。

5. 鼻腔分泌物   清稀无色的分泌物为卡他性炎症，黏稠发黄或发绿的分泌物为鼻或鼻窦化脓性炎症所致。

6. 鼻窦   鼻窦（nasal sinus）共 4 对（图 4-12），皆有窦口与鼻腔相通，当引流不畅时易发生炎症。鼻窦炎时可出现鼻塞、流涕、头痛和鼻窦压痛。各鼻窦区压痛评估法如下：

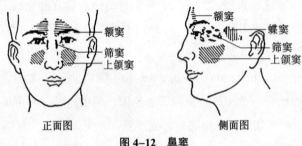

正面图   侧面图

图 4-12　鼻窦

（1）额窦：评估者两手固定于被评估者两侧耳后，双手拇指分别置于左右眼眶上缘内侧，向后、向上按压，询问有无压痛。

（2）筛窦：评估者双手固定于被评估者两侧耳后，双手拇指分别置于鼻根部与眼内眦之间，向后方按压，询问有无压痛。

（3）上颌窦：评估者双手固定于被评估者的两侧耳后，将拇指分别置于左右颧部向后按压，询问有无压痛。

（4）蝶窦：解剖位置较深，不能在体表进行评估。

7. 嗅觉

（1）嗅觉评估的方法：包括心理物理测试和嗅觉诱发电位及嗅电图、功能磁共振成像或嗅觉电磁成像等方法。其中，嗅觉心理物理测试是嗅觉的基本测试，是对嗅觉感受功能的定性和定量的主观测试，需要受试者对刺激做出语言或有意识的明确反应。临床常用的嗅觉评估方法，大体上分为主观嗅觉评估法和客观嗅觉评估法两大类。其中应用最多的是主观嗅觉评估法，临床评估时可将含有 5 种常见气味的溶液（如蒜、醋、香精、酒精、煤油等）分别装于形状相同的 5 个褐色小瓶中，以一侧鼻孔嗅之，通过辨别气味测试被评估者的嗅觉功能。

（2）嗅觉障碍分类

1）根据嗅觉受损部位分为外周性、中枢性和混合性嗅觉障碍。其中外周性嗅觉障碍是由鼻腔的病理改变引起的嗅觉障碍；中枢性嗅觉障碍是指嗅觉中枢通路受损，如因颅脑外伤、颅内肿瘤等引起；混合性嗅觉障碍可由上述两种因素引起。

2）根据嗅觉受损性质分为器质性和精神性嗅觉障碍。器质性嗅觉障碍可见于鼻窦炎、鼻腔相关手术后损伤；精神性嗅觉障碍是指由各种精神因素引起的嗅觉障碍。

3）根据嗅觉受损程度分为嗅觉丧失和嗅觉减退。临床又分为全部、部分和特殊嗅觉丧失和嗅觉减退3种情况。

（七）口

1. 口唇　注意口唇颜色，有无疱疹、口角糜烂或歪斜。正常人口唇红润光泽；口唇苍白见于贫血、虚脱；口唇深红并有疱疹见于急性发热性疾病；口唇发绀为血液中脱氧血红蛋白增多所致，见于心肺功能不全；口唇呈樱桃红色见于一氧化碳中毒。口唇干燥，见于严重脱水患者。口角歪斜见于面神经瘫痪或脑血管意外患者。

2. 口腔黏膜　注意口腔黏膜颜色，有无出血点、溃疡及真菌感染。正常人口腔黏膜光洁呈粉红色。黏膜淤点、淤斑或血疱，见于出血性疾病；相当于第2磨牙的颊黏膜处针尖大小的白色斑点，称为麻疹黏膜斑（measles mucous patch），为麻疹的早期体征；黏膜溃疡见于口腔炎症；黏膜上有白色或灰白色凝乳块状物，为白色念珠菌感染所引起，多见于重病衰弱者或长期使用广谱抗生素和抗肿瘤药物后。

3. 牙齿　评估时注意有无龋齿、残根、缺牙和义齿等。

4. 牙龈　正常牙龈呈粉红色，评估时注意牙龈颜色，有无肿胀、溢脓、溃疡及出血。牙龈肿胀、溢脓见于慢性牙周炎；牙龈出血见于牙石或出血性疾病；牙龈游离缘出现蓝灰色点线称为铅线，为铅中毒的特征。

5. 舌　正常人舌质淡红，表面湿润，覆有薄白苔，伸出居中，活动自如无颤动。评估时嘱被评估者伸出舌头，舌尖翘起，左右侧移，以观察舌质、舌苔及舌的运动状态。舌头萎缩，舌面光滑呈粉红色或红色，见于贫血；舌紫见于心肺功能不全；舌鲜红伴舌乳头肿胀凸起类似草莓，称草莓舌（strawberry tongue），见于猩红热或长期发热的患者；舌面干燥，舌体缩小，称干燥舌（dry tongue），见于严重脱水、阿托品作用或放射线治疗后。伸舌有细微震颤，见于甲状腺功能亢进症；伸舌偏斜见于舌下神经麻痹。

6. 咽部及扁桃体　被评估者坐于椅上，头稍后仰，张口发"啊"音，评估者用压舌板在舌的前2/3与后1/3交界处迅速下压，此时软腭上抬，在照明的配合下可见软腭、悬雍垂、软腭弓、扁桃体、咽后壁等。注意咽部颜色、对称性，有无充血、肿胀、分泌物及扁桃体大小。

急性咽炎时，咽部黏膜充血、红肿，黏液腺分泌增多；慢性咽炎时，咽部发红，表面粗糙，可见淋巴滤泡呈簇状增生。扁桃体肿大分为3度：不超过咽腭弓者为Ⅰ度；超过咽腭弓者为Ⅱ度；达到或超过咽后壁中线者为Ⅲ度（图4-13）。

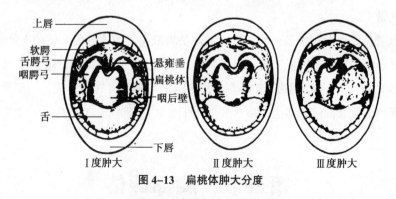

图4-13　扁桃体肿大分度

7. 腮腺　正常人腺体薄软，不能触及其轮廓。腮腺导管开口位于上颌第2磨牙相对的颊黏膜上。评估时注意导管口有无分泌物。急性腮腺炎时，腮腺肿大，视诊可见以耳垂为中心的隆起，有压痛，腮腺导管口红肿。

二、颈部评估

（一）颈部姿势与运动

正常人颈部直立，两侧对称，活动自如。头不能抬起，见于严重消耗性疾病晚期、重症肌无力等；颈部运动受限伴疼痛，可见于软组织炎症、颈肌扭伤、颈椎疾病等；颈项强直为脑膜受刺激的特征，见于脑膜炎、蛛网膜下腔出血等。

（二）颈部血管

1. 颈静脉 正常人坐位或半坐位（即上身与水平面呈 45°角）时，颈静脉多不显露。如坐位或半坐位时，颈静脉明显充盈，称为颈静脉怒张，提示静脉压增高，见于右心衰竭、缩窄性心包炎、心包积液或上腔静脉阻塞综合征。

2. 颈动脉 正常人静息状态下颈部动脉搏动不易看到。如在静息状态下出现明显的颈动脉搏动，多见于主动脉瓣关闭不全、高血压、甲状腺功能亢进症及严重贫血者。

（三）甲状腺

正常甲状腺表面光滑，柔软不易触及。甲状腺评估方法如下：

1. 视诊 被评估者取坐位，头稍后仰，嘱其做吞咽动作的同时，观察甲状腺的大小和对称性。正常人甲状腺外观不突出。

2. 触诊 评估者立于受检者前面，一手拇指施压于一侧甲状软骨，将气管推向对侧，另一手示指、中指在对侧胸锁乳突肌后缘向前推挤甲状腺，拇指在胸锁乳突肌前缘触诊，配合吞咽动作，重复评估，可触及被推挤的甲状腺。用同法评估另一侧甲状腺。亦可立于受检者后面，一手示指、中指施压于一侧甲状软骨，将气管推向对侧，另一手拇指在对侧胸锁乳突肌后缘向前推挤甲状腺，示指、中指在其前缘触诊甲状腺，配合吞咽动作，重复评估。用同法评估另一侧甲状腺。

甲状腺肿大可分 3 度：不能看出肿大但能触及者为Ⅰ度；能看到肿大又能触及，但在胸锁乳突肌以内为Ⅱ度；超过胸锁乳突肌外缘为Ⅲ度。

3. 听诊 触及肿大的甲状腺时应以钟型听诊器置于肿大的甲状腺上进行听诊。甲状腺功能亢进时，可闻及血管杂音。

甲状腺肿大见于甲状腺功能亢进、单纯性甲状腺肿或甲状腺肿瘤等。

（四）气管

正常人气管位于颈前正中部。评估时让被评估者取坐位或仰卧位，使颈部处于正中位置。评估者将右手示指与环指分别置于两侧胸锁关节上，然后将中指置于气管之上，观察中指是否在示指与环指中间。正常人两侧距离相等，两侧距离不等示有气管移位。一侧胸腔积液、积气、纵隔肿瘤时，气管向健侧移位；肺不张、肺纤维化、胸膜增厚粘连时，气管向患侧移位。

第五节　胸部评估

胸部是指颈部以下和腹部以上的区域。胸部评估应在安静、温暖和光线充足的环境中进行。被评估者取坐位或卧位，尽可能暴露评估部位，按视、触、叩、听顺序，先评估前胸部和侧胸部，然后评估背部，同时左右对称部位应进行对比评估。

一、胸部的体表标志

胸部体表标志包括骨骼标志、自然陷窝、人工划线和分区，这些标志在胸部评估时用于标记正常胸部脏器的位置和轮廓，也用于描述体征的位置和范围，还可用于标记胸部穿刺或手术的部位等。

（一）骨骼标志

1. 胸骨角（sternal angle） 又称Louis角，为胸骨柄与胸骨体交界处的突起，其两侧分别与左右第2肋软骨相连接，为前胸壁计数肋骨的重要标志。胸骨角还标志左右主支气管分叉、主动脉弓和第5胸椎水平（图4-14）。

2. 剑突（xiphoid process） 为胸骨体下端突起部，呈三角形，其底部与胸骨体相连接（图4-14）。

3. 腹上角（epigastric angle） 为前胸下缘左右肋弓在胸骨下端会合形成的夹角。正常70°～110°，体型瘦长者较锐，矮胖者较钝。其后为肝脏左叶、胃及胰腺所在区域（图4-14）。

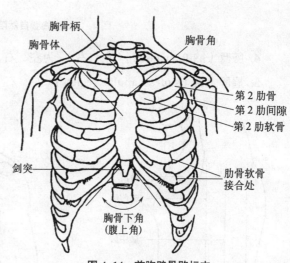

图4-14　前胸壁骨骼标志

4. 肋间隙（intercostal space） 为两肋之间的间隙。前胸壁的水平位置多以肋间隙标志，方法为由胸骨角确定第2肋骨，其下的间隙为第2肋间隙，余依此类推（图4-14）。

5. 脊柱棘突（spinous process） 为后正中线的标志。颈部第7颈椎棘突最为突出，其下为第1胸椎，常以此作为计数胸椎的标志（图4-15）。

6. 肩胛骨（scapula） 位于后胸壁脊柱两侧第2～8肋骨间。肩胛骨的下端称肩胛下角。两上肢自然下垂时肩胛下角一般平第7肋水平或第7肋间隙，为后胸壁计数肋骨的重要标志（图4-15）。

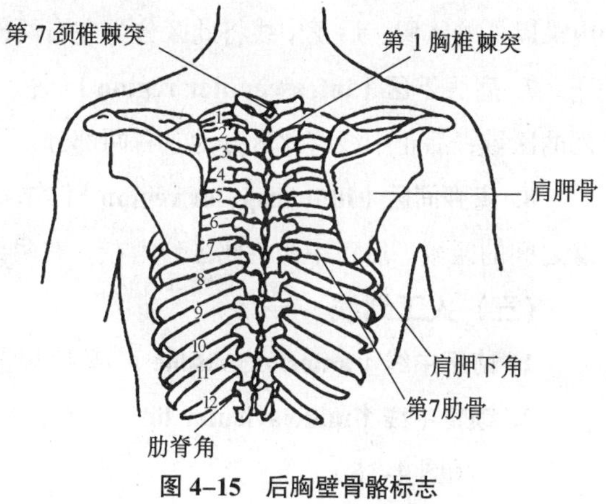

图4-15　后胸壁骨骼标志

（二）自然陷窝和解剖区域

1. 胸骨上窝（suprasternal fossa） 为胸骨柄上方的凹陷，气管位于其后（图4-16）。

2. 锁骨上窝（supraclavicular fossa）（左、右） 为左、右锁骨上方的凹陷，相当于两肺尖的上部（图4-16）。

3. 锁骨下窝（infraclavicular fossa）（左、右） 为左、右锁骨下方的凹陷，相当于两肺上叶肺尖的下部、第3肋前下缘（图4-16）。

NOTE

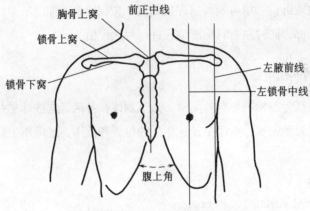

图 4-16   前胸壁自然陷窝和人工划线

4. 腋窝（axillary fossa）（左、右）   为左、右上肢内侧与胸壁相连的凹陷（图 4-17）。

5. 肩胛上区（suprascapular region）（左、右）   为左、右肩胛冈上方的区域（图 4-18）。

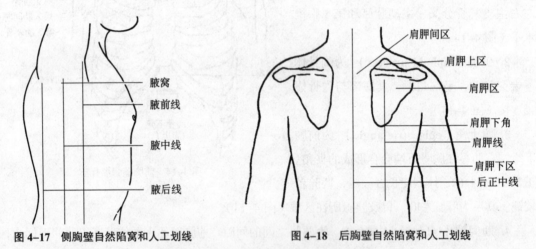

图 4-17   侧胸壁自然陷窝和人工划线   图 4-18   后胸壁自然陷窝和人工划线

6. 肩胛区（scapular region）（左、右）   为左、右肩胛冈以下肩胛下角水平以上，肩胛骨内缘以外的区域，后正中线将此区分为左右两部分（图 4-18）。

7. 肩胛下区（infrascapular region）（左、右）   为两肩胛下角连线与第 12 胸椎水平线之间的区域，后正中线将此区分为左右两部分（图 4-18）。

8. 肩胛间区（interscapular region）（左、右）   为肩胛下角水平线以上，左、右肩胛骨内缘之间的区域，后正中线将此区分为左、右两部分（图 4-18）。

（三）人工划线

1. 前正中线（anterior midline）   又称胸骨中线，为通过胸骨正中的垂直线（图 4-16）。

2. 锁骨中线（midclavicular line）（左、右）   为通过锁骨的肩峰端与胸骨端两者中点所作的垂直线（图 4-16）。

3. 腋前线（anterior axillary line）（左、右）   为通过腋窝前皱襞沿前侧胸壁向下的垂直线（图 4-17）。

4. 腋后线（posterior axillary line）（左、右）   为通过腋窝后皱襞沿后侧胸壁向下的垂直线（图 4-17）。

5. 腋中线（midaxillary line）（左、右）   自腋窝顶端于腋前线和腋后线之间中点向下的垂直线（图 4-17）。

6. 后正中线（posterior midline） 为通过椎骨棘突或沿脊柱正中下行的垂直线（图 4-18）。

7. 肩胛线（scapular line）（左、右） 为两臂自然下垂时通过肩胛下角的垂直线（图 4-18）。

二、胸壁、胸廓及乳房评估

（一）胸壁

胸壁（chest wall）评估主要通过视诊和触诊来完成。

1. 静脉 正常胸壁无静脉显露。当上腔静脉或下腔静脉血流受阻建立侧支循环时，胸壁静脉充盈或曲张。上腔静脉阻塞时，静脉血流方向自上而下；下腔静脉阻塞时，静脉血流方向自下而上。通过评估血流方向可明确诊断：①选择一段没有分支的腹壁静脉，检查者将手示指和中指并拢压在静脉上，然后示指固定原位阻断血流，中指挤出该段静脉内血液至一定距离，不超过静脉分支点。②中指放开。若此段静脉迅速又被充盈，说明此静脉血流流向为从中指向示指方向；如不充盈，则血流方向相反。③中指仍压原处，为阻断血流，以示指挤出一段静脉血后放开，若此段静脉迅速又被充盈，说明静脉血流方向为从示指向中指方向。

2. 皮下气肿 气管、肺或胸膜破裂，气体逸至胸部皮下组织称为皮下气肿（subcutaneous emphysema）。视诊可见胸壁外观肿胀，触诊能感觉到气体在组织内移动，呈捻发感或握雪感。皮下气肿多由自发性气胸、纵隔气肿、胸部外伤、肋骨骨折等引起。

3. 胸壁压痛 正常胸壁无压痛。肋骨骨折、肋软骨炎、胸壁软组织炎、肋间神经炎时，局部胸壁可有压痛。骨髓异常增生、急性白血病患者胸骨下端常有压痛和叩击痛。

（二）胸廓

正常成人胸廓两侧大致对称，呈椭圆形。成年人胸廓前后径与左右径之比约为 1 : 1.5，小儿和老年人胸廓前后径略小于左右径或相等，故呈圆柱形。常见的胸廓外形改变见图 4-19。

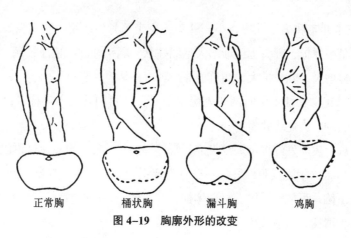

正常胸　　桶状胸　　漏斗胸　　鸡胸

图 4-19　胸廓外形的改变

1. 扁平胸（flat chest） 胸廓扁平，前后径短于左右横径的一半，见于瘦长体型者，亦可见于慢性消耗性疾病如肺结核、肿瘤晚期等。

2. 桶状胸（barrel chest） 胸廓前后径与左右径几乎相等，呈圆桶状，肋骨斜度变小，肋间隙增宽饱满，腹上角增大，见于肺气肿患者，亦可见于老年人或矮胖体型者。

3. 佝偻病胸（rachitic chest） 为佝偻病所致的胸廓改变，多见于儿童。包括：

（1）鸡胸（pigeon chest）胸骨下端前突，胸廓前侧胸壁肋骨凹陷，胸骨上下距离较短，形如鸡的胸廓。

（2）佝偻病串珠（rachitic rosary）　为沿胸骨两侧各肋软骨与肋骨交界处串珠状隆起。

（3）肋膈沟（Harrison's groove）　为胸部前下肋骨外翻，自胸骨剑突沿膈附着部位的胸壁向内凹陷形成的沟状带。

4. 漏斗胸（funnel chest）　胸骨剑突处显著内陷呈漏斗状，多为先天性畸形或见于佝偻病。

5. 胸廓一侧变形　胸廓单侧隆起，多见于大量胸腔积液、气胸等；胸廓一侧凹陷，多见于肺或胸膜纤维化、肺不张、广泛胸膜增厚和粘连等。

6. 胸廓局部隆起　见于胸壁皮肤肿块或结节、胸腔肿瘤、心脏扩大、心包积液及主动脉瘤等。

7. 脊柱畸形（spinal deformity）　多因脊柱前凸、后凸或侧凸，导致胸廓两侧不对称（图4-20），见于先天性畸形、脊柱外伤和结核等。

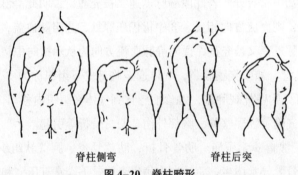

脊柱侧弯　　　　　　　　脊柱后突
图 4-20　脊柱畸形

（三）乳房

乳房（breast）评估应有良好的照明，患者取坐位或仰卧位，充分暴露胸部，一般先视诊，再触诊。

1. 视诊　正常儿童和男子乳房较小，乳头约位于锁骨中线第4肋间隙处。女性乳房在青春期逐渐增大，呈半球形，乳头也逐渐增大呈圆柱状，乳头和乳晕色泽较深。妊娠和哺乳期乳腺增生，乳房明显增大，乳晕扩大，颜色加深。乳房评估应注意以下内容：

（1）对称性：正常女性坐位时两侧乳房基本对称；两侧乳房不对称者，见于乳房发育不良、先天畸形、囊肿、炎症或肿瘤等。

（2）乳房皮肤：皮肤发红提示局部炎症，常伴局部热、肿、痛；癌性淋巴管炎者皮肤呈深红色，不伴热、痛，癌细胞侵犯致乳房淋巴管阻塞引起淋巴水肿，局部皮肤外观呈"橘皮样"改变，局部皮肤下陷，可能是乳腺癌早期体征，在双臂上举过头或双手叉腰时更为明显。此外还应注意乳房有无溃疡、瘢痕或色素沉着。

（3）乳头：注意乳头位置、大小、是否对称、有无倒置或内翻。乳头回缩如自幼发生，为发育异常；如近期发生，则可能为癌变。血性乳头分泌物见于肿瘤，黄色分泌物见于慢性囊性乳腺炎等。

2. 触诊　被评估者取坐位或仰卧位。坐位时，嘱被评估者先下垂两臂，再高举双臂过头或双手叉腰配合评估；仰卧位时，应在被评估者肩下置一小枕，再嘱其将手臂置于枕后。评估者将示指、中指和环指并拢，用指腹触诊。为便于记录，通常以乳头为中心作一垂直线和水平线，将乳房分为4个象限（图4-21）。评估时先评估健侧乳房，再评估患侧乳房。每侧乳房依次按外上象限、外下象限、内下象限、内上象限由浅入深触诊，最后触诊乳头。触诊时注意：

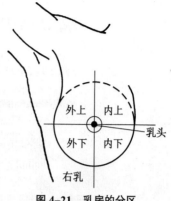

（1）质地和弹性（consistency and elasticity）　正常乳房触诊有弹性颗粒感和柔韧感，随不同年龄而有区别。青年人乳房柔软，质地均匀一致；中年人可触及乳腺中的小叶；老年人多呈纤维结节感。月经期乳房小叶充血，触诊有紧张感；妊娠期乳房增大饱满有柔韧感；哺乳期呈结节感。乳房炎症和新生物浸润时局部硬度增加，弹性消失。

图4-21　乳房的分区

（2）压痛（tenderness）　乳房局部压痛提示炎症，恶性病变初期较少出现压痛。

（3）包块（masses）　触及乳房包块应注意其部位、大小、数目、形状、质地、有无压痛，以及与周围组织有无粘连等。

乳房触诊后，还应常规评估双侧腋窝、锁骨上窝及颈部淋巴结有无异常。

三、肺和胸膜评估

肺和胸膜评估是胸部评估的重点之一。评估环境要温暖，被评估者取坐位或仰卧位，充分暴露胸部。按视诊、触诊、叩诊和听诊的顺序，依次评估前胸、侧胸和后背。

（一）视诊

1. 呼吸运动（respiratory movement）　呼吸运动是通过膈肌和肋间肌的收缩和松弛完成的，吸气时膈肌收缩，横膈下降，腹壁外隆，同时肋间肌收缩，胸廓前部向上外方移动，胸廓扩张。呼气时膈肌松弛，腹壁回缩，同时肋间肌放松，肋骨向下方移动。呼吸运动的视诊内容如下：

（1）呼吸运动类型：正常成年男性和儿童的呼吸以膈肌运动为主，胸廓下部和腹壁动度较大，形成腹式呼吸；成年女性呼吸则以肋间肌运动为主，形成胸式呼吸。实际上两种呼吸不同程度同时存在。当胸壁或肺存在疾病如肺炎、胸膜炎、肺水肿或肋骨骨折时，胸式呼吸减弱，腹式呼吸增强；大量腹水、肝脾极度肿大、腹腔巨大肿瘤或妊娠晚期时，腹式呼吸减弱，胸式呼吸增强。

（2）呼吸困难：根据呼吸困难主要出现在吸气相还是呼气相，判定是吸气性呼吸困难、呼气性呼吸困难或混合性呼吸困难。详见本书第三章第七节"呼吸困难"。

2. 呼吸频率和深度（respiratory frequency and depth）　正常成人平静呼吸时呼吸频率为16～20次/分钟，呼吸与脉搏频率之比为1:4，新生儿呼吸频率约44次/分钟，随年龄增长而减少。异常可出现频率和深浅的改变（图4-22）。

（1）呼吸过速（tachypnea）：指呼吸频率超过24次/分钟，见于剧烈运动、发热、甲状腺功能亢进、心肺功能不全等。

（2）呼吸过缓（bradypnea）：指呼吸频率低于12次/分钟，见于颅内高压、麻醉或镇静药过量。

（3）呼吸深度变化：常见有：①呼吸浅快：见于肺炎、胸膜炎、呼吸肌麻痹等。②呼吸深大：见于糖尿病酮症酸中毒和尿毒症酸中毒、剧烈运动、情绪激动或癔症等。

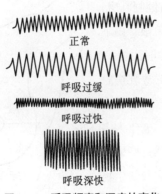

正常

呼吸过缓

呼吸过快

呼吸深快

图 4-22　呼吸频率和深度的变化

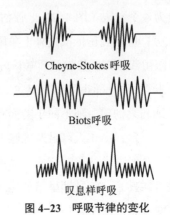

Cheyne-Stokes 呼吸

Biots呼吸

叹息样呼吸

图 4-23　呼吸节律的变化

3. 呼吸节律（respiratory rhythm） 正常成人静息状态下呼吸均匀，病理情况下可出现各种呼吸节律的变化（图 4-23）。

（1）潮式呼吸（tidal breathing）：又称 Cheyne-Stokes 呼吸。表现为呼吸由浅慢逐渐变得深快，再由深快转为浅慢，随之出现呼吸暂停，周而复始，多见于脑炎、脑膜炎、颅内压增高及某些中毒等。其发生系由于呼吸中枢兴奋性降低，对呼吸节律的调节失常，提示病情危重，预后不良。

（2）间停呼吸（meningitic breathing）：又称 Biots 呼吸。表现为在规则的呼吸中突然停止一段时间，又开始规则呼吸。其发生原因同潮式呼吸，但提示病情更为严重，常为临终前表现。

（3）叹息样呼吸（sighing breathing）：表现为在一段正常呼吸中插入一次深大呼吸，并常伴有叹息声。多为功能性改变，见于神经衰弱、精神紧张或抑郁症。

（二）触诊

触诊可对视诊中的异常发现作进一步评估，也可弥补视诊不能发现的异常体征。触诊的重点内容如下：

1. 胸廓扩张度（thoracic expansion） 一般在胸廓前下部呼吸动度最大的部位及背部评估。触诊前胸时，评估者两手置于胸廓前下部对称部位，拇指指向剑突。触诊背部时，双拇指在后中线两侧与中线平行于第 10 肋水平，其余手指对称平置于被评估者胸廓两侧并将两侧皮肤向中线推挤。嘱被评估者做深呼吸，比较呼吸运动的范围和对称性（图 4-24）。单侧胸廓扩张度减弱见于病侧大量胸水、气胸、胸膜增厚粘连、肺不张、肺炎等；双侧胸廓扩张度减弱见于双侧胸膜增厚、肺气肿或双侧胸膜炎等；双侧胸廓扩张度增强见于胸腔内巨大肿瘤、急性腹膜炎等。

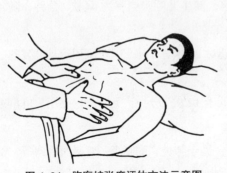

图 4-24　胸廓扩张度评估方法示意图

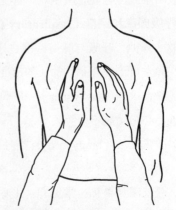

图 4-25　语音震颤评估方法示意图

2. 语音震颤（vocal fremitus） 语音震颤为被评估者发出声音时，声波沿气道及肺泡传到胸壁所引起的震动，可用手掌触及，又称触觉语颤（tactile fremitus）。根据其强度变化，用以判断胸内病变的性质。评估时，评估者将双手掌的尺侧缘或指腹轻放在被评估者胸壁的对称部位，嘱被评估者重复发"yi"的长音，从上到下，从内到外，先前胸后背部，比较两侧相同部位语音震颤是否对称，有无增强或减弱（图4-25）。

语音震颤的强度受发音强弱、音调高低、胸壁厚度及支气管至胸壁距离等因素的影响。通常前胸壁胸骨角附近及背部第4胸椎棘突处声音最强，由上至下呈对称性逐渐减弱，但两侧对称部位震颤强度应一致。正常成年男性和消瘦者较儿童、女性和肥胖者为强，前胸上部较下部强，右胸上部较左胸上部强。

语音震颤增强主要见于：①肺组织实变，如大叶性肺炎、肺梗死；②靠近胸壁肺内有大的空腔并且周围有炎性浸润，如肺脓肿、肺结核空洞。

语音震颤减弱或消失见于：①肺泡含气量增多，如肺气肿；②支气管阻塞，如阻塞性肺不张；③大量胸腔积液或积气；④胸膜高度增厚粘连；⑤胸壁皮下气肿。

3. 胸膜摩擦感（pleural friction fremitus） 当胸膜有炎症时，因纤维蛋白沉积于胸膜表面，使其表面粗糙，呼吸时脏、壁层胸膜互相摩擦，用手触及似皮革相互摩擦的感觉，于呼吸动度较大的胸廓下前侧部最易触及，屏住呼吸，则此感觉消失。一般在呼气相和吸气相均可触及，以吸气末与呼气初最明显。胸膜摩擦感常见于以下疾病：①胸膜炎症，如结核性胸膜炎、化脓性胸膜炎及其他原因引起的胸膜炎；②胸膜原发或继发肿瘤；③胸膜高度干燥，如严重脱水；④肺部病变累及胸膜，如肺炎、肺梗死等；⑤其他，如糖尿病、尿毒症等。

（三）叩诊

胸部叩诊是用外力叩击胸壁使胸壁及胸壁下组织振动并发出声音。

1. 叩诊方法 常用的有直接叩诊和间接叩诊两种方法。

（1）直接叩诊：评估者右手四指并拢，以指腹对胸壁进行直接拍击。主要用于评估大面积病变。

（2）间接叩诊：此法应用最为普遍。评估者以左手中指为板指，平贴肋间隙，板指与肋骨平行，叩肩胛间区时，板指与脊柱平行。叩击力量均匀、轻重适宜，循自上而下、由外向内的顺序，依次叩诊前胸、侧胸和背部。叩诊时应进行上下左右对照。

2. 影响叩诊音的因素 叩诊音与肺泡含气量和胸壁厚薄等因素有关。胸壁组织增厚，如肌肉发达、肥胖、乳房较大和水肿等，可使叩诊音相对较浊。胸腔积液影响震动传播，叩诊音变浊。肺内含气量、肺泡张力和弹性改变，如深吸气时叩诊音调增高。

3. 叩诊音的分类 见本书第四章第一节。

4. 正常胸部叩诊音 正常肺部为清音。在肺与心脏、肝脏相交界处为浊音（相对浊音界）。而心脏、肝脏未被肺遮盖处为实音（又称绝对浊音界）。前胸左下方为胃泡区，叩诊呈鼓音，其上界为肺下缘，下界为左侧肋弓，左界为脾脏，右界为肝右叶。该鼓音区大小随胃内含气量的多少而变

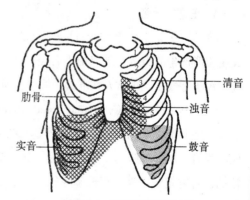

肋骨

清音

浊音

实音

鼓音

图4-26　正常前胸部叩诊音

NOTE

化。后背除脊柱所占部位外，均为清音。正常肺部叩诊产生的清音各部略有不同：前胸上部较下部稍浊；右上肺较左上肺稍浊；左腋前线下方因靠近胃泡，叩诊呈鼓音；右腋下部因受肝脏影响，叩诊稍浊；背部较前胸部稍浊（图4-26）。

5. 异常胸部叩诊音　正常肺部清音区范围内如出现浊音、实音、过清音或鼓音即为异常叩诊音，提示肺、胸膜或胸壁有病理改变。异常叩诊音的类型取决于病变的性质、范围大小及部位的深浅。

（1）异常浊音或实音：见于肺部含气减少或肺内不含气的病变，如肺炎、肺水肿、肺结核、肺肿瘤、胸腔积液及胸膜增厚等。

（2）过清音：见于肺弹性减弱而肺含气量增多时，如肺气肿。

（3）鼓音：见于肺内含气量明显增多，如气胸，或肺内空腔性病变直径大于3～4cm且靠近胸壁，如肺大泡、肺结核巨大空洞。

6. 肺界的叩诊

（1）肺下界：正常人平静呼吸时两侧肺下界大致相等，于锁骨中线、腋中线和肩胛线上分别是第6、第8和第10肋间隙。因体型、发育情况不同，肺下界位置稍有差异。病理情况下肺下界上升见于肺不张、膈肌麻痹、鼓肠、腹水、腹腔巨大肿瘤等。肺下界下降见于肺气肿、腹腔内脏下垂等。

（2）肺下界移动度：肺下界移动度相当于深呼吸时的横膈移动范围。评估时先于平静呼吸时在肩胛线上叩出肺下界的位置，画一标记；然后嘱受检者深吸气屏住呼吸，同时向下叩至清音转为浊音处画一标记；再嘱其深呼气屏住呼吸，再由上而下叩出肺下界并标记。深吸气和深呼气两个肺下界之间的距离即肺下界移动度，一般移动度为6～8cm（图4-27）。肺下界移动度变小见于肺气肿、肺不张、肺纤维化、肺水肿和肺部炎症；肺下界移动度消失见于大量胸腔积液、积气和广泛胸膜粘连。

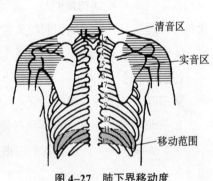

图4-27　肺下界移动度

清音区
实音区
移动范围

（四）听诊

听诊是胸部最重要的评估方法。听诊时，被评估者取坐位或卧位，微张口做均匀呼吸，必要时做深呼吸或咳嗽数次后听诊。听诊顺序自上而下，从前胸到侧胸再到背部，注意在左右对称部位进行对比。

1. 正常呼吸音

（1）支气管呼吸音（bronchial breath sound）　为呼吸时气流经声门、气管、主支气管时形成湍流所产生的声音，颇似抬舌后经口腔呼气所发出的"ha"声。其特点为音响强而高调，吸气相短于呼气相。正常人在喉部，胸骨上窝，背部第6、7颈椎及第1、2胸椎附近可闻及。

（2）肺泡呼吸音（vesicular breath sound）　吸气时气流经气管、支气管进入肺泡，冲击肺泡壁，使肺泡由松弛变为紧张，呼气时又由紧张变为松弛，这种肺泡的弹性变化和气流移动形成的声音为肺泡呼吸音，类似上齿咬下唇吸气时发出的"fu"声。其特点为柔和吹风样，音调较低，音响较弱，吸气相长于呼气相。正常人除支气管呼吸音和支气管肺泡呼吸音的部位外，其余部位均可闻及，以乳房下部、肩胛下部和腋窝下部较强，肺尖和肺下缘较弱。矮胖者肺泡呼吸音较瘦长者弱，男性肺泡呼吸音较女性强。

（3）支气管肺泡呼吸音（bronchovesicular breath sound）又称混合性呼吸音，兼有支气管呼吸音与肺泡呼吸音的特点。其特点为吸气音与肺泡呼吸音相似，但音调较高且较响亮，呼气音与支气管呼吸音相似，但强度较弱、音调较低、时间较短。正常人于胸骨两侧第1、2肋间，肩胛间区第3、4胸椎水平及肺尖前后可闻及（图4-28）。

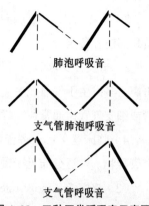

肺泡呼吸音

支气管肺泡呼吸音

支气管呼吸音

图4-28　三种正常呼吸音示意图

2. 异常呼吸音

（1）异常肺泡呼吸音（abnormal vesicular breath sounds）：为病理情况下肺泡呼吸音的强度、性质或时间的变化。

1）肺泡呼吸音减弱或消失：因肺泡通气量减少，气体流速减慢或呼吸音传导障碍所致，可在局部、单侧或双侧出现。常见于：①胸廓活动受限，如胸痛、肋间神经痛、肋骨骨折等；②呼吸肌疾病，如重症肌无力、膈肌麻痹、膈痉挛等；③上、下呼吸道阻塞，如喉头水肿、气管肿瘤、慢性支气管炎等；④压迫性肺膨胀不全，如胸腔积液、气胸等；⑤腹部疾患影响膈下降，如腹水、肠胀气、腹腔内巨大肿瘤等。

2）肺泡呼吸音增强：主要由于肺泡通气功能增强，气体流速加快所致。双侧增强见于剧烈运动、发热、贫血、代谢亢进或酸中毒；一侧肺泡呼吸音增强见于肺结核、肺炎、肺肿瘤、气胸、胸水等一侧肺组织病变，健侧代偿性通气增强时。

3）呼气音延长：因下呼吸道阻力增加，呼气时气道狭窄更明显而使呼气时间延长，见于慢性支气管炎、支气管哮喘和阻塞性肺气肿。

4）呼吸音粗糙：为支气管黏膜水肿或炎症，使内壁不光滑或狭窄，气流通过不畅所致，见于支气管或肺部炎症的早期。

（2）异常支气管呼吸音（abnormal bronchial breath sounds）：在正常肺泡呼吸音区域闻及支气管呼吸音，即为异常支气管呼吸音，又称管状呼吸音。常发生在：①肺组织实变：肺组织实变范围较大，位置较浅表时，支气管呼吸音容易通过较致密的肺实变组织传导到体表而被闻及，如大叶性肺炎实变期；②肺内大空腔：肺内有较大空腔与支气管相通，且周围有炎症时，吸入气在空腔中发生共鸣，并通过空腔周围实变组织传导到体表，常见于肺脓肿或肺结核空洞；③压迫性肺不张：胸腔积液上方组织因受压变得致密，有利于支气管呼吸音的传导，可在积液上方闻及较弱的支气管呼吸音。

（3）异常支气管肺泡呼吸音（abnormal bronchovesicular breath sounds）：在正常肺泡呼吸音的部位闻及支气管肺泡呼吸音即为异常支气管肺泡呼吸音，系由于肺实变区域与正常肺组织掺杂或肺实变区域被正常肺组织遮盖所致，常见于支气管肺炎、肺结核、大叶性肺炎早期或胸腔积液上方肺膨胀不全的区域。

3. 啰音　是呼吸音以外的附加音，分为干啰音和湿啰音两种。

（1）干啰音（rhonchus）

1）形成机制：系由于气流通过狭窄或部分阻塞的气道发生湍流产生的声音。其病理基础为：①气管、支气管炎症使管壁黏膜充血、肿胀、分泌物增加，支气管平滑肌痉挛；②管腔内异物、肿瘤或分泌物部分阻塞；③管壁外淋巴结或肿瘤压迫。

2）听诊特点：吸气与呼气时均可闻及，以呼气时明显，持续时间较长，数量、强度、性质和部位容易改变。

3）分类：干啰音按性质可分为低调和高调两种。低调的干啰音称为鼾音，如同熟睡中的鼾声，多发生于气管或主支气管；高调的干啰音类似于鸟叫、飞箭或哨笛音，发生在较小支气管或细支气管，通常称为哮鸣音（wheezing rale）。

4）临床意义：干啰音可局限分布或广泛分布，局限分布见于支气管内膜结核、肺癌和支气管异物。广泛分布见于慢性喘息型支气管炎、支气管哮喘、心源性哮喘和阻塞性肺气肿等。

（2）湿啰音（moist rale）

1）形成机制：系由于吸气时气流通过气道内稀薄分泌物使形成的水泡破裂所产生的声音，又称水泡音（bubble sound）；或由于小支气管壁因分泌物黏着而陷闭，当吸气时突然张开重新充气所产生的爆裂音（crackles）。湿啰音的病理基础与细支气管内有渗出液、痰液、血液、黏液和脓液等有关。

2）听诊特点：多出现于吸气相，也可出现于呼气早期，以吸气末较明显，断续而短暂，一次常连续多个出现，部位较恒定，性质不易变化，大、中、小水泡音可同时存在，咳嗽后可减轻或消失。

3）分类：湿啰音可分为大、中、小水泡音和捻发音（crepitus）。大水泡音发生于气管、主支气管或空洞部位，多出现在吸气早期。昏迷或濒死者无力排出呼吸道分泌物，于气管处可闻及大水泡音，有时不用听诊器亦可闻及，称痰鸣（wheezy phlegm）。中水泡音发生于中等大小的支气管，多出现在吸气中期。小水泡音发生在小细支气管，多于吸气后期出现。捻发音是一种极细而又均匀一致的湿啰音，多出现在吸气末，如同用手指在耳旁搓捻一束头发所听到的声音。见于正常老年人或长期卧床者，于深呼吸数次或咳嗽后消失，一般无临床意义。持续存在的捻发音见于肺淤血、肺泡炎或肺炎早期。

4）临床意义：湿啰音出现在局部，见于局部病变，如支气管扩张、肺结核或肺炎等。两肺底部湿啰音，见于左心功能不全所致的肺淤血、支气管肺炎。两肺满布湿啰音，见于急性肺水肿或严重支气管炎。

4. 语音共振（vocal resonance）　又称听觉语音，其产生机制与语音震颤相似，通过听觉感受，较触诊更敏感。评估时嘱受评估者发出"yi"的长音，同时用听诊器听取语音。听诊时应上下左右比较。正常人闻及的语音共振音节含糊难辨。病理情况下语音可增强、减弱或消失，其临床意义同语音震颤。

5. 胸膜摩擦音（pleural friction rub）　正常胸膜表面光滑，胸膜腔内微量液体起润滑作用，呼吸时无声响，当胸膜发生炎症时，由于纤维素渗出，表面粗糙，随呼吸出现摩擦音，主要见于纤维素性胸膜炎、肺梗死、胸膜肿瘤和尿毒症等。其特点为吸气和呼气时均可闻及，以吸气末或呼气初最为明显，屏气时即消失，深呼吸或听诊器加压时声音可增强。摩擦音可在短时间内出现、消失或复现，也可持续数日或更久。摩擦音可发生于任何部位，以前下侧胸壁最易闻及。胸水增多时，两层胸膜被分开，摩擦音可消失。

四、心脏评估

心脏评估（heart assessment）是身体评估的重要部分，对了解心脏病的病因、性质、部位、程度有很大帮助。评估时被评估者可取仰卧位或坐位，充分暴露胸部；环境安静、温暖以利于听诊；光线来源于被评估者左侧，适于视诊。按视诊、触诊、叩诊、听诊的顺序进行。

（一）视诊

视诊内容包括心前区外形、心尖搏动与心前区异常搏动。

1. 心前区外形　正常人前胸左右对称，无异常隆起和凹陷。心前区局部隆起常提示先天性心脏病或风湿性心脏病伴心脏增大；心前区外观饱满提示大量心包积液；鸡胸和漏斗胸伴心前区隆起，提示可能合并先天性心脏病。

2. 心尖搏动

（1）正常心尖搏动：仰卧位时，正常心尖搏动（apical impulse）位于第 5 肋间左锁骨中线内 0.5～1.0cm 处，搏动范围直径 2.0～2.5cm。

（2）异常心尖搏动：包括位置、强弱和范围的变化。

1）位置的变化：生理情况下，心尖搏动位置可因体位、体型、年龄、妊娠等有所变化。病理情况下，心尖搏动位置可因下列疾病发生改变：①心脏疾病：左室增大时，心尖搏动向左下移位；右室增大时，心尖搏动向左移位；全心增大时，心尖搏动向左下移位，伴心界向两侧扩大。②胸部疾病：一侧胸腔积液或气胸，心尖搏动随心脏移向健侧；一侧肺不张或胸膜粘连，心尖搏动移向患侧。③腹部疾病：大量腹水或腹腔巨大肿瘤等使腹内压增高，横膈抬高，心尖搏动随之向上移位。

2）强弱及范围的变化：生理情况下，胸壁增厚或肋间隙变窄时，心尖搏动减弱，搏动范围减小；胸壁较薄或肋间隙增宽时，心尖搏动增强，范围较大。剧烈运动或情绪激动时，心尖搏动增强。病理情况下，心尖搏动减弱见于扩张型心肌病、心肌梗死等心肌病变；心尖搏动减弱或消失见于心包积液，左侧胸腔大量积液、积气或肺气肿；心尖搏动增强见于左室肥大、甲状腺功能亢进、发热和严重贫血。

3. 心前区异常搏动（abnormal precordial pulsation）　胸骨左缘第 2 肋间搏动，可见于肺动脉高压。胸骨左缘第 3、4 肋间或剑突下搏动，多见于右心室肥大。

（二）触诊

触诊内容为心尖搏动及心前区搏动、震颤和心包摩擦感。评估者以右手全手掌、手掌尺侧或 2～4 指腹触诊。评估震颤时常用手掌尺侧，评估心尖搏动时多用手指指腹。

1. 心尖搏动及心前区搏动　对于确定心尖搏动的位置、强弱和范围，触诊较视诊更准确。左室肥大时触诊的手指可被强有力的心尖搏动抬起，称抬举性搏动（heaving apex impulse），为左室肥大的重要体征。

2. 震颤（thrill）　震颤是指触诊时手掌感觉到的一种细微振动，又称猫喘，为器质性心血管病的特征性体征，多见于心脏瓣膜狭窄及某些先天性心脏病。一般情况下，触诊有震颤者可闻及杂音。

3. 心包摩擦感（pericardium friction rub）　心包摩擦感是一种与胸膜摩擦感相似的心前区摩擦振动感，以胸骨左缘第 4 肋间处最易触及，坐位前倾或呼气末明显，见于急性心包炎。当心包渗液增多时则摩擦感消失。

（三）叩诊

心脏叩诊用于确定心界，判断心脏大小、形状及其在胸腔内的位置。心脏不含气，其不被肺遮盖的部分叩诊呈绝对浊音（实音）；其左右缘被肺遮盖的部分，叩诊呈相对浊音（图4-29）。叩心界是指叩诊心相对浊音界，反映心脏的实际大小。

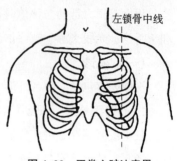

图4-29　正常心脏浊音界

1. 叩诊方法　被评估者取坐位时，评估者左手板指与肋间垂直；仰卧位时与肋间平行。叩诊力度不可过强或过弱，用力要均匀。先叩左界，后叩右界，由下而上，自外向内循序渐进。叩诊心左界时，从心尖搏动最强点外2～3cm处（一般为第5肋间左锁骨中线稍外）开始，由外向内叩诊至叩诊音由清音变为浊音时，示已达心脏边界，用笔做一标记，如此逐一肋间向上叩诊，直至第2肋间。叩诊心右界时，先叩出肝上界，于肝浊音界的上一肋间（通常为第4肋间）开始，由外向内叩出浊音界，做出标记，按肋间依次向上至第2肋间。用硬尺测量前正中线至各标记点的垂直距离，再测量左锁骨中线距前正中线的距离，以记录心脏相对浊音界的位置。

2. 正常心界　正常心左界在第2肋间几乎与胸骨左缘一致，第3肋间以下向左下逐渐形成一向外凸起的弧形。心右界几乎与胸骨右缘平齐，但在第4肋间处向外稍偏离胸骨右缘1～2cm。正常成人左锁骨中线至前正中线的距离为8～10cm。正常人心界与前正中线的距离见表4-1。

表4-1　正常心脏相对浊音界

右（cm）	肋间	左（cm）
2～3	I	2～3
2～3	II	3.5～4.5
3～4	III	5～6
	IV	7～9

注：左锁骨中线距前正中线8～10cm。

3. 心浊音界改变及其临床意义　心浊音界的大小、形态、位置可因心脏本身病变或心外因素的影响而发生改变。

（1）心脏本身病变

1）左心室增大：心界向左下扩大，心腰部（主动脉与左室交界处向内凹陷的部分）加深，使心界呈靴形。最常见于主动脉瓣关闭不全，又称主动脉型心（图4-30），也可见于高血压性心脏病。

2）右心室增大：轻度增大时，心绝对浊音界扩大，相对浊音界无明显变化；显著增大时，相对浊音界向左右扩大，以向左扩大明显，常见于肺心病。

3）左、右心室增大：心浊音界向两侧扩大，且左界向左下扩大，称普大型心。常见于扩张型心肌病、重症心肌炎和全心衰竭。

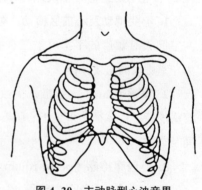

图4-30　主动脉型心浊音界

4）左心房与肺动脉扩大：胸骨左缘第2、3肋间心浊音界向外扩大。心腰部饱满或膨出，心界呈梨形，又称二尖瓣型心（图 4-31），常见于二尖瓣狭窄。

5）心包积液（hydropericardium）：心包积液达一定量时，心界向两侧扩大，并随体位改变而变化。坐位时心浊音区呈三角形，仰卧位时心底部浊音区明显增宽呈球形，此种变化为心包积液的特征性体征（图 4-32）。

（2）心外因素：一侧胸腔大量积液或积气时，患侧心界叩不出，健侧心界向外移位；肺气肿时，心浊音界变小或叩不出；腹腔大量积液或巨大肿瘤时，膈肌上抬，心脏呈横位，叩诊时心界向左扩大。

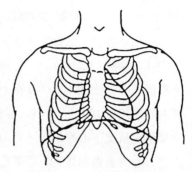

图 4-31 二尖瓣型心浊音界

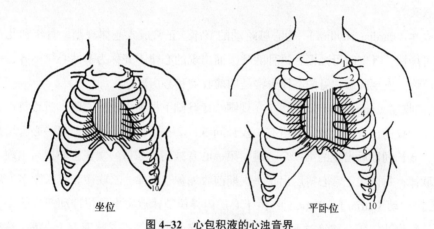

坐位 　　　　　　　平卧位

图 4-32 心包积液的心浊音界

（四）听诊

听诊是评估心脏最重要的方法，心脏听诊的目的，在于听取心脏正常的或病理的音响。

1. 听诊方法 听诊时被评估者取仰卧位或坐位，必要时可改变体位。或嘱被评估者做深吸气或深呼气，或适当运动后听诊，以更好地辨别心音或杂音。

2. 心脏瓣膜听诊区 心脏各瓣膜开闭时产生的声音，沿血流方向传导至胸壁不同部位，于体表听诊最清楚处即为该瓣膜听诊区。瓣膜听诊区与其解剖部位不完全一致，传统的心脏瓣膜听诊区有 5 个（图 4-33）。

（1）二尖瓣听诊区（mitral area，MA）：位于心尖搏动最强点。心脏大小正常时，多位于第 5 肋间左锁骨中线稍内侧。

（2）肺动脉瓣听诊区（pulmonary area，PA）：胸骨左缘第 2 肋间。

（3）主动脉瓣听诊区（aortic area，AA）：胸骨右缘第 2 肋间。

（4）主动脉瓣第二听诊区：胸骨左缘第 3、4 肋间。

（5）三尖瓣听诊区（tricuspid area，TA）：胸骨体下端左缘或右缘。

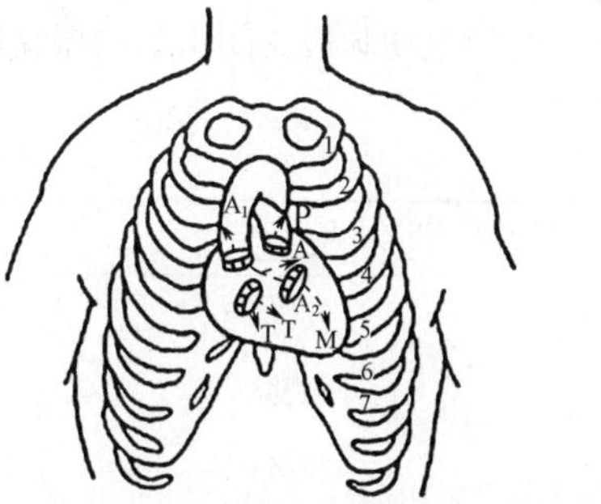

3. 听诊顺序 心脏听诊顺序通常按逆时针方向从二尖瓣区开始，依次至肺动脉瓣区、主

图 4-33 心脏瓣膜解剖部位及瓣膜听诊区

M 为二尖瓣听诊区；P 为肺动脉瓣听诊区；A_1 为主动脉瓣听诊区；A_2 为主动脉瓣第二听诊区；T 为三尖瓣听诊区

动脉瓣区、主动脉瓣第二听诊区和三尖瓣区。

4. 听诊内容　主要包括心率、心律、心音、额外心音、杂音及心包摩擦音。

（1）心率（heart rate）：为每分钟心搏的次数。一般在心尖部听取第一心音，计数1分钟。正常成人心率多为60～100次/分钟，3岁以下儿童多在100次/分钟以上，老年人多偏慢。成人心率超过100次/分钟，婴幼儿心率超过150次/分钟，称为心动过速。运动、兴奋、激动等生理情况下心率增快可达100～150次/分钟；病理情况下见于发热、贫血、甲状腺功能亢进、心力衰竭和休克。心率低于60次/分钟，称为心动过缓，见于颅内压增高、阻塞性黄疸、甲状腺功能低下、二度或三度房室传导阻滞，或服用普萘洛尔、美托洛尔等药物。心动过缓亦可见于健康人，尤其是运动员、长期从事体力劳动者，安静时心率可低于60次/分钟，但无临床意义。

（2）心律（cardiac rhythm）：为心脏跳动的节律。正常成人心律规则，青年和儿童的心率在吸气时可增快，呼气时可减慢，这种随呼吸而出现的心律不齐称为窦性心律不齐，一般无临床意义。听诊能发现的最常见的心律失常是期前收缩和心房颤动。

1）期前收缩（premature beat）：是在规则心律基础上提前出现的心跳。听诊特点为：①在规则的节律中提前出现的心音，其后有一较长间歇；②提前出现的心跳，第一心音增强，第二心音减弱；③长间歇后出现的第一个心跳，第一心音减弱。如每一次正常心搏后出现一次期前收缩称二联律，每两次正常心搏后出现一次期前收缩称三联律。二联律和三联律多为病理性。

2）心房颤动（atrial fibrillation）：由于心房内异位节律点发出异位冲动产生的多个折返所致。其听诊特点为：①心律绝对不规则；②第一心音强弱不等；③脉率少于心率，这种脉搏脱漏现象称为脉搏短绌（pulse deficit）。心房颤动常见于二尖瓣狭窄、冠状动脉粥样硬化性心脏病或甲状腺功能亢进症等。

（3）心音（cardiac sound）：正常心音有4个，按出现的先后命名为第一心音（S_1）、第二心音（S_2）、第三心音（S_3）和第四心音（S_4）。通常只能听到第一和第二心音。只有正确区分第一和第二心音，才能判定心室收缩期和舒张期，确定异常心音或杂音出现的时期。

1）正常心音：正常第一心音出现于心室收缩早期，标志着心室收缩的开始，主要由房室瓣关闭引起的振动所产生；第二心音出现于第一心音之后，标志着心室舒张的开始，主要由半月瓣和主动脉瓣关闭引起的振动所产生。第一心音与第二心音的听诊特点见表4-2。

表4-2　第一心音与第二心音听诊特点

	第一心音	第二心音
音调	较低	较高
强度	较响	较S_1弱
性质	较钝	较清脆
所占时间	较长，持续约0.1秒	较短，持续约0.08秒
与心尖搏动关系	同时出现	之后出现
听诊部位	心尖部最清楚	心底部最清楚

2）异常心音：包括心音强度改变和心音性质改变。

心音强度改变包括：①第一心音改变：S_1的变化与心肌收缩力、心室充盈情况、瓣膜弹性及位置有关。S_1 增强常见于二尖瓣狭窄、高热、甲状腺功能亢进或心动过速；S_1 减弱常见于二尖瓣关闭不全、心肌炎、心肌病、心肌梗死或左心衰竭等；S_1 强弱不等见于心房颤动和频发室性早搏。②第二心音改变：影响 S_2 强度的主要因素为主动脉、肺动脉内的压力及半月瓣的完整性和弹性。主动脉瓣区第二心音（A_2）增强主要见于高血压、动脉粥样硬化症等；肺动脉瓣区第二心音（P_2）增强主要见于肺心病、二尖瓣狭窄时的肺淤血；主动脉瓣区第二心音（A_2）减弱主要见于主动脉瓣狭窄、主动脉瓣关闭不全等；肺动脉瓣区第二心音（P_2）减弱主要见于肺动脉瓣狭窄、肺动脉瓣关闭不全等。③第一、第二心音同时改变：S_1、S_2 同时增强，见于心脏活动增强时，如劳动、情绪波动、贫血等；S_1、S_2 同时减弱，见于心肌炎、心肌病、心肌梗死等心肌严重受损或左侧胸腔大量积液、肺气肿或休克等循环衰竭时。

心音性质改变：以钟摆律最常见。在心尖区听诊时，第一心音因心肌严重病变失去原有低钝特征而与第二心音相似，且多有心率增快，致收缩期与舒张期时限几乎相等，听诊有如钟摆的"di da"声，故称钟摆律（pendulum rhythm）或胎心率。为大面积急性心肌梗死和重症心肌炎的重要体征。

（4）额外心音（extra cardiac sound）：指在 S_1、S_2 之外闻及的附加心音。大部分出现于舒张期，其中以舒张早期额外心音最多见，临床意义也较大。由于发生在 S_2 之后，与原有的 S_1 和 S_2 组成的节律，在心率 > 100 次 / 分钟时，犹如马奔跑的蹄声，故又称舒张早期奔马律（protodiastolic gallop）。其发生是由于舒张期心室负荷过重，在舒张早期心房血液快速注入心室时，引起已过度充盈的心室壁产生的振动所致。舒张早期奔马律的听诊特点为：出现在 S_2 之后，音调较低，强度较弱，以心尖部及呼气末听诊最明显。舒张早期奔马律的出现提示心脏功能失去代偿，常见于严重的心肌损害或心力衰竭。

（5）心脏杂音（cardiac murmur）：是指除心音和额外心音以外的异常声音，其特点为持续时间较长，强度、频率不同，可与心音完全分开或连续，甚至完全掩盖心音。

1）杂音产生机制：杂音是由于血流速度加快、管径异常或心腔内漂浮物，致血流由层流变为湍流或漩涡，不规则的血流撞击心壁、瓣膜、腱索或大血管壁，使之产生振动，从而在相应部位产生的声音（图 4-34）。

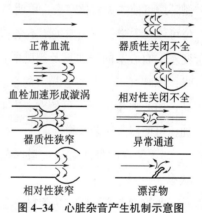

正常血流　　　器质性关闭不全

血栓加速形成漩涡　　相对性关闭不全

器质性狭窄　　　异常通道

相对性狭窄　　　漂浮物

图 4-34　心脏杂音产生机制示意图

2）杂音听诊的要点：杂音听诊有一定难度，应按下述要点听诊，以识别杂音的特点，判定其临床意义。

最响部位：一般杂音在某瓣膜区最响，提示病变位于该区相应瓣膜。

时期：发生在第一心音与第二心音之间的杂音称收缩期杂音（systolic murmur，SM）。发生在第二心音与下一心动周期第一心音之间的杂音称舒张期杂音（diastolic murmur，DM）。连续出现在收缩期和舒张期的杂音称连续性杂音（continuous murmur）。一般认为，舒张期和连续性杂音均为器质性杂音，而收缩期杂音则有器质性和功能性两种可能，应注意区分。

性质：杂音性质常以吹风样、隆隆样、叹息样、机器样、乐音样描述。按音调高低可分为柔和和粗糙两种。功能性杂音柔和，器质性杂音较粗糙。临床上根据杂音性质推断不同病变，如二尖瓣区收缩期粗糙的吹风样杂音，提示二尖瓣关闭不全；舒张期隆隆样杂音是二尖瓣狭窄的特征；主动脉瓣区舒张期叹息样杂音为主动脉瓣关闭不全的特征；机器样杂音见于动脉导管未闭；乐音样杂音见于感染性心内膜炎、梅毒性心脏病。

强度：即杂音的响度。杂音的强弱与多种因素有关：①狭窄程度：一般狭窄越重，杂音越强，但若严重狭窄以致通过血流极少，杂音反而减弱或消失。②血流速度：血流速度增加时杂音可增强。③压力阶差：狭窄口两侧压力阶差越大，杂音越强，如室间隔缺损面积大，左右室之间压力阶差小，则杂音减弱甚至消失。④心肌收缩力：推动血流的力量越大杂音越强，心力衰竭时心肌收缩力减弱，杂音减弱。

收缩期杂音强度一般采用Levine 6级分级法表示（表4-3）。记录杂音强度时，以杂音的级别为分子，6级为分母，例如杂音强度为4级，则记录为4/6级杂音。一般认为3/6级及以上的收缩期杂音多为器质性，具有病理意义，但应结合杂音性质、粗糙程度等判定。舒张期杂音多为器质性，一般不分级，如分级，分级标准仍采用Levine 6级分级法。

表4-3　杂音强度分级

级别	听诊特点	震颤
1	很弱，安静环境下仔细听诊才能听到	无
2	较易听到，不太响亮	无
3	明显的杂音，较响亮	无或可能有
4	杂音响亮	有
5	杂音很响，但听诊器离开胸壁即听不到	明显
6	杂音震耳，即使听诊器离开胸壁一定距离也能听到	强烈

体位、呼吸和运动对杂音的影响：①体位：改变体位可使某些杂音的强度发生变化，如左侧卧位可使二尖瓣狭窄杂音更明显；前倾坐位使主动脉瓣关闭不全的舒张期杂音更明显；仰卧位可使二尖瓣、三尖瓣关闭不全和肺动脉瓣关闭不全的舒张期杂音更明显。②呼吸：呼吸可改变左、右心室的排血量及心脏的位置从而影响杂音的强度。深吸气可使与右心相关的杂音增强；深呼气可使与左心相关的杂音增强；吸气后紧闭声门，用力做呼气动作，胸腹腔内压增高，回心血量减少，可使左、右心发生的杂音减轻。③运动：运动时心率加快，心排血量增加，可使器质性杂音增强。

3）杂音的临床意义：根据杂音发生的时间、性质与强度，可以判断不同的生理或病理状态。

收缩期杂音：①二尖瓣区：包括功能性、相对性和器质性杂音。功能性杂音较常见，可见于部分正常健康人、剧烈运动、发热、贫血、甲状腺功能亢进等；听诊特点为吹风样，性质柔和，一般在2/6级以下。相对性杂音因左心室扩大所引起，见于高血压性心脏病、贫血性心脏病、扩张型心肌病，听诊特点为吹风样，性质柔和。器质性杂音主要见于风湿性心脏病二尖瓣关闭不全；听诊特点为吹风样，性质粗糙、响亮、高调，多占据全收缩期，强度常在3/6级以上，可遮盖第一心音，向左腋下或左肩胛下传导，呼气及仰卧位时明显。②三尖瓣区：大多由于右心室扩大所致的相对性三尖瓣关闭不全引起，极少数为器质性。③主动脉瓣区：以主动脉瓣狭窄引起的器质性杂音多见，听诊特点为喷射样或吹风样，性质粗糙，向颈部右侧传导，常伴震颤及A_2减弱。④肺动脉瓣区：以功能性多见，常见于健康儿童和青少年。肺动脉高压时，可致肺动脉瓣相对关闭不全，产生相对性杂音。⑤其他部位：室间隔缺损时，可在胸骨左缘第

NOTE

3、4 肋间听到响亮而粗糙的收缩期杂音，常伴震颤。

舒张期杂音：①二尖瓣区：可因器质性或相对性二尖瓣狭窄引起。器质性主要见于风湿性心脏病二尖瓣狭窄，听诊特点为舒张中晚期隆隆样杂音，常伴震颤、S_1 增强或开瓣音。相对性杂音最常见于主动脉瓣关闭不全引起的相对性二尖瓣狭窄，此音又称 Austin Flint 杂音，听诊特点为性质柔和，无震颤和开瓣音。②主动脉瓣区：主要见于主动脉瓣关闭不全，听诊特点为舒张早期叹气样杂音，于胸骨左缘第 3 肋间最清晰，坐位及呼气末屏住呼吸时更明显，杂音向心尖部传导。③肺动脉瓣区：器质性病变引起者少见，多见于由肺动脉高压、肺动脉扩张所致的肺动脉瓣相对关闭不全，听诊特点为呈叹气样，于胸骨左缘第 2 肋间最响，平卧或吸气时增强。常见于二尖瓣狭窄、肺源性心脏病等。

连续性杂音：最常见于动脉导管未闭。听诊特点为第一心音后不久开始，持续整个收缩期和舒张期，性质响亮、粗糙，似机器转动的噪声，故又称机器样杂音，于胸骨左缘第 2 肋间稍外侧处最响。

（6）心包摩擦音（pericardial friction sound）：是指壁层和脏层因心包炎症或其他原因发生纤维蛋白沉着而变得粗糙，心脏搏动时互相摩擦产生的振动。听诊特点为性质粗糙，与心跳一致，与呼吸无关，屏气时摩擦音仍出现。心包摩擦音可在胸骨左缘第 3、4 肋间闻及，坐位前倾时更明显。心包摩擦音常见于感染性心包炎（结核性、化脓性），也见于非感染性心包炎，如尿毒症性、肿瘤性、创伤性、放射损伤性、风湿性疾病和急性心肌梗死等。

（五）心脏功能分级

心功能评估目前普遍采用美国纽约心脏病学会（NYAH）的分级方案，根据患者体力活动后的自觉症状进行分级，简便易行。其缺点为缺乏心功能改变的客观指标。心脏功能可分为如下 4 级：

一级（代偿期）：体力活动不受限制，无心衰症状。

二级：较重体力活动可引起呼吸困难、心悸等症状，但一般日常活动不受限制。

三级：轻度体力活动即有明显症状，活动明显受限制，休息后症状消失。

四级：体力活动完全受限，休息时仍有心力衰竭的症状和体征。

第六节　周围血管评估

周围血管评估主要内容包括脉搏、血压、周围血管征。

一、脉搏评估

脉搏（pulse）的评估主要是触诊浅表动脉，一般多在桡动脉。常用并拢的示指、中指和环指的指腹进行触诊。

（一）脉率

脉率的生理和病理变化及其意义与心率基本一致，但在某些心律失常，如心房颤动、频发室性期前收缩等时，由于部分心搏的心排血量显著减少，使周围血管不产生搏动，以致脉率低于心率，即脉搏短绌。

NOTE

（二）脉律

脉搏的节律反映心脏搏动的节律。正常人脉律规则，当心脏发生异常冲动或传导障碍时，出现各种心律失常，其表现可以是相对规则，如期前收缩二联律、三联律，亦可以完全无规律，如心房颤动。

（三）紧张度

脉搏的紧张度与动脉收缩压高低有关，评估时以示指、中指和环指的指腹置于桡动脉上施加压力触诊即可。正常人动脉壁光滑、柔软，并有一定弹性，用近端手指压迫时其远端动脉不能触及。如需较大力量按压时方可使远端手指触不到脉搏，示脉搏的紧张度较大。动脉硬化时，可触知动脉壁弹性消失，呈条索状。动脉硬化严重时，动脉壁不仅硬，且有迂曲，呈结节状。

（四）强弱

脉搏的强弱与心搏量、脉压和周围血管阻力的大小有关。心搏量增加、脉压差增大、周围血管阻力减低时，脉搏有力而振幅大，称为洪脉（bounding pulse），见于高热、甲状腺功能亢进、严重贫血等；反之，脉搏减弱，称为细脉（microsphygmia），见于心力衰竭、休克、主动脉瓣狭窄等。

（五）脉波

脉搏波形（pulse wave）是将血流通过动脉时，动脉内压上升和下降的情况用脉波计描记出来的曲线。评估者也可根据脉搏触诊粗略地估计脉搏波形。常见异常脉波的特征和临床意义如下：

1. 水冲脉（waterhammer pulse）　脉搏骤起骤降，急促而有力，有如潮水冲涌。评估时评估者左手指掌侧紧握患者右手腕桡动脉处，将其前臂抬举过头，感受桡动脉的搏动。如感知明显的水冲脉，表明脉压差增大，主要见于主动脉瓣关闭不全，也可见于严重贫血、甲状腺功能亢进、动脉导管未闭等。

2. 交替脉（pulsus alternans）　指节律规则而强弱交替出现的脉搏。其产生与心肌收缩力强弱交替有关，为左心衰竭的重要体征之一。

3. 奇脉（paradoxical pulse）　指平静吸气时脉搏明显减弱或消失的现象。其产生与左心室排血量减少有关，见于大量心包积液、缩窄性心包炎等。

4. 脉搏消失（asphygmia）　即无脉，主要见于严重休克、多发性大动脉炎或肢体动脉栓塞。

二、血压评估

血压的测量方法和注意事项见《护理学基础》。

1. 血压标准　流行病学研究证实，血压水平随年龄增长而升高，随性别、种族、职业、生理情况和环境条件不同而有差异，因而正常血压与高血压之间的界限有时难以划分，经历了数次修订。中国高血压联盟参照世界卫生组织/国际高血压联盟的新标准，将高血压定义为：未服抗高血压药情况下，收缩压 ≥ 140mmHg 和（或）舒张压 ≥ 90mmHg。18 岁以上成人的血压按不同水平分类如表 4-4，患者收缩压与舒张压属于不同级别时，应按两者中较高级别分类。

2. 血压变动的临床意义

（1）高血压（hypertension）：血压高于正常标准即称为高血压。主要见于原发性高血压病，亦可见于其他疾病，如肾脏疾病、肾上腺皮质和髓质肿瘤、肢端肥大症、甲状腺功能亢进症、颅内压增高等，称继发性高血压。

表 4-4 成人血压水平的定义和分类

类型	收缩压（mmHg）	舒张压（mmHg）
理想血压	< 120	< 80
正常血压	< 130	< 85
正常高值	130～139	85～89
1 级高血压（轻度）	140～159	90～99
亚组：临界高血压	140～149	90～94
2 级高血压（中度）	160～179	100～109
3 级高血压（重度）	≥ 180	≥ 110
单纯收缩期高血压	≥ 140	< 90
亚组：临界收缩期高血压	140～149	< 90

（2）低血压（hypotension）：指血压低于 90/60mmHg。常见于休克、急性心肌梗死、心力衰竭、心包填塞、肺梗死、肾上腺皮质功能减退等，也可见于极度衰弱者。

（3）两上肢血压不对称：正常人两上肢血压相似或有轻度差异，两上肢血压相差大于 10mmHg 则属异常，主要见于多发性大动脉炎、先天性动脉畸形、血栓闭塞性脉管炎等。

（4）上下肢血压差异常：袖带法测量时，正常人下肢血压较上肢血压高 20～40mmHg，如出现下肢血压等于或低于上肢血压，则提示相应部位动脉狭窄或闭塞。见于主动脉缩窄、胸腹主动脉型大动脉炎、闭塞性动脉硬化、髂动脉或股动脉栓塞。

（5）脉压增大和减小：脉压 > 40mmHg 为脉压增大，多见于主动脉瓣关闭不全、动脉导管未闭、动 - 静脉瘘、甲状腺功能亢进症、严重贫血和主动脉硬化等；脉压 < 30mmHg 为脉压减小，见于主动脉瓣狭窄、心力衰竭、低血压、心包积液、缩窄性心包炎等。

三、周围血管征评估

周围血管征是由于脉压增大而导致的体征，包括点头运动、颈动脉明显搏动、毛细血管搏动征、水冲脉、枪击音与杜柔双重音等，常见于主动脉瓣关闭不全、发热、贫血及甲状腺功能亢进症等。

1. 点头运动 见头部评估。

2. 颈动脉搏动增强 见颈部评估。

3. 毛细血管搏动征（capillary pulsation sign） 评估者用手指轻压患者指甲末端，或以清洁的玻片轻压其口唇黏膜，若见红、白交替的节律性微血管搏动现象，称毛细血管搏动征。

4. 水冲脉 见脉搏评估。

5. 枪击音（pistol shot sound） 是指在四肢动脉处听到的一种短促的如同开枪时的声音。听诊部位常选择股动脉，部分患者在肱动脉、足背动脉处也可听到。

6. 杜柔双重音（Duroziez sign） 将听诊器体件放置于股动脉上，稍加压力，在收缩期与舒张期皆可听到吹风样杂音，为连续性。这是由于脉压增大时，听诊器加压，人为造成动脉狭窄，血流往返于狭窄处形成杂音。

第七节 腹部评估

腹部评估中以触诊最为重要。评估腹部时，为避免触诊、叩诊刺激胃肠蠕动，使肠鸣音发生变化，可按视诊、听诊、叩诊、触诊的顺序进行，但在记录病历时仍按视、触、叩、听诊的顺序。

一、腹部体表标志与分区

1. 体表标志 腹部的范围上以膈肌为顶，下以骨盆为底，前面及侧面为腹壁，后面为脊柱及腰肌。其内包含腹膜腔及腹腔脏器等。为准确描述和记录腹部病变的位置，必须熟悉腹部的体表标志、腹部分区、各区内脏器的分布及其在体表的投影。常用以下体表标志（图4-35）：

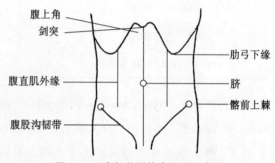

图4-35 腹部前面体表标志示意图

（1）肋弓下缘（costal margin）：由第8～10肋软骨构成，其下缘为体表腹部上界，常用于腹部分区、胆囊定位及肝脾测量的定位。

（2）脐（umbilicus）：为腹部的中心，平第3～4腰椎之间，为腹部分区和腰椎穿刺的定位标志。

（3）腹股沟韧带（inguinal ligament）：两侧腹股沟韧带与耻骨联合上缘共同构成体表腹部下界。

（4）腹上角（epigastric angle）：为两侧肋弓至剑突根部的交角，用于判断体型及肝脏测量的定位。

（5）腹中线（medioventral line）：为前正中线至耻骨联合的延续。

（6）腹直肌外缘（lateral border of rectus muscles）：相当于锁骨中线的延续，右侧腹直肌外缘与肋弓下缘交界处为胆囊点。

（7）髂前上棘（anterior superior iliac spine）：髂棘前上方突出点，为腹部九区分法及阑尾压痛点的定位标志。

（8）肋脊角（costovertebral angle）：背部两侧第12肋骨与脊柱的交角，为评估肾区叩击痛的部位。

2. 腹部分区

（1）九区分法：由两条水平线和两条垂直线将腹部分成为9个区。上水平线为两侧肋弓下缘最低点的连线，下水平线为两侧髂前上棘连线；两条垂直线为通过左右髂前上棘至腹中线连线的中点所作的垂直线。四线相交将腹部分为左右季肋部、左右腰部、左右髂部及上腹部、脐部和下腹部 9 个区域，是目前常用的腹部分区法。各区命名及其脏器的分布如下（图 4-36）。

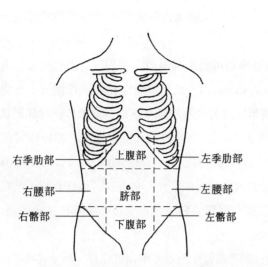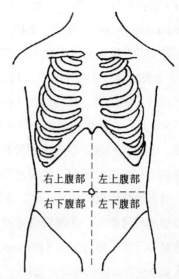

图 4-36 腹部体表九区分法示意图　　图 4-37 腹部体表四区分法示意图

1）左季肋部（left hypochondrium）：胃、脾、结肠脾曲、胰尾、左肾上腺、左肾上部。

2）·左腰部（left lumber region）：降结肠、空肠或回肠、左肾下部。

3）左下腹部（left iliac region）：乙状结肠、女性左侧卵巢及输卵管、男性左侧精索及淋巴结。

4）上腹部（epigastrium）：肝左叶、胃幽门端、十二指肠、胰头和胰体、大网膜、横结肠、腹主动脉。

5）中腹部（脐部，umbilical region）：大网膜、下垂的胃或横结肠、十二指肠下部、空肠和回肠、输尿管、腹主动脉、肠系膜及其淋巴结。

6）下腹部（hypogastrium）：回肠、乙状结肠、输尿管、胀大的膀胱或增大的子宫。

7）右季肋部（right hypochondrium）：肝右叶、胆囊、部分十二指肠、结肠肝曲、右肾上腺、右肾。

8）右腰部（right lumber region）：升结肠、空肠、部分十二指肠、右肾下部。

9）右下腹部（right iliac region）：盲肠、阑尾、回肠下端、淋巴结、女性右侧卵巢及输卵管、男性右侧精索。

（2）四区分法：通过脐画一水平线与一垂直线，将腹部分为右上腹、右下腹、左上腹和左下腹 4 个区域（图 4-37）。

二、视诊

腹部视诊时，被评估者应取仰卧位，暴露全腹，评估者站在被评估者右侧，一般自上而下按一定顺序全面视诊。光线应充足适宜，因灯光下不易辨别皮肤黄染等变化，故以自然光线为佳。观察腹部体表蠕动波、脏器轮廓、搏动或包块时，以侧面光线为宜。腹部视诊的主要内容有腹部外形、呼吸运动、腹壁静脉，以及胃肠型和蠕动波等。

1. 腹部外形　正常成人仰卧时，腹部外形两侧对称，前腹壁大致与肋缘至耻骨联合平面相平，称为腹部平坦。前腹壁稍内凹或低于此平面者，称为腹部低平，常见于消瘦者。前腹壁圆凸或稍高于此平面，称为腹部饱满，见于小儿及肥胖者。上述均属正常范围。但若腹部明显膨隆或凹陷则应视为异常。

（1）腹部膨隆：仰卧时前腹壁明显高于肋缘至耻骨联合平面，外形呈凸起状，称为腹部膨隆（abdominal bulge）。可见于肥胖、妊娠等情况，或腹水、巨大腹腔肿瘤等病理情况。由于病因不同又可表现为全腹膨隆或局部膨隆。

1）全腹膨隆：①腹内积气：肠梗阻或肠麻痹可致胃肠道内大量积气，引起全腹膨隆。积气在肠道外腹腔内者，称为气腹（pneumoperitoneum），见于胃肠穿孔或治疗性人工气腹。②腹腔巨大包块：以巨大卵巢囊肿最常见，腹形特点为全腹膨隆呈球形，变换体位时其形状无明显改变。③腹腔积液：腹腔内积液称腹水（ascites），当腹腔内大量积液时，仰卧位时液体因重力作用下沉于腹腔两侧，致腹部外形宽而扁，称为蛙状腹（frog belly）。坐位时下腹部明显膨出。常见于肝硬化门脉高压症，亦可见于心力衰竭、缩窄性心包炎、肾病综合征、结核性腹膜炎、腹膜转移癌等。④腹膜炎症或肿瘤浸润：因腹肌紧张，当全腹膨隆时，致脐部较突出，腹部常呈尖凸状，称为尖腹（pointed abdomen）。

为观察全腹膨隆的程度与变化，需定期在同等条件下测量腹围以资比较。测量时嘱患者排尿后平卧，用软尺在脐水平绕腹一周，测得的周长即为腹围（abdominal circumference），以厘米计算。

2）局部膨隆：局部膨隆常因炎性包块、脏器肿大、腹内肿瘤、腹壁上的肿物和疝等所致。左上腹膨隆常见于脾大或结肠脾曲肿瘤；上腹中部膨隆常见于肝左叶肿大、胃扩张、胃癌、胰腺囊肿或肿瘤；右上腹膨隆常见于肝肿大肝大（淤血、脓肿、肿瘤）、胆囊肿大及结肠肝曲肿瘤；左下腹部膨隆见于降结肠肿瘤、干结粪块（灌肠后可消失）；下腹部膨隆多见于妊娠、子宫肌瘤等所致的子宫增大、卵巢肿瘤、尿潴留等，尿潴留者排尿或导尿后膨隆可消失；右下腹部膨隆见于阑尾周围脓肿、回盲部结核或肿瘤、克罗恩病等。

为鉴别局部肿块是位于腹壁上还是腹腔内，可嘱患者取仰卧位，双手托于枕部，做仰卧起坐动作，使腹壁肌肉紧张，如肿块更为明显，提示肿块在腹壁上，被紧张的腹肌所托起；反之若不清楚或消失，提示肿块在腹腔内。

（2）腹部凹陷：仰卧时前腹壁明显低于肋缘至耻骨联合平面，称为腹部凹陷（abdominal retraction）。根据凹陷的范围可分为全腹凹陷和局部凹陷。

1）全腹凹陷：常见于脱水和消瘦者。严重者前腹壁凹陷几乎贴近脊柱，肋弓、髂嵴和耻骨联合显露，全腹呈舟状，称为舟状腹（scaphoid abdomen），见于恶性肿瘤、结核等慢性消耗性疾病所致的恶病质，亦可见于糖尿病、严重的甲状腺功能亢进症、神经性厌食等。

2）局部凹陷：不多见，可因腹部手术或外伤后瘢痕收缩引起，患者增加腹压或立位时凹陷更明显。

2. 呼吸运动　正常人可见到呼吸时腹壁上下起伏运动，吸气时上抬，呼气时下陷，称腹式呼吸运动。儿童和成年男性以腹式呼吸为主，呼吸时腹壁起伏不明显。腹式呼吸减弱见于急性腹痛、腹膜炎症、腹水、腹腔内巨大肿块或妊娠。腹式呼吸消失见于消化性溃疡穿孔所致急性腹膜炎或膈肌麻痹等。腹式呼吸增强较少见，常因肺部或胸膜疾病等使胸式呼吸受限所致。

3. 腹壁静脉　正常人腹壁静脉一般不显露。较瘦者或皮肤较薄而松弛的老年人，有时隐约可见，但不迂曲，多呈较直的条纹，仍属正常。明显可见或迂曲变粗，称为腹壁静脉曲张（subcutaneous varicose vein of abdominal wall），常见于门静脉高压或上、下腔静脉回流受阻而有侧支循环形成时。

评估腹壁曲张静脉的血流方向，有利于鉴别静脉曲张的来源，其方法为选择一段没有分支的腹壁静脉，评估者将右手示指示指和中指并拢压在该段静脉上，然后用一手指紧压并向外移动，挤出静脉中的血液，至一定距离时放松该手指，另一手指仍紧压不动，观察挤空的静脉是否快速充盈，如迅速充盈，则血流方向是从放松手指端流向紧压的手指端。再用同法放松另一手指，观察血流的方向（图 4-38）。

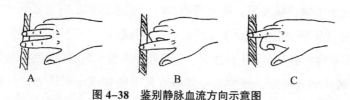

图 4-38　鉴别静脉血流方向示意图

正常时脐水平线以上的腹壁静脉血流自下向上经胸壁静脉和腋静脉而进入上腔静脉；脐水平线以下的腹壁静脉血流自上向下经大隐静脉而进入下腔静脉。门静脉高压时，血流方向以脐为中心呈放射状（图 4-39A）；上腔静脉梗阻时，血流方向向下（图 4-39B）；下腔静脉梗阻时，血流方向向上（图 4-39C）。

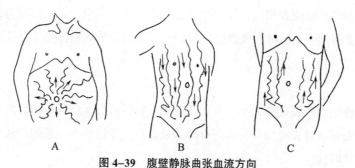

图 4-39　腹壁静脉曲张血流方向
A. 门静脉高压时腹壁浅静脉血流方向；B. 上腔静脉梗阻时腹壁浅静脉血流方向；
C. 下腔静脉梗阻时腹壁浅静脉血流方向

4. 胃肠型和蠕动波　胃肠道发生梗阻时，梗阻近端的胃或肠段饱满而隆起，显出各自的轮廓，称胃型或肠型（gastral or intestinal pattern），同时伴有该部位蠕动增强，可见蠕动波（peristaltic rushes）。幽门梗阻时，因胃的蠕动增强（除腹壁过度肥厚者外），可见到较大的胃蠕动波自左肋缘下向右缓慢推进，为正蠕动波。有时还可见到自右向左运行的逆蠕动波。脐部出现横行排列呈多层梯形的肠型或较大蠕动波见于小肠梗阻。结肠远端梗阻时，宽大的肠型多出现于腹壁的周边。如发生了肠麻痹，则蠕动波消失。观察蠕动波时，需选择适当角度，也可用手轻拍腹壁诱发后察看。

5. 皮疹、色素和腹纹　腹部皮疹常见于某些传染病及药物过敏。一侧腹部或腰部沿脊神经走行分布的疱疹提示带状疱疹的可能。左腰部皮肤呈蓝色，可见于急性出血性胰腺炎，脐周或下腹壁发蓝见于宫外孕破裂或出血性胰腺炎。腹纹（ventral stripe）多分布于下腹部，白色条纹见于肥胖或经产妇女，紫纹为皮质醇增多症的常见体征，出现部位除下腹部外，还可见于股外侧和肩背部。

三、听诊

腹部听诊时应全面听诊腹部各区，尤其注意上腹部和脐部。腹部听诊内容主要有肠鸣音、

NOTE

振水音和血管杂音。

1. 肠鸣音 肠蠕动时，肠管内气体和液体随之流动，产生一种断续的咕噜声或气过水声，称为肠鸣音（bowel sound）。正常肠鸣音每分钟4～5次，以脐部最清楚。肠鸣音超过每分钟10次，音调不特别高亢，称肠鸣音活跃（bowel sounds active），见于服泻药后、急性肠炎或胃肠道大出血。肠鸣音次数多且呈响亮、高亢的金属音，称肠鸣音亢进（hyperactive bowel sounds），见于机械性肠梗阻。肠鸣音明显少于正常，称肠鸣音减弱（hypoactive bowel sounds），见于老年性便秘、电解质紊乱（低血钾）及胃肠动力低下等。如持续听诊3～5分钟未闻及肠鸣音，称肠鸣音消失，见于急性腹膜炎或各种原因所致的麻痹性肠梗阻。

2. 振水音 被评估者仰卧，评估者一耳凑近其上腹部或将听诊器体件放于此处，然后用稍弯曲的手指连续迅速冲击其上腹部，如听到胃内液体与气体相撞击的声音，称为振水音（succussion splash）。也可用双手左右摇晃其上腹部以闻及振水音。正常人餐后或饮入多量液体时，可出现振水音。但若在空腹或餐后6～8小时以上仍有此音，则提示胃内有液体潴留，见于胃扩张和幽门梗阻。

3. 血管杂音 正常腹部无血管杂音（vascular murmur）。血管杂音可分为动脉性和静脉性。动脉性杂音与低调的心脏杂音相似；静脉性杂音为连续性嗡鸣声，无收缩期与舒张期之分。腹壁静脉明显曲张者脐周或上腹部闻及静脉性杂音，提示门静脉高压伴侧支循环形成。

四、叩诊

腹部叩诊可评估某些脏器的大小及有无叩击痛，胃肠道有无胀气，腹腔内有无积液、积气和包块等。还可验证和补充视诊与听诊所得的结果。直接叩诊法和间接叩诊法均可用于腹部叩诊，但多采用间接叩诊。

1. 腹部叩诊音 以间接叩诊法叩诊腹部四区，正常人除肝和脾所在部位、增大的膀胱和子宫占据的部位，以及两侧腰部近腰肌处叩诊呈浊音或实音外，其余部位均为鼓音。鼓音范围明显增大见于胃肠高度胀气、胃肠穿孔所致气腹。肝、脾或其他实质性脏器极度肿大，腹腔内大量积液或肿瘤时鼓音范围缩小，病变部位叩诊呈浊音或实音。

2. 肝脏及胆囊叩诊 被评估者平静呼吸，分别沿右锁骨中线、右腋中线和右肩胛线，由肺清音区往下叩诊至出现浊音，即为肝上界。再由腹部鼓音区沿右锁骨中线或正中线向上叩至浊音处即为肝下界。由于肝下界与胃和结肠等重叠，很难叩准，故常用触诊确定。一般叩得的肝下界比触得的肝下界高1～2cm。匀称体型者正常肝上界在右锁骨中线上第5肋间，下界位于右季肋下缘，两者之间的距离为肝浊音区上下径，为9～11cm；在右腋中线上，肝上界在第7肋间，下界相当于第10肋骨水平；在右肩胛线上，肝上界为第10肋间，下界不易叩出。瘦长体型者肝上、下界均可低一个肋间，矮胖体型者则可高一个肋间。

病理情况下，肝浊音界向上移位见于右肺不张、右肺纤维化及气腹鼓肠等；肝浊音界向下移位见于肺气肿、右侧张力性气胸等。肝浊音界扩大或缩小见于肝脏病变；肝浊音界消失代之以鼓音是急性胃肠穿孔的重要体征。

评估肝区有无叩击痛时，将左手手掌按在在肝区上，右手轻锤左手手背，询问被评估者肝部有无疼痛感，如主诉有肝区叩击痛，一般见于肝炎或肝脓肿。

胆囊位于深处，且被肝脏覆盖，叩诊不能评估其大小，只能评估胆囊区有无叩击痛，胆囊区叩击痛是胆囊炎的重要体征。

3. 肾脏叩诊 被评估者取坐位或侧卧位，评估者以左手掌平放于被评估者肋脊角处（肾区），右手握拳用轻到中等力量叩击左手背。肾炎、肾盂肾炎、肾结石、肾周围炎及肾结核时，肾区常有不同程度的叩击痛。

4. 膀胱叩诊 用于判断膀胱充盈的程度。叩诊于耻骨联合上方进行。膀胱空虚时，因小肠位于耻骨上方遮盖膀胱，故叩诊呈鼓音。当膀胱被尿液充盈时，耻骨上方叩诊呈圆形浊音区。排尿或导尿后复查，浊音区转为鼓音，此可与妊娠的子宫、卵巢囊肿或子宫肌瘤等使该区出现浊音相鉴别。

5. 移动性浊音 为确定腹腔有无积液的重要评估方法。被评估者取仰卧位，液体因重力作用多积聚在腹腔低处，含气的肠管漂浮其上，故叩诊腹中部呈鼓音，腹部两侧呈浊音。评估者自腹中部脐平面开始叩向左侧至出现浊音时，板指固定不动，嘱被评估者右侧卧，再度叩诊，如呈鼓音，即为移动性浊音阳性，提示腹腔内游离腹水达1000mL以上。

五、触诊

触诊是腹部评估的主要方法。触诊时被评估者取仰卧位，两腿屈曲并稍分开，微张口做平静腹式呼吸。评估者站于被评估者右侧，面向被评估者，前臂与腹部表面在同一水平，由左下腹开始逆时针方向，先浅触诊，后深触诊，依次触诊腹的各部，边触诊边观察被评估者的反应与表情。对精神紧张或有痛苦者，可边触诊边与其交谈，转移其注意力以减轻腹肌紧张。若被评估者诉有腹痛，则应由未诉有腹痛的部位逐渐移向疼痛部位。浅触诊主要用于评估腹壁紧张度、抵抗感、浅表的压痛、包块、搏动和腹壁上的肿块。深触诊包括深压触诊、滑动触诊和双手触诊，用于评估腹腔内脏器的大小、形态、压痛、反跳痛及腹腔内包块等。

触诊内容分述如下：

1. 腹壁紧张度 正常人腹壁触之柔软，有一定张力，但较易压陷，称腹壁柔软。某些病理情况可致腹壁紧张度增加或减弱。

（1）腹壁紧张度增加：全腹壁紧张度增加常见以下情况：①急性胃肠穿孔或实质脏器破裂所致的急性弥漫性腹膜炎，因炎症刺激腹膜引起腹肌痉挛，腹壁明显紧张，甚至强直硬如木板，称为板状腹（tabulate venter）；②结核性腹膜炎或癌性腹膜炎，因炎症对腹膜刺激缓慢，且伴腹膜增厚、肠管和肠系膜粘连，故腹壁柔韧而具抵抗力，不易压陷，称揉面感（dough kneading sensation）；③肠胀气、腹腔内大量积液者，因腹腔内容物增加，触诊腹壁张力较大，但无腹肌痉挛，压痛可有可无。

局部腹壁紧张常因其下脏器炎症累及腹膜所致，如急性胰腺炎可见上腹或左上腹壁紧张，急性胆囊炎可见右上腹壁紧张，急性阑尾炎可见右下腹壁紧张。

（2）腹壁紧张度减低：触诊腹壁松软无力，失去弹性，见于经产妇、年老体弱者、慢性消耗性疾病及大量放腹水后。全腹紧张度消失见于重症肌无力和脊髓损伤所致腹肌瘫痪。局部腹壁紧张度减低不多见，可由局部的腹肌瘫痪或缺损而致。

2. 压痛及反跳痛 正常腹部触诊无疼痛，重按时仅有压迫不适感。若由浅入深按压腹部引起疼痛，称为压痛。触诊腹部出现压痛后，手指稍停片刻，使压痛感趋于稳定，然后将手突然抬起，此时如患者感觉腹痛骤然加剧，并有痛苦表情，称为反跳痛。反跳痛是腹膜壁层受炎症累及的征象。腹壁紧张，同时伴有压痛和反跳痛，称为腹膜刺激征（peritoneal irritation sing），是急性腹膜炎的重要体征。压痛多由腹壁或腹腔内的炎症，肿瘤，脏器淤血、破裂、扭转、结石等病变所致。如腹部触痛在抓捏腹壁或仰卧起坐时明显，多考虑腹壁病变，否则多为腹腔内病变。压痛局限于某一部位时，为压痛点。某些疾病常有位置较固定的压痛点，麦氏点（Mc Burney point）位于右髂前上棘与脐连线外 1/3 与中 1/3 交界处，阑尾病变时此处有压痛；胆囊点位于右侧腹直肌外缘与肋弓交界处，胆囊病变时此处有明显压痛。腹部常见疾病的压痛部位见图 4-40。

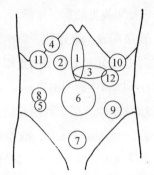

图 4-40　腹部常见疾病的压痛点

1. 胃炎或溃疡；2. 十二指肠溃疡；3. 胰腺炎或肿瘤；4. 胆囊炎；5. 阑尾炎；6. 小肠疾病；7. 膀胱及子宫病变；8. 回盲部炎症、结核；9. 乙状结肠病变；10. 脾或结肠脾曲病变；11. 肝或结肠肝曲病变；12. 胰腺炎的腰部压痛点

3. 肝脏触诊　常用单手触诊。评估者将右手掌平放于被评估者右锁骨中线，四指并拢，掌指关节伸直，与肋缘大致平行，自髂前上棘水平开始自下而上，与被评估者腹式呼吸运动紧密配合进行深触诊。被评估者深呼气时，腹壁松弛下陷，指端压向腹深部；深吸气时，手随腹壁隆起缓慢抬起，并向前上迎触下移的肝缘。如此反复进行，直至触及肝缘或肋缘。以同样方法于前正中线触诊肝左叶。为提高触诊效果，亦可用双手触诊法。评估者右手位置同单手触诊法，用左手掌托住被评估者右后腰部，将肝向上托起，使肝下缘紧贴前腹壁，左大拇指张开置于右肋缘，限制右下胸扩张，以增加膈肌下移的幅度，使吸气下移的肝更易被触及（图 4-41）。

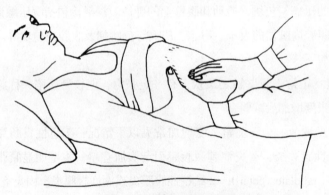

图 4-41　肝脏触诊法示意图

（1）大小：正常成人肝在肋缘下一般不能触及，少数可触及者应在 1cm 内。剑突下可触及肝下缘，多在 3cm 以内。肝下缘超出上述标准，但肝质地柔软，表面光滑，无压痛，肝上界也相应降低，肝上下径正常，为肝下移。如肝上界正常或升高，则提示肝大。弥漫性肝大见于肝炎、脂肪肝、肝淤血、早期肝硬化、白血病、血吸虫病等；局限性肝大见于肝脓肿、肝囊肿、肝肿瘤等，常能触及或看到局部膨隆。

（2）质地：肝质地一般分为质软、质韧（中等硬度）和质硬 3 级。正常肝质地柔软，如触口唇；急性肝炎及脂肪肝时质地稍韧；慢性肝炎及肝淤血质韧如触鼻尖；肝硬化、肝癌质硬如触前额；肝脓肿或囊肿有积液时呈囊性感，大而浅者可能触及波动感。

（3）表面形态及边缘：正常肝表面光滑、边缘整齐且厚薄一致。肝炎、脂肪肝、肝淤血者表面光滑，边缘圆钝；肝硬化者表面不光滑呈结节状，边缘不整齐且较薄；肝癌、多囊肝表面不光滑呈不均匀的粗大结节状,边缘厚薄也不一致;巨块型肝癌、肝脓肿者表面呈大块状隆起。

（4）压痛:正常肝脏无压痛。当肝包膜有炎性反应或因肝大受牵拉,则肝有压痛。急性肝炎、肝淤血时常有弥漫性轻度压痛;较表浅的肝脓肿有局限性剧烈压痛。

（5）搏动:正常肝不能触及搏动。如触到肝搏动,应鉴别是肝本身的扩张性搏动还是传导性搏动。评估者将右手置于肝前面,左手置于肝后面或右外侧表面,嘱患者暂停呼吸,如可感到肝呈开合样搏动,则为肝本身的扩张性搏动,见于三尖瓣关闭不全。如仅右手被推向上,左手无感觉,则为传导性搏动,见于肝大压迫腹主动脉和右心室增大推压肝。

4. 胆囊触诊 可用单手触诊法。正常胆囊不能触及。胆囊肿大时,在右肋下腹直肌外缘处可触及一梨形或卵圆形、张力较高、随呼吸而上下移动的肿块,其质地和压痛视病变性质而定。急性胆囊炎因胆囊渗出物潴留所致胆囊肿大,呈囊性感,有明显压痛;壶腹周围癌等因胆总管阻塞,胆汁大量潴留所致胆囊肿大,呈囊性感而无压痛;胆囊结石或胆囊癌因胆囊内有大量结石或癌肿所致胆囊肿大,有实体感。

某些胆囊炎胆囊尚未肿大或虽已肿大而未达肋缘以下者,不能触及胆囊,但此时可探及胆囊触痛。评估胆囊触痛时评估者将左手掌平放于被评估者右胸下部,以拇指指腹钩压于右肋下缘与腹直肌外缘交界处,然后嘱其缓慢深吸气。在吸气过程中发炎的胆囊下移时碰到用力按压的拇指,可引起疼痛或因疼痛而突然屏气,为墨菲征（Murphy sign）阳性,也叫吸停征,见于急性胆囊炎（图4-42）。

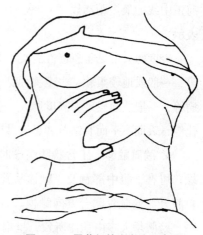

图4-42 墨菲征检查方法示意图

5. 脾脏触诊 正常脾不能触及。内脏下垂、左侧大量胸腔积液或积气致膈肌下降,脾随之下移,深吸气时可在左肋缘下触及。除此之外触及脾则提示脾大。脾明显肿大而位置较表浅时,用单手浅部触诊即可触及。如肿大的脾位置较深,则用双手触诊法进行评估。触诊脾时,被评估者取仰卧位,双腿稍屈曲,评估者左手绕过被评估者腹部前方,手掌置于其左胸下部第7~10肋处,将脾由后向前托起并与拇指共同限制胸廓运动。右手掌平置于脐部,与左肋弓成垂直方向,以稍弯曲的手指末端压向腹部深处,配合被评估者腹式呼吸运动,迎触脾尖直到触及脾缘或左肋缘（图4-43）。脾轻度肿大,仰卧位不易触及时,可嘱患者取右侧卧位,右下肢伸直,左下肢屈髋、屈膝,此时双手触诊较易触及。触及脾后应注意其大小、质地、表面形态、有无压痛等。

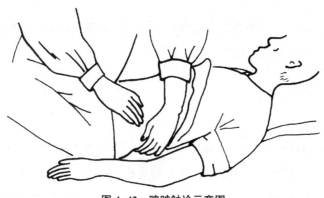

图4-43 脾脏触诊示意图

NOTE

临床上常将脾脏肿大分为 3 度。脾缘不超过肋下 2cm 者为轻度肿大；超过 2cm，但在脐水平线以上者为中度肿大；超过脐水平线或前正中线为高度肿大，又称巨脾。脾大的测量方法如图 4-44 所示。轻、中度脾大时只作甲乙线（第 1 线）测量，即左锁骨中线与左肋缘交点至脾下缘的垂直距离，以厘米表示（下同）。脾明显肿大时，应加测甲丙线（第 2 线）和丁戊线（第 3 线）。甲丙线为左锁骨中线与左肋缘交点至脾最远点的距离。丁戊线为脾右缘到前正中线的距离。如脾大向右未超过前正中线，测量脾右缘至

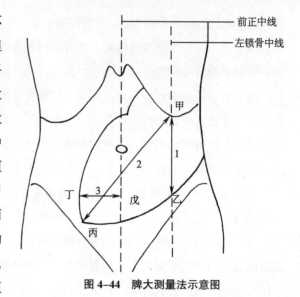

图 4-44　脾大测量法示意图

前正中线的最短距离以"-"表示；超过前正中线则测量脾右缘至前正中线的最大距离以"+"表示。

轻度脾大常见于急慢性肝炎、粟粒性肺结核、伤寒、感染性心内膜炎、败血症和急性疟疾等，一般质地较柔软；中度脾大见于肝硬化、慢性淋巴细胞性白血病、系统性红斑狼疮及淋巴瘤等，一般质地较硬；高度脾大，表面光滑者见于慢性粒细胞性白血病、慢性疟疾和骨髓纤维化等，表面不平而有结节者见于淋巴瘤等。

6. 膀胱触诊　正常膀胱空虚时隐于盆腔内，不易触及。当膀胱充盈胀大时，超出耻骨上缘，可在下腹中部触及。触诊膀胱多用单手滑行触诊法。被评估者仰卧屈膝，评估者以右手自脐开始向耻骨联合方向触摸。若触及包块应详查其性质，以鉴别其为膀胱、子宫或其他肿物。膀胱增大多由积尿所致，呈扁圆形或圆形，触之有囊性感，不能被推移，按压时有尿意，排尿或导尿后缩小或消失，以此可与妊娠子宫、卵巢囊肿、直肠肿物等常见的耻骨上区包块相鉴别。

膀胱胀大常见于尿道梗阻、脊髓病（截瘫）所致的尿潴留，也见于昏迷、腰椎或骶椎麻醉后、手术后局部疼痛患者。

第八节　肛门、直肠和生殖器评估

肛门、直肠和生殖器评估是全身体格评估不可或缺的部分。应向被评估者说明评估的目的、方法和重要性，以使被评估者接受并配合评估。

一、肛门和直肠评估

（一）被评估者体位

肛门和直肠评估时应根据需要，让被评估者采取适当的体位。

1. 肘膝位　被评估者两肘关节屈曲，置于检查床上，使胸部俯于床面，两膝关节屈曲成直角跪于检查床上，臀部抬高（图 4-45）。此体位适用于前列腺、精囊疾病及内镜检查。

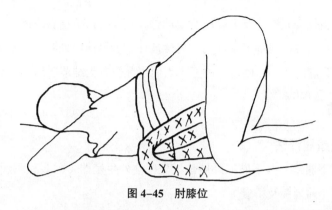

图 4-45 肘膝位

2. 左侧卧位 被评估者左腿伸直，右腿向腹部屈曲，臀部靠近检查床右边，评估者位于被评估者背后进行评估。此体位适用于女性及病重衰弱者（图 4-46）。

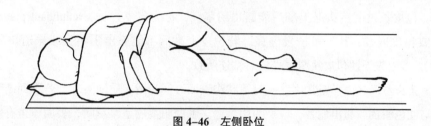

图 4-46 左侧卧位

3. 仰卧位或截石位 患者仰卧，臀部垫高，两腿屈曲、抬高并外展。此体位适用于膀胱直肠窝评估，亦可进行直肠双合诊，以评估盆腔脏器病变。

4. 蹲位 被评估者下蹲屏气用力做排便动作，适用于评估直肠脱垂、内痔及直肠息肉。

肛门和直肠评估的结果及其病变部位按时钟方向进行记录，并说明评估的体位。如仰卧位时，肛门前正中点为 12 点钟位，后正中点为 6 点钟位，而肘膝位的时钟位则与此相反。

（二）视诊

用手分开患者臀部，观察肛门及其周围有无皮肤损伤、黏液、脓血、溃疡、脓肿、外痔、肛裂及瘘管口等。

1. 肛门外伤与感染 肛门有创口或瘢痕，多见于外伤与手术；肛门周围有红肿及压痛，见于肛门周围脓肿。

2. 肛裂（anal fissure） 肛门黏膜有狭长裂伤，可伴有梭形或多发性小溃疡，有明显触压痛。

3. 痔疮（hemorrhoid） 为肛门和直肠下部的静脉丛扩大和曲张形成的静脉团。肛门外口（齿状线以下）紫红色柔软包块，表面为皮肤覆盖者称外痔（external hemorrhoid）；肛门内口（齿状线以上）紫红色包块，表面为黏膜者称内痔（internal hemorrhoid），常随排便突出肛门口外；兼有内痔和外痔表现者称为混合痔（mixed hemorrhoid）。

（三）触诊

对肛门或直肠的触诊称为肛门指诊或直肠指诊。此评估法不仅对肛门直肠的疾病，而且对盆腔的其他疾病如阑尾炎、前列腺与精囊病变、子宫及输卵管病变等，都具有重要的诊断价值。触诊时，评估者右手戴手套或指套，涂适量润滑剂。触诊的示指先在肛门口轻轻按摩，待被评估者肛门括约肌放松后，再将探查的示指指腹徐徐插入并向深部推进。触诊直肠内壁时，

NOTE

注意有无压痛及黏膜是否光滑，有无肿块及波动感。观察指诊后指套表面有无血液、脓液或黏液，必要时取其涂片做镜检或细菌学评估。男性被评估者触诊前列腺，注意其左、右叶和中间沟等结构，以及前列腺的大小、硬度、外形、表面情况及有无结节、压痛。

二、生殖器评估

（一）男性生殖器评估

被评估者暴露下腹部，双下肢取外展位，先评估外生殖器（阴茎和阴囊），然后用直肠指诊法评估内生殖器（前列腺及精囊）。

1. 阴茎　阴茎前端膨大的部分称为阴茎头。阴茎的皮肤在冠状沟前向内翻转覆盖在阴茎头上，称为包皮。

（1）包皮：正常成人阴茎松弛时，包皮不应掩盖尿道口，上翻后可被退到冠状沟，露出阴茎头。包皮长过阴茎头但上翻后能露出阴茎头，称为包皮过长（redundant prepuce），易引起炎症或包皮嵌顿，甚至可诱发癌症。若包皮上翻后不能露出阴茎头或尿道口称为包茎（phimosis），多由先天性包皮狭窄或炎症后粘连所致。

（2）阴茎头与冠状沟：正常阴茎头与冠状沟表面红润光滑，质地柔软。若看到结节或触及硬结，伴暗红色溃疡、易出血者，应疑为阴茎癌。晚期阴茎癌呈菜花状，表面覆盖有腐臭味的灰白色坏死组织。冠状沟处发现单个椭圆形硬质溃疡称为下疳（chancre），愈合后留有瘢痕，见于梅毒。尖锐湿疣的好发部位也在冠状沟。

（3）尿道口：正常尿道口黏膜红润、清洁、无分泌物。如淋球菌或其他病原体感染引起尿道炎时尿道口红肿，附有分泌物或有溃疡，并有触痛。

（4）阴茎大小：正常成人阴茎长 7～10cm。成人阴茎过小（婴儿型）见于垂体功能或性功能减退；儿童外生殖器呈成人型见于肾上腺皮质肿瘤或睾丸间质细胞瘤。

2. 阴囊　评估时患者应取立位或仰卧位，两腿稍分开。评估者将两手拇指置于阴囊前面，其余四指放在阴囊后面，双手同时触诊，以资对比。

阴囊是腹膜的延续部分，由隔膜分为左右两囊，各含精索、睾丸和附睾。一侧阴囊明显下垂或增大，不伴皮肤颜色改变者，见于精索静脉曲张、腹股沟斜疝、鞘膜积液和睾丸肿瘤等。阴囊皮肤肿胀发亮，达到透明程度称阴囊水肿（edema of scrotum），可为全身性水肿的一部分，也可由局部炎症、过敏反应、静脉回流受阻等而致；阴囊水肿，皮肤粗厚呈象皮状，称为阴囊象皮肿（chyloderma），见于丝虫病引起的淋巴管炎或淋巴管阻塞。

（1）精索：正常呈柔软的条索状，上下粗细一致，1～2mm，无挤压痛。急性炎症时，精索有挤压痛及局部皮肤红肿；如沿精索触到表面光滑的长圆形或椭圆形囊性肿物，可能为鞘膜积液（hydrocele）、腹股沟斜疝或睾丸肿瘤。如透光试验阴囊被照亮呈红色、均质的半透明状，则为阳性，见于鞘膜积液，阴性（不透光）者为腹股沟斜疝或睾丸肿瘤。

（2）附睾：位于睾丸后外侧，上端膨大，下端细小如囊锥状。急性附睾炎时肿痛明显；慢性附睾炎时，可触及附睾肿大，有结节，稍有压痛。

（3）睾丸：呈椭圆形微扁，表面光滑柔韧，两侧大小一致。如果睾丸未降入阴囊内而在腹腔、腹股沟管内或阴茎根部、会阴等处，称为隐睾症（cryptorchism）。触诊时应仔细寻找。单侧隐睾多见，若为双侧者可影响生殖器官及第二性征的发育。睾丸未发育见于先天性睾丸发育不全症，由性染色体数目异常所致。

急性睾丸肿痛伴明显压痛见于外伤或炎症，如流行性腮腺炎、淋病等。慢性睾丸肿痛多由结核所致。一侧睾丸肿大、坚硬有结节应考虑睾丸肿瘤。睾丸过小多为先天性或由内分泌异常引起，如肥胖性生殖无能症。睾丸萎缩可为流行性腮腺炎、外伤后遗症及精索静脉曲张所致。

3. 前列腺　位于膀胱下方，耻骨联合后约 2cm 处，椭圆形，左右各一，紧密相连。

评估时患者取肘膝位或左侧卧位，评估者示指戴指套，涂适量润滑剂，徐徐插入肛门，向腹侧触诊。正常成人前列腺距肛门 4cm，正中有纵行浅沟称中间沟，将前列腺分为左、右两叶，每叶约拇指腹大小，表面光滑，质韧有弹性，可触及中间沟。前列腺中间沟消失，表面平滑，质韧，无压痛，见于前列腺肥大；肿大并有明显压痛，见于急性前列腺炎；肿大，表面不平呈结节状，质地坚硬，多为前列腺癌。

4. 精囊　位于前列腺上方。正常精囊光滑柔软，直肠指诊时不易触及。精囊病变常继发于前列腺，如精囊可触及条索状肿胀并有压痛，见于前列腺炎等所致的精囊炎。

（二）女性生殖器评估

一般女性患者不常规做生殖器评估，如有适应证或考虑妇产科疾病时，应由妇产科进行评估。

第九节　脊柱与四肢评估

一、脊柱评估

脊柱的功能是支持体重，保持正常的立位及坐位姿势。其病变主要表现为姿势或形态异常、活动度受限或疼痛等。评估以视诊为主，结合触诊和叩诊。

（一）脊柱弯曲度

正常人直立时从背面观脊柱无侧凸，侧面观有 4 个弯曲部位，即颈椎段稍向前凸，胸椎段稍向后凸，腰椎段明显前凸，骶椎段明显后凸，类似"S"形，称为生理性弯曲。评估时嘱被评估者双足并拢站立，双臂自然下垂。从背面视诊被评估者脊柱有无侧凸畸形，或用手指沿脊椎棘突从上向下划压后，使皮肤出现一条红色充血线，以观察脊柱有无侧凸畸形；从侧面视诊患者有无脊柱后凸或脊柱前凸畸形。

1. 脊柱后凸（kyphosis）　多发生于胸段脊柱，常见于佝偻病、胸椎结核、强直性脊柱炎、老年脊椎退行性变、脊椎骨折等。

2. 脊柱前凸（lordosis）　多发生在腰椎部位，见于晚期妊娠、大量腹水、腹腔巨大肿瘤等。

3. 脊柱侧凸（scoliosis）　可分为姿势性和器质性两种类型。姿势性侧凸者改变体位可使侧凸纠正，见于儿童发育期坐位姿势不端正、椎间盘脱出症及脊髓灰质炎后遗症等。器质性侧凸者改变体位不能使侧凸纠正，见于佝偻病、慢性胸膜增厚粘连、肩部或胸廓畸形等。

（二）脊柱活动度

脊柱的运动主要在颈椎段和腰椎段。评估脊柱活动度时应让被评估者做前屈、后伸、左右侧弯及左右旋转动作。正常颈椎在直立时前屈、后伸各 30°～45°，左右侧弯各 45°，左右旋转各 60°～80°；腰椎前屈 90°，后伸 30°，左右侧弯各 20°～30°，左右旋转 30°。

NOTE

脊柱各段活动度受限常见于相应脊柱节段肌肉、韧带劳损，脊椎增生性关节炎，结核或肿瘤所致脊椎骨质破坏，脊椎外伤所致骨折或关节脱位。

（三）脊柱压痛与叩击痛

1. 压痛　嘱患者取端坐位，身体稍前倾。评估者以右手拇指自上而下逐个按压脊椎棘突及椎旁肌肉。正常人无压痛。脊柱压痛常见于脊椎结核、椎间盘脱出症及脊椎外伤或骨折，脊柱两旁肌肉压痛常见于腰背肌肉劳损。

2. 叩击痛　评估时以叩诊锤或手指直接叩击各脊柱棘突，为直接叩诊法；或以左手掌置于被评估者头顶，右手半握拳以小鱼际肌部叩击左手背，观察其有无疼痛，为间接叩诊法。叩击痛阳性见于脊椎结核、骨折及椎间盘脱出症等。

二、四肢与关节评估

四肢与关节的评估多以视诊和触诊为主，主要观察其形态、活动度或运动情况。正常人四肢与关节左右对称，形态正常，无肿胀及压痛，活动不受限。

（一）形态异常

1. 匙状甲（spoon nails）　又称反甲（koilonychia），其特点为指甲中央凹陷，边缘翘起，变薄，表面粗糙有条纹（图4-47）。多见于缺铁性贫血。

2. 杵状指（achropachy）　手指或足趾末端指节明显增宽增厚，呈杵状膨大，指（趾）甲从根部到末端呈弧形隆起（图4-48）。常见于支气管肺癌、支气管扩张、肺脓肿、发绀型先天性心脏病、溃疡性结肠炎等。其发生与肢端缺氧、代谢障碍及中毒性损害有关。

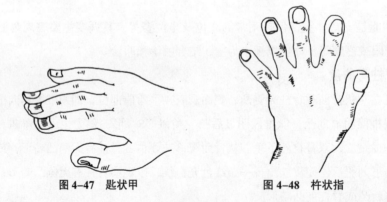

图 4-47　匙状甲　　　　　　　图 4-48　杵状指

3. 肢端肥大（acral growth）　成人腺垂体功能亢进，生长激素分泌增多所致骨末端及其韧带等软组织增生与肥大，使肢体末端较正常明显粗大，表现为手指、足趾粗而短，手、足背厚而宽，称为肢端肥大。见于肢端肥大症与巨人症。

4. 指关节变形（knuckle deformity）　包括：①梭形关节：指关节呈梭形畸形，活动受限，重者手指及腕部向尺侧偏移，多为双侧性（图4-49），见于类风湿性关节炎。②爪形手（claw hand）：掌指关节过伸，指间关节屈曲，骨间肌和大小鱼际肌萎缩，手呈鸟爪样，见于尺神经损伤、进行性肌萎缩、脊髓空洞症或麻风病。

5. 膝关节变形（knee joint deformity）　膝关节红、肿、热、痛及运动障碍，多为炎症所致。关节腔内积液时，触诊有浮动感，称浮髌现象（floating patella phenomenon）。浮髌现象的评估方法为：患者平卧，患肢放松；评估者左手拇指与其余手指分别固定在肿胀关节上方两侧，右手拇指和其余手指分别固定于下方两侧，使关节腔内积液不能流动；然后用右手示指将髌骨向后方连续按压数次（图 4-50）。如压下时有髌骨与关节面碰触感，放开时有髌骨随手浮起感，为浮髌试验阳性。浮髌试验阳性是膝关节腔积液的重要体征。

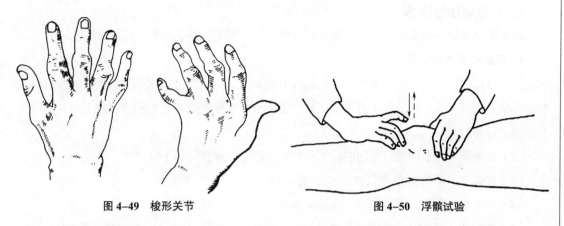

图 4-49 梭形关节　　　　　　　　图 4-50 浮髌试验

6. 膝内、外翻（genu varus，genu valgus） 正常人两足并拢时，双膝和双踝可靠拢。如双膝靠拢时，双踝分离呈"X"形，称膝外翻；如双踝并拢时双膝分离呈"O"形，称膝内翻（图 4-51），见于佝偻病和大骨节病。

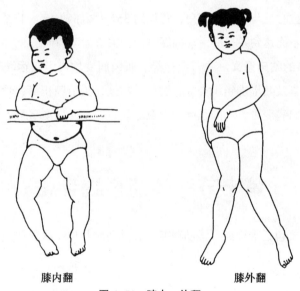

膝内翻　　　　　　　　膝外翻

图 4-51 膝内、外翻

7. 足内、外翻（pes varus，pes valgus） 正常人足做内、外翻动作时皆可达35°，复原时足掌、足跟可着地。足内、外翻畸形者足呈固定内翻、内收位或外翻、外展位（图 4-52），见于脊髓灰质炎后遗症和先天性畸形。

8. 肌肉萎缩（muscle atrophy） 为中枢或周围神经病变、肌炎或肢体废用所致的部分或全部肌肉组织体积缩小、松弛无力，常见于脊髓灰质炎后遗症、偏瘫、周围神经损伤、外伤性截瘫、多发性神经炎等。

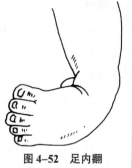

图 4-52 足内翻

9. 下肢静脉曲张（varicose veins of lower extremity） 表现为小腿静脉呈蚯蚓状弯曲、怒张，重者感腿部肿胀、局部皮肤颜色暗紫或有色素沉着，可形成经久

NOTE

不愈的溃疡，见于栓塞性静脉炎或从事站立性工作者。

10. 水肿   可呈单侧或双侧肢体水肿，指压凹陷或无凹陷，由局部或全身因素所致，详见本书第三章第二节。

（二）运动功能评估

嘱被评估者做主动或被动运动，观察其关节的活动幅度、有无活动受限或疼痛。

1. 正常关节活动范围

（1）肩关节：肘关节贴在胸前，手能触及对侧耳朵，示肩关节内收正常；手能从颈后触及对侧耳朵，示肩关节前屈、外展及外旋正常；手能从背后触及或接近对侧肩胛骨下角，示肩关节内旋、后伸正常。

（2）肘关节：握拳屈腕、屈肘时，拇指可触及肩部，伸直可达 180°。

（3）腕关节：伸约 40°，屈 50°～60°，外展约 15°，内收约 30°。

（4）指关节：各指关节可伸直，屈指可握拳。

（5）髋关节：屈曲时股前部可与腹壁相贴，后伸可达 30°，外展约 60°，内收约 25°，外旋与内旋各为 45°。

（6）膝关节：屈曲时小腿后部与股后部相贴，伸直可达 180°；膝关节在半屈曲位时，小腿可做小幅度旋转动作。

（7）踝关节：立位时足与小腿成直角，背伸约 35°，跖屈约 45°，内、外翻各约 35°。

当以上关节活动不能达到各自的活动幅度时，为关节运动障碍。

2. 运动功能障碍的临床意义   关节或神经、肌肉病变均可引起运动功能障碍。疼痛，肌肉痉挛或挛缩，关节囊及其周围组织炎症、肥厚及粘连，关节腔积液，骨或软骨增生可致关节运动异常；神经、肌肉病变可致不同程度的随意运动障碍（详见本章第十节）。

第十节   神经系统评估

神经系统评估主要包括脑神经、运动功能、感觉功能及神经反射评估等项目。

一、脑神经评估

脑神经共有 12 对，脑神经评估对颅脑损害的定位诊断很有意义。评估时应按顺序进行以免遗漏。

1. 嗅神经   评估时嘱患者闭目，堵住一侧鼻孔，用醋、酒或香水等分别置于另一侧鼻孔前，要求患者说出所嗅物品的气味，以了解其嗅觉正常与否，有无减退或消失。嗅觉障碍可见于鼻黏膜炎症、严重颅脑损伤、前颅凹占位性病变及脑膜炎等。

2. 视神经   视力、视野和眼底为评估视神经的最基本项目。视力评估见本章第四节相关内容。

视野为平视时所能看到的最大范围。一般用手试法测定。患者与评估者对坐，距离约 1m，各自用手遮住相对的眼睛，对视片刻，保持眼球不动，评估者用手指自上、下、左、右方位从周边向中央移动，注意手指位置应在评估者与被评估者之间，以评估者的视野作为对照判断被评估者视野是否正常。视野正常者应与评估者同时看到手指。视野变小或异常时应做视野计评估。视觉通路损害可出现多种视野缺损。

3. 动眼神经、滑车神经和展神经 此3对神经共同支配眼球运动。眼球运动评估见本章第四节相关部分。

4. 三叉神经 三叉神经为混合性神经，其感觉纤维分布于面部皮肤及眼、鼻、口腔黏膜；运动纤维主要支配咀嚼肌和颞肌。评估运动功能时，将双手置于被评估者两侧下颌角上面咀嚼肌隆起处，让其做咀嚼动作，比较两侧咀嚼肌力量的强弱，或嘱其露齿，观察张口时下颌有无偏斜。一侧三叉神经运动支受损时，病侧咀嚼肌肌力减弱，张口时下颌偏向病侧。评估感觉功能时，用棉签自上而下、由内向外轻触被评估者前额、鼻部两侧及下颌，两侧对比并随时询问有无感觉减退、消失或过敏。

5. 面神经 评估时先观察被评估者两侧额纹、眼裂、鼻唇沟及口角是否对称，然后嘱其做皱额、闭眼、露齿、鼓腮和吹口哨动作，观察左右两侧是否对称。一侧面神经周围性损害时，病侧额纹减少、眼裂较大、鼻唇沟变浅，不能皱额、闭眼，露齿时口角歪向健侧，鼓腮及吹口哨时病侧漏气。中枢性损害时，只出现病灶对侧下半部面肌的瘫痪。

6. 位听神经

（1）听力：听力评估见本章第四节相关部分。

（2）前庭功能：询问被评估者有否眩晕、平衡失调或眼球震颤。如有以上症状提示前庭神经病变。

7. 舌咽神经和迷走神经 先询问被评估者有否声音低哑、吞咽困难和饮水呛咳，然后嘱其张口发"啊"音，观察两侧软腭上抬是否有力、对称，腭垂有无偏斜。一侧神经受损时，发音时软腭和腭垂偏向健侧。

8. 副神经 观察胸锁乳突肌和斜方肌有无萎缩，嘱被评估者做耸肩和转颈运动，比较两侧肌力。副神经损害时，可出现一侧运动异常。

9. 舌下神经 评估时嘱被评估者伸舌，观察有无舌偏斜、舌肌萎缩或颤动。一侧舌下神经下运动神经元病变时，病侧可见舌肌萎缩和颤动，伸舌偏向病侧；一侧舌下神经上运动神经元病变时，无舌肌萎缩及颤动，伸舌偏向健侧。

二、感觉功能评估

评估感觉功能时，被评估者必须意识清晰，评估前向其说明评估目的和方法，以取得合作。评估时可由感觉障碍区向正常部位移行。

（一）浅感觉

1. 痛觉（algaesthesis） 嘱被评估者闭目，用针尖以均匀的力量轻刺其皮肤，请其即刻陈述感受。测试时注意两侧对称部位的比较。评估后记录感觉障碍的类型（正常、过敏、减退、消失）和范围。

2. 触觉（haptics） 用棉签轻触被评估者的皮肤或黏膜，请其回答有无轻痒的感觉。正常人对轻触觉很灵敏。触觉障碍见于脊髓后索病损。

3. 温度觉（temperature sensation） 用盛有40℃～50℃的热水及5℃～10℃的冷水的试管测试被评估者的皮肤，请其陈述自己的感受。正常人能明确辨别冷热的感觉。温度觉障碍见于脊髓丘脑侧束损伤。

（二）深感觉

1. 关节觉（joint sensation） 包括关节对被动运动的感觉和位置觉。评估时嘱被评估者闭目，评估者用示指指示指和拇指轻持其手指或足趾，做被动伸或屈的动作，让被评估者回答"向上"或"向下"，然后将其肢体放置在某种位置上，询问其能否回答肢体所处的位置。关节觉障碍见于脊髓后索病损。

2. 震动觉（vibration sense） 用震动的音叉放置于患者内、外踝，腕关节，髂嵴等肢体的骨隆起处，注意两侧对比。正常人有共鸣性震动感。震动觉障碍见于脊髓后索损害。

（三）复合感觉

包括皮肤定位觉、两点辨别觉、实物辨别觉和体表图形觉。这些感觉是大脑综合分析和判断的结果，又称皮质感觉。正常人闭目情况下可正确辨别，皮质病变时发生障碍。

三、运动功能评估

运动功能分随意运动和不随意运动两种。随意运动由锥体束管理，不随意运动由锥体外系和小脑司理。

（一）肌力

肌力（muscle power）是指肌肉运动时的最大收缩力。评估时嘱被评估者做肢体屈伸运动，评估者从相反的方向测试其对阻力的克服力量，注意两侧肢体的对比。

肌力可分为 6 级（0～V级）：

0 级 ：肌肉完全瘫痪。

Ⅰ级：仅见肌肉轻微收缩，但无肢体活动。

Ⅱ级：肢体可水平移动，但不能抬离床面。

Ⅲ级：肢体能抬离床面，但不能拮抗阻力。

Ⅳ级：肢体能做拮抗阻力运动，但肌力有不同程度的减弱。

Ⅴ级：正常肌力。

自主运动时肌力减退称不完全性瘫痪，肌力消失称完全性瘫痪。不同部位或不同组合的瘫痪分别命名为：①单瘫（monoplegia）：为单一肢体瘫痪，多见于脊髓灰质炎；②偏瘫：为一侧肢体瘫痪，伴有同侧脑神经损害，见于脑出血、脑动脉血栓形成、脑栓塞、蛛网膜下腔出血、脑肿瘤等；③截瘫：多为双侧下肢瘫痪，见于脊髓外伤、炎症等所致脊髓横贯性损伤；④交叉瘫：为一侧脑神经损害所致的同侧周围性脑神经麻痹及对侧肢体的中枢性偏瘫。

（二）肌张力

肌张力（muscular tone）是指静息状态下肌肉的紧张度。可通过触诊肌肉的硬度，或肌肉完全松弛时关节被动运动时的阻力来判断。

1. 肌张力增高（hypermyotonia） 触诊时肌肉坚实，做被动运动时阻力增加，见于锥体束或基底节损害。

2. 肌张力减弱（hypomyotonia） 触诊时肌肉松软，做被动运动时阻力减小或消失，可表现为关节过伸，见于周围神经炎、脊髓前角灰质炎或小脑病变。

（三）去脑强直

表现为颈后伸，甚至角弓反张，四肢强直性伸展、内收和内旋。去脑强直于病情好转时可转化为去皮质强直，两侧肘关节在胸前屈曲；当中枢神经系统损害加重时，去皮质强直又可转化为去脑强直。

（四）不随意运动

系随意肌不自主收缩产生的无目的的异常动作，多为锥体外系损害的表现。

1. 震颤（tremor） 震颤为躯体某部分虽不自主，但有节律性的抖动。常见有：①静止性震颤：静止时出现，运动时减轻或消失，见于震颤麻痹（shaking palsy or paralysis agitans）。②姿势性震颤：身体主动保持某种姿势时出现，运动及休息时消失，震颤较静止性震颤细而快。姿势性震颤包括应用肾上腺素后、甲状腺功能亢进、焦虑状态所致的震颤，以及肝昏迷、尿毒症、慢性肺功能不全等全身代谢障碍所致的扑翼样震颤。③动作性震颤：在动作时出现，动作终末愈接近目的物时愈明显，见于小脑疾患。

2. 手足搐搦（tetany） 发作时手足肌肉呈强直性痉挛，在上肢表现为腕部屈曲、手指伸展、指掌关节屈曲、拇指内收靠近掌心并与小指相对；在下肢表现为踝关节与趾关节皆呈屈曲状。见于低钙血症和碱中毒。

（五）共济运动

正常随意运动需由一组肌群在速度、幅度、力量等方面的精确配合才能完成，其协调有赖于小脑、前庭神经、深感觉及锥体外系的共同参与。当上述结构发生病变，动作协调发生障碍时，称为共济失调（ataxia）。共济运动的评估方法如下：

1. 指鼻试验（finger to nose test） 嘱被评估者前臂外旋、伸直，用示指示指触自己的鼻尖，先慢后快，先睁眼后闭眼，重复做上述动作。正常人动作准确，共济失调者指鼻动作经常失误。

2. 指指试验（finger to finger test） 嘱被评估者伸直示指，曲肘，然后伸直前臂以示指触碰对面评估者的示指，先睁眼后闭眼。正常人可准确完成；若总是偏向一侧，提示该侧小脑或迷路有病变。

3. 轮替动作（alternate motion） 嘱被评估者伸直手掌并反复做快速旋前旋后动作。共济失调患者动作缓慢，不协调。

4. 跟 - 膝 - 胫试验（heel knee tibia test） 嘱被评估者仰卧，先抬起一侧下肢，然后将足跟置于另一侧膝部下端，沿胫骨徐徐滑下。共济失调患者出现动作不稳或失误。

5. Romberg 征 又称闭目难立征。嘱被评估者直立，两臂向前伸平，双足并拢，然后闭目，如出现身体摇晃或倾斜即为阳性。仅闭目不稳而睁眼时能站稳提示两下肢有感觉障碍，为感觉共济失调。闭目睁目皆不稳提示小脑蚓部病变。

四、神经反射评估

反射是通过反射弧来完成的。反射弧由感受器、传入神经、中枢、传出神经和效应器五部分组成。反射弧中任何一部分有病变，都可使反射活动减弱或消失。临床上根据刺激的部位，可将反射分为浅反射和深反射两部分。反射活动是受高级中枢控制的，锥体束对浅反射有易化作用，一侧浅反射消失见于同侧锥体束受损；锥体束对深反射有抑制作用，锥体束病变时，反射活动因失去抑制而亢进。

（一）浅反射

刺激皮肤或黏膜引起的反应称为浅反射（superficial reflex）。

1. 角膜反射（corneal reflex）　嘱被评估者向内上方注视，评估者用棉签纤维由角膜外缘向内轻触其角膜。正常时可见眼睑迅速闭合。角膜反射完全消失见于深昏迷患者。

2. 腹壁反射（abdominal reflex）　被评估者仰卧，下肢稍屈以使腹壁放松，然后用竹签按上、中、下三个部位轻划腹壁皮肤（图4-53）。正常人于受刺激部位可见腹壁肌肉收缩。上部反射消失见于胸髓7～8节病损，中部反射消失见于胸髓9～10节病损，下部反射消失见于胸髓11～12节病损。双侧上、中、下三部反射均消失见于昏迷或急腹症患者。一侧腹壁反射消失见于同侧锥体束病损。

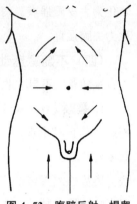

图4-53　腹壁反射、提睾反射评估示意图

3. 提睾反射（cremasteric reflex）　用竹签由上向下轻划股内侧上方皮肤，可引起同侧提睾肌收缩，使睾丸上提（图4-53）。双侧反射消失见于腰髓1～2节病损。一侧反射减弱或消失见于锥体束损害、老年人或腹股沟疝、阴囊水肿、精索静脉曲张、睾丸炎、附睾炎等。

4. 跖反射（plantar reflex）　被评估者仰卧，髋及膝关节伸直，评估者手持其踝部，用竹签由后向前划足底外侧，至小趾掌关节处再转向拇趾侧。正常表现为足跖屈，即Babinski征阴性。

（二）深反射

刺激骨膜、肌腱引起的反应称为深反射（deep reflex）。

1. 肱二头肌反射（biceps reflex）　评估者以左手扶托被评估者屈曲的肘部，将拇指置于肱二头肌肌腱上，然后用叩诊锤叩击拇指（图4-54）。正常反应为肱二头肌收缩，前臂快速屈曲。反射中枢为颈髓5～6节。

2. 肱三头肌反射（triceps jerk reflex）　评估者用左手扶托被评估者肘部，嘱其肘部屈曲，然后以叩诊锤直接叩击鹰嘴上方的肱三头肌肌腱（图4-55），反应为肱三头肌收缩，前臂稍伸展。反射中枢为颈髓7～8节。

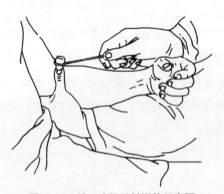

图4-54　肱二头肌反射评估示意图

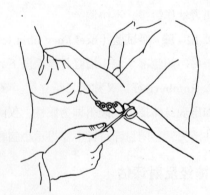

图4-55　肱三头肌反射评估示意图

3. 膝反射（knee jerk reflex）　坐位评估时，小腿完全松弛，自然下垂。卧位时，评估者用左手在窝处托起两下肢，使髋、膝关节稍屈，然后用右手持叩诊锤叩击髌骨下方的股四头肌肌腱（图4-56）。正常反应为小腿伸展。反射中枢为腰髓2～4节。

4. 跟腱反射（achilles tendon reflex）　被评估者仰卧，髋及膝关节稍屈曲，下肢取外旋外展位，评估者用左手托其足掌，使足呈过伸位，然后以叩诊锤叩击跟腱（图4-57）。正常反应为腓肠肌收缩，足向跖面屈曲。如卧位不能测出时，可嘱被评估者跪于椅面上，双足自然下垂，然后轻叩跟腱，反应同前。反射中枢为骶髓1～2节。

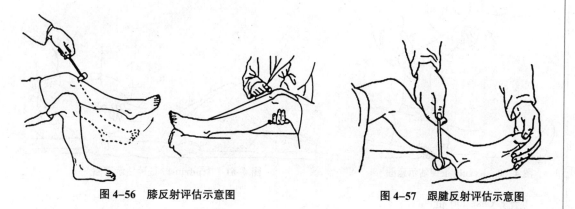

图 4-56 膝反射评估示意图   图 4-57 跟腱反射评估示意图

（三）病理反射

病理反射（pathologic reflex）是指锥体束病损时，失去了对脑干和脊髓的抑制功能而出现的踝和趾背伸的异常反射。1岁半以内的婴幼儿由于锥体束尚未发育完善，可出现上述反射，不属异常。

1. Babinski 征   评估方法同跖反射（图4-58）。阳性反应为指拇趾缓缓背伸，其余四趾呈扇形展开。

2. Oppenheim 征   评估者用拇指及示指沿被评估者胫骨前缘用力由上向下滑压。阳性表现同 Babinski 征（图4-59）。

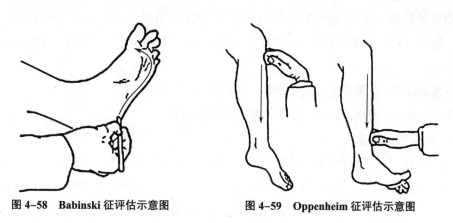

图 4-58 Babinski 征评估示意图   图 4-59 Oppenheim 征评估示意图

上述两种病理反射测试方法不同，但阳性结果表现一致，临床意义亦相同。

（四）脑膜刺激征

脑膜刺激征（mengingeal irritation sign）为脑膜受激惹的表现。见于脑膜炎、蛛网膜下腔出血、颅压增高等。

1. 颈强直（cervical rigidity）   被评估者仰卧，以手托扶其枕部做被动屈颈动作，以测试颈肌抵抗力。颈强直表现为被动屈颈时阻力增强。在除外颈椎或颈部肌肉局部病变后即可认为有脑膜刺激征。

2. Kernig 征   被评估者仰卧，下肢伸直，先将一侧髋关节屈成直角，膝关节也在近乎直角状态，再用手抬高其小腿，正常人膝关节可伸达135°以上。阳性表现为伸膝受限并伴有疼痛与屈肌痉挛（图4-60）。

NOTE

3. Brudzinski 征　被评估者仰卧，下肢自然伸直，评估者一手托其枕部，一手置于其胸前，然后使其头部前屈。阳性表现为两侧膝关节和髋关节屈曲（图 4-61）。

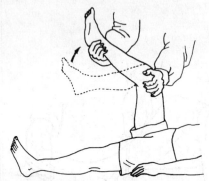

图 4-60　Kernig 征评估示意图

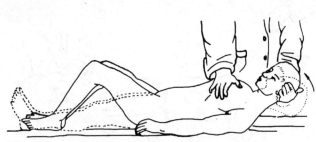

图 4-61　Brudzinski 征评估示意图

（五）Lasegue 征

为神经根受刺激的表现。评估时嘱被评估者仰卧，两下肢伸直，评估者一手置于膝关节上，使下肢保持伸直，另一手将下肢抬起。正常人下肢可抬高 70° 以上。阳性表现为下肢抬高不到 30° 即出现由上而下的放射性疼痛，见于坐骨神经痛、腰椎间盘突出或腰骶神经根炎等。

五、自主神经功能评估

自主神经的主要功能是调节内脏、血管、竖毛肌、汗腺等活动。

（一）一般观察

1. 皮肤及黏膜　皮肤及黏膜是反映自主神经功能的重要部位，应注意有无下列改变：①色泽：苍白、潮红、红斑、发绀；②质地：光滑、变硬、增厚、脱屑、潮湿、干燥；③水肿；④溃疡等。

2. 毛发及指甲　有无多毛、毛发稀疏、指甲变形变脆等。

3. 出汗　有无全身或局部出汗过多、出汗过少或无汗。

（二）自主神经反射

1. 眼心反射　压迫眼球可致心率轻度减慢，称眼心反射。嘱被评估者卧床休息片刻，计数 1 分钟脉搏次数，然后以手压迫双侧眼球 20～30 秒，再计数 1 分钟脉搏次数。正常人脉搏可减少 10～20 次。迷走神经功能亢进者减少次数增加，交感神经功能亢进者脉搏不减少甚至增加。

2. 卧位试验　平卧位起立后，计数 1 分钟脉搏增加超过 10～12 次为交感神经兴奋性增强。由立位到卧位，1 分钟脉搏减少超过 10～12 次为副交感神经兴奋性增强。

3. 皮肤划纹征　用钝头竹签加适度压力在皮肤上划一条线，数秒后先出现白色划痕，持续 1～5 分钟自行消失，为正常反应。如持续时间较长，为交感神经兴奋性增高。划线后很快出现红色条纹，持续时间较长，且增宽甚至隆起，为副交感神经兴奋性增高。

【思考题】

1. 身体评估过程中如何有效的地与患者沟通？

第五章　心理、社会状况评估

第一节　概　述

心理评估（psychological assessment）是应用多种方法获取信息，对个体某一心理现象做全面、系统、深入的客观描述。由于人不仅具有生物属性，还具有社会属性，因此，对个体进行全面综合的健康评估，除了身体评估及心理评估外，还必须包括社会评估（social assessment），即对个体的社会状况进行评估。心理与社会状况评估可以帮助护士更好地理解被评估者对周围环境和事件的反应，以及反应所带来的正面或负面的影响。因此，心理、社会状况评估是健康评估的重要内容之一。

一、心理、社会状况评估的目的

1. 评估个体的心理活动，特别是疾病发展过程中的心理活动，包括情绪、情感、认知、意志行为和人格等方面现存或潜在的健康问题。

2. 了解个体的个性特征，为心理护理和选择护患间沟通方式提供依据。

3. 了解个体承担角色的情况，是否存在角色适应不良、角色功能紊乱，特别是角色适应不良的情况，以此制定相应的护理措施，改善其角色功能。

4. 评估个体现存的或潜在的压力源、压力反应及其应对方式，以指导制订有针对性的护理计划。

5. 寻找影响被评估者健康的家庭因素，制订出具有针对性的家庭护理计划。

6. 了解被评估者的文化背景，理解其健康行为，为患者提供符合文化需求的护理措施。

7. 明确个体所处环境中现存或潜在的危险因素以制定指导性环境干预措施。

二、心理、社会状况评估的方法

心理与社会状况评估的方法较多，主要通过会谈及在会谈过程中的细心观察，也可以借助某些测量工具进行评定，必要时进行相应的医学检查。

（一）会谈

会谈（interview）是目前心理、社会状况评估的主要方法，分为正式会谈和非正式会谈两种类型。前者指事先通知对方，按照预定的会谈提纲有目的、有计划、有步骤的交谈；后者为日常生活或工作中个体间的自然交谈。通过会谈可使交谈双方建立相互合作和信任的关系，以获得个体对其心理社会状况和问题的自我描述。

（二）观察

观察（observation）为评估者直接观察、记录个体的行为和表情，从而获得心理健康资料的方法。观察也是心理、社会状况评估时常用的方法之一。

1. 自然观察 是指在自然条件下，对个体表达心理活动的外在表现进行观察。评估者在日常护理过程中对个体行为与心理反应的观察就是一种自然观察。通过自然观察，可观察到范围较广的行为表现。观察者应具有深刻的洞悉力，并需花费较多的时间与被评估者接触。

2. 控制观察 又称实验观察，是指在特殊实验环境下观察个体对特定刺激的反应，需预先设计，并按既定程序进行，每一个体都接受同样的刺激。其优点为可获取具有较强可比性和科学性的结果；缺点是评估对象易受情境因素影响，干扰实验结果。因此，心理评估以自然观察法为宜。

（三）心理测量

是心理评估常用的标准化手段之一，所得到的结果比较客观、科学。

1. 心理测量法（mental measurement） 即在标准情形下，用统一的测量手段如器材测试个体对测量项目所做出的反应。

2. 评定量表法（rating scale method） 指用一套预先已标准化的测试项目（量表）来测量某种心理品质的方法。按测试项目的编排方式可将量表分为二选一量表、数字等级量表、描述评定量表、Likert 评定量表、检核表，以及语义量表和视觉类似物量表等 7 种。量表是心理社会评估中应用较多、相对较客观的判断指标。

应用量表时应注意根据调查目的、患者的具体状况选择合适的量表，尽量选择经典的、为大家所公认的量表。量表使用的基本形式包括自评和他评。自评可较真实地反映被评估者内心的主观体验；他评为评定者对被评估者心理反应的客观评定，较被动。

（四）医学检验

包括对被评估者进行身体评估和各类实验室检查，如测体温、脉搏、血浆肾上腺皮质激素浓度等。检测结果可为心理评估提供客观的辅助资料，并对经会谈、观察收集到的资料的真实性和准确性进行验证。

此外，在进行社会评估中的环境评估时，尤其是物理环境的评估，还需进行实地考察和抽样调查，以了解环境中是否存在有害因素。

第二节 心理、社会状况评估的内容

一、自我概念评估

自我概念（self-concept）涉及个体对自己个性特征、社会角色和身体特征的认识和评估，并受价值观、信念、人际关系、文化、他人对个体评价的影响。自我概念是心理评估中最主要的评估内容之一。

（一）自我概念的定义

自我概念是人们通过对自己的内在、外在特征，以及他人对其反应的感知与体验而形成的对自我的认识与评价，是个体在与其心理和社会环境相互作用过程中形成的动态的、评价性的"自我肖像"。

（二）自我概念的分类与组成

1. 自我概念的分类 自我概念分类的方法较多，国内外较认可的是下面介绍的 Rosenberg 分类法。

（1）真实自我：为自我概念的核心，是人们对其身体内外在特征及社会状况的如实感知与评价，包括社会认同、自我认同、身体意象等方面。

（2）期望自我：即理想自我，是人们对"我希望我成为一个什么样的人"的感知，既包括个体期望得到的外表和生理方面的特征，也包括个体希望具备的个性特征、心理素质及人际交往与社会方面的属性，是人们获取成就、达到个人目标的内在动力。期望自我含真实与不真实两种成分，真实成分含量越高，与真实自我越接近，个体的自我概念越好；否则可产生自我概念紊乱或自尊低下。

（3）表现自我：是 3 种自我中最富于变化的部分，指个体对真实自我的展示与暴露。由于人们在不同环境、不同场合下所表露的自我不同，如初次见面和就诊时，暴露自我的方式和程度也不一致，评估起来很困难。评估的结果取决于暴露自我与真实自我的相关程度。

2. 自我概念的组成 护理专业中的自我概念主要由身体意象、社会认同、自我认同和自尊 4 部分组成。

（1）身体意象（body image）：为自我概念主要组成部分之一，是人们对自己身体外形和特征的感受，如我觉得"我是丑陋、肥胖的"等。身体意象也包括个体对自己身体功能的感受，如自觉疼痛、头晕、恶心、四肢无力等。身体意象是自我概念中最不稳定的部分，较易受疾病、手术或外伤的影响。

（2）社会认同（social identity）：为个体对自己的社会人口特征如年龄、性别、职业、社会团体成员资格，以及社会名誉、地位的认识与感受。

（3）自我认同（personal identity）：指个体对自己的智力、能力、性情、道德水平等的感受与评价。自我认同障碍者无法分辨自己与他人，或无法从社会环境中将自己作为一个独立的个体区分出来。

（4）自尊（self-esteem）：是指个体如何感受和评价自我概念的各个组成部分，包括社会认同、自我认同和身体意象。这些感受可从个体有关自我肯定或否定的陈述中反映出来。自尊是一种主观的判断和评价，与自我期望有关。

（三）自我概念的形成与影响因素

个体并非生来就具备自我概念，它是个体与他人相互作用的"社会化产物"。美国社会心理学家 Festinger 于 1954 年在"社会比较理论"中指出，个体对自己的价值判断是通过与他人的条件、能力和成就相比较而形成的。Cooley 于 1902 年提出的"镜中我"自我概念理论具体地阐明了自我概念形成的特点。他认为，个体的自我概念是在与他人的交往中产生的，对自己的认识是他人关于自己看法的反映，即"他人对我是明镜，其中反映我自身"。事实上，在婴儿期，个体就有了对身体的感受，这时如果生理需求能够被满足，爱和温情能够被体验，便开始建立对自我的积极感受。尔后，随年龄增长，与周围人交往增多，逐渐将自己观察和感知到的自我与他人对自己的态度和反应内化到自己的判断中形成自我概念。

NOTE

　　个体的自我概念并非一旦形成就不再改变，自我概念的形成与变化受许多因素的影响：①人格特征：由 Rotter 提出的有关社会学习理论的控制观（locus of control）便是其中之一。控制观是在长期社会化经历中形成的相当稳定的人格特征，它影响个体对外界事物的感受。②早期生活经历：个体在早期生活经历中，如得到的身心社会反馈是积极的、令人愉快的，建立的自我概念则多半是良好的；反之，则是消极的。③生长发育过程中的正常生理变化：如青春期第二性征的出现、妊娠、衰老过程中皮肤弹性的丧失和脱发等，均可影响个体的自我概念。④健康状况：健康状况改变也可致自我概念，尤其是身体意象的暂时性或永久性改变，此时需个体自我调节和适应。⑤其他：包括文化、环境、社会经济状况、人际关系、职业和个人角色均可影响个体的自我概念。

（四）自我概念紊乱的表现

　　自我概念紊乱可有行为、心理和生理方面的表现。

　　1. 行为方面　常通过个体的语言和非语言行为表现出来，如"我真没用""看来我是无望了"等语言流露，非语言行为方面可表现出不愿见人、不愿照镜子、不愿与他人讨论伤残或不愿听到相关的谈论等。

　　2. 心理方面　可有焦虑、抑郁、恐惧等情绪改变，表现为注意力无法集中，易激惹，姿势与面部表情紧张，望着固定位置如墙壁、天花板，以及肢端颤抖等；或情绪低落、自觉生活枯燥无味、哭泣；部分患者可表现出过分依赖、生活懒散、逃避现实甚至自杀倾向。

　　3. 生理方面　可有心悸、食欲不振、睡眠障碍、运动迟缓，以及机体其他功能的减退等躯体表现。

（五）自我概念评估的内容和方法

　　应用会谈、观察、画人测验、问卷等方法对个体身体意象、社会认同、自我认同及自尊等方面进行综合评估。

　　1. 会谈　是获取被评估者自我概念主观资料的一种方法。

　　（1）身体意象

　　对你来说，身体哪部分最重要？为什么？

　　外表方面，你最希望自己什么地方有所改变？他人又希望你什么地方有所改变？

　　对身体意象已有改变者，应询问："这些改变对你的影响有哪些？你认为这些改变使他人对你的看法有何改变？"

　　（2）社会认同

　　你从事什么职业？

　　你是政治或学术团体的成员吗？

　　你最引以为豪的个人成就有哪些？

　　（3）自我认同与自尊

　　你觉得你是怎样的一个人？如何描述你自己？

　　你对你的个性特征、心理素质和社会能力满意吗？不满意的是哪些方面？

　　你是否常有"我还不错"的感觉？

　　（4）自我概念的现存与潜在威胁

　　目前有哪些事情让你感到焦虑、恐惧、绝望？

目前有哪些事情让你感到忧虑或痛苦？

2. 观察 观察法用于收集被评估者外表、非语言行为，以及与他人的互动关系等与自我概念有关的客观资料。具体观察内容包括：外表是否整洁，穿着打扮是否得体；面部表情如何，是否与其主诉一致，是否有不愿见人、想隐退、不愿照镜子、不愿与别人讨论伤残或不愿听到这方面谈论等行为表现；是否有"我真没用"等语言流露；有无着急、心悸、失眠等焦虑表现；有无哭泣、心慌、无助感等抑郁表现。

3. 画人测验 画人测验（draw-a-person test，DPT）适用于儿童等不能很好地理解和回答问题者，方法是让患者画一个人像并对其进行解释，从中了解被评估者对身体意象改变的内心体验。图 5-1 是化疗患儿的自画像，严重脱发是患儿感知到的化疗后的主要身体意象改变。

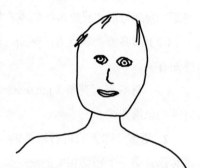

图 5-1 一位 14 岁白血病女孩的自画像

4. 评定量表测评 可直接测定个体的自我概念的常用表有 Pieer-Harries 的儿童自我概念量表、Michigan 青少年自我概念量表，以及 Coopersmith 青少年自尊量表、Rosenberg 自尊量表（表 5-1）等。每个量表都有其特定的适用范围，应用时应仔细选择。

表 5-1 Rosenberg 自尊量表

项目	评分			
1. 总的来说，我对自己满意	SA	A	D *	SD *
2. 有时，我觉得自己一点都不好	SA *	A *	D	SD
3. 我觉得我有不少优点	SA	A	D *	SD *
4. 我和绝大多数人一样能干	SA	A	D *	SD *
5. 觉得我没什么值得骄傲的	SA *	A *	D	SD
6. 有时，我真觉得自己没用	SA *	A *	D	SD
7. 我觉得我是个有价值的人	SA	A	D *	SD *
8. 我能多一点自尊就好了	SA *	A *	D	SD
9. 无论如何我都觉得自己是个失败者	SA *	A *	D	SD
10. 我总以积极的态度看待自己	SA	A	D *	SD *

使用指南：该量表含 10 个有关测评自尊的项目，回答方式为非常同意（SA）、同意（A）、不同意（D）、很不同意（SD）。凡选标有"＊"号的答案表示自尊低下。

（六）相关护理诊断

1. 身体意象紊乱 与身体功能变化等有关。

2. 自我认可紊乱 与人格障碍等有关。

3. 长期自尊低下 与事业失败、家庭矛盾等有关。

4. 情境性自尊低下 与疾病导致躯体功能下降等有关。

5. 有孤独的危险 与害怕被拒绝等有关。

二、认知评估

（一）认知的定义

认知（cognitive）是人们利用自身感觉到的外界刺激和信息去推测并判断客观事物的心理

NOTE

过程，是在对过去经验及有关线索进行分析的基础上形成的对信息的理解、分类、归纳、演绎和计算。认知活动包括思维、语言和定向等。

1. 思维   即人脑对客观事物间接、概括的反应，是认识的高级形式。它是人们对事物本质特征及其内部规律的理性认知过程，它的主要特征是间接性和概括性。反映思维水平的主要指标包括抽象思维、洞察力和判断力。

（1）抽象思维：又称逻辑思维（logical thinking），是以个体的注意、记忆、概念、理解、判断、推理等形式反映事物的本质特征与内部联系的精神现象。

（2）洞察力：洞察力（perspicacity）是识别与理解客观事物真实性的能力，与精确的自我感知有关。

（3）判断力：判断（judgement）是肯定或否定某事物具有某种属性或某行动方案具备可行性的思维方式。

2. 语言   即人们进行思维的工具，思维的抽象与概括总是借助语言得以实现，因此，思维和语言是一个密切相关的统一体，共同反映着人的认知水平。语言可分为接受性语言和表达性语言两种，前者指理解语句的能力，后者为传递思想、观点和情感的能力。

3. 定向   即人们对现实的感觉，对过去、现在、将来的察觉，以及对自我存在的认识，包括时间定向、地点定向、空间定向及人物定向等。

人的认知能力受年龄、文化背景、教育水平、生活经历、药物作用、酗酒、吸毒等多因素影响。如认知能力从出生到成人逐渐增强，而到老年逐渐衰退。酗酒或疾病可导致认知功能的暂时或永久改变。

（二）认知评估的内容和方法

包括对个体的思维能力、语言能力及定向力的评估。

1. 思维能力的评估   可通过抽象思维功能、洞察力和判断力 3 方面进行评估。

（1）抽象思维功能：抽象思维功能包括对个体的记忆、注意、概念、理解和推理能力的评估。①记忆：评估短时记忆时，可让被评估者重复一组由 5～7 个数字组成的数字串或一句话；评估长时记忆时可让被评估者说出其家人的名字，当天进食哪些食品或叙述其孩童时代的事件等。②注意：无意注意能力可通过观察被评估者对周围环境的变化，如所住病室来新患者、开关灯有无反应等进行判断。评估有意注意力的方法为指派一些任务让被评估者完成。③概念：对被评估者概念化能力的评估可在日常护理过程中进行，如经数次健康教育后的被评估者总结概括其所患疾病的特征、所需的自护知识等，从中判断被评估者对这些知识进行概念化的能力。④理解能力：请被评估者按指示做一些由简单到复杂的动作，如要求被评估者关门，坐在椅子上，将右手放在左手的手心里，然后按顺时针方向搓擦手心，观察被评估者能否理解和执行指令。⑤推理能力：评估时，评估者必须根据被评估者的年龄特征提出问题。

（2）洞察力：可让被评估者描述所处情形，再与实际情形作比较看有无差异。如：

你认为导致你来就诊的主要问题是什么？

你如何判断你目前的这种情况？

（3）判断力：可通过展示实物让被评估者说出其属性，也可通过评价被评估者对将来打算的现实性与可行性进行评估。如：

你出院后准备如何争取别人的帮助？

你违反了交通规则，警察示意你停下，你将怎么办？

2. 语言能力的评估　是人们认知水平的重要标志，对判断个体的认知水平很有价值，并可作为护士选择与患者沟通方式的依据。

（1）评估方法：主要通过提问，让被检查者陈述病史、重述、阅读、书写、命名等，检测被评估者的语言表达及对文字符号的理解。

1）提问：评估者提出一些由具体到抽象、简单到复杂的问题，观察被评估者能否理解及其回答是否正确。

2）复述：评估者说一简单词句，让被评估者重复说出。

3）自发性语言：让被评估者陈述病史，观察其陈述是否流利，用词是否恰当，或完全不能陈述。

4）命名：评估者取出一些常用物品，要求被评估者说出名称。如不能，则让被评估者说出其用途。

5）阅读：让被评估者进行如下测试：①诵读单个或数个词、短句或一段文字；②默读一段短文或一个简单的故事，然后说出其大意。评价其读音及阅读理解的程度。

6）书写：①自发性书写：要求被评估者随便写出一些简单的字、数码、自己的姓名、物品名称或短句；②默写：让被评估者写出评估者的口述字句；③抄写：让被评估者抄写一段字句。

（2）语言障碍的类型及特点：经检查如发现被评估者存在语言障碍，可结合以下语言障碍特点进行分类。

1）失语（aphasia）：失语由皮质与语言功能特别有关区域的损害所引起，不同的与语言功能有关的皮质区域损害导致不同类型的失语。失语患者发音清楚但用语不正确。包括：①运动性失语；②感觉性失语；③命名性失语。

2）构音困难（dysarthia）：构音困难主要由于发音的肌肉麻痹、共济失调或肌张力增高所致。构音困难者发音不清但用词正确。包括：①失写；②失读。

3. 定向力的评估　定向力包括时间、地点、空间和人物定向力。评估时间定向力时，可问被评估者"现在是几点钟""今天是星期几""今年是哪一年"；评估地点定向力时，可问"你现在住在什么地方"；评估空间定向力时，可问"床旁桌在床的左边还是右边？呼叫器在哪"；评估人物定向力时，可问"你叫什么名字？你知道我是谁"。定向力障碍者不能将自己与时间、地点、空间联系起来。定向力障碍的先后顺序依次为时间、地点、空间和人物。

（三）相关护理诊断

1. 急性意识障碍　与精神性疾病、感觉器官疾病等有关。

2. 思维过程紊乱　与精神性疾病等有关。

3. 记忆受损　与脑部器质性疾病、应激事件、注意力不集中等有关。

4. 知识缺乏　与缺乏认知知识有关。

5. 语言沟通障碍　与思维障碍、意识障碍、言语发育障碍等有关。

三、情绪与情感评估

（一）情绪与情感的定义

情绪与情感（emotion and affection）是个体对客观事物是否满足自身需要的内心体验与反

映。一般来说，当需求获得满足就会引起积极的情绪与情感；反之则会产生消极的情绪与情感。

（二）情绪与情感的区别和联系

情绪与情感既有区别又有联系。情绪不稳定，具有较强的情境性、激动性和暂时性，而情感则为有较强稳定性、深刻性和持久性的心理体验，是构成个性或道德品质中稳定的成分。在表现形式上，情绪有明显的冲动性的外部表现，而情感则比较内隐，系以内在体验的形式存在。情感是在情绪稳固的基础上建立发展起来的，而情感通过情绪的方式表达出来，在情绪发生过程中，往往含有情感的因素。

（三）情绪与情感的分类与作用

1. 情绪与情感的分类

（1）基本情绪状态：为最基本、最原始的情绪，包括满意、喜悦、快乐、紧张、焦虑、抑郁、愤怒、恐惧、悲伤、痛苦、绝望等。

（2）高级情感体验：情感是人类特有的、区别于动物的、与社会性需要相联系的态度体验，人的高级情感主要有道德感、理智感和审美感。不同文化背景、不同民族的人对情感的体验，尤其是审美感会有所不同。

2. 情绪与情感的作用　情绪与情感作为个体对客观世界的特殊反映形式，对人的物质生活和精神活动有着重要的作用。

（1）适应作用：调节情绪与情感是个体适应社会环境的一种重要手段。

（2）动机作用：情绪与情感是个体行为动机的源泉。

（3）组织作用：个体的情绪与情感是心理活动的组织者。

（四）常见不良情绪

虽然人类情绪纷繁复杂，但就患者而言，焦虑和抑郁是最常见也是最需要护理干预的情绪状态。

1. 焦虑（anxiety）　即人们对环境中一些即将来临的、可能会造成危险和灾祸而又难以应付的情况产生的一种不愉快的情绪体验。

焦虑可出现生理、心理两方面的变化。生理方面主要有心悸、食欲下降、胸闷、呼吸不畅等；心理方面则表现为注意力不集中、易激惹等。由于引起焦虑的原因和严重性不同，以及个体承受能力的差异，人们可表现出轻度、中度、重度等不同程度的焦虑，甚至会发展为惊恐。

2. 抑郁（depression）　即个体在失去某种其重视或追求的东西时产生的情绪体验。处于抑郁状态者可有情感、认知、动机及生理等多方面的改变。

情感方面主要表现为情绪低落、心境悲观、自我感觉低沉、生活枯燥无味、哭泣、无助感；认知方面表现为注意力不集中、思维缓慢、不能做出决定；动机方面表现为过分依赖、生活懒散、逃避现实甚至想自杀；生理方面表现为易疲劳、食欲减退、睡眠障碍、运动迟缓，以及机体其他功能减退。

（五）情绪与情感评估的内容和方法

可综合运用会谈、观察、评定量表测试等多种方法对情绪与情感进行评估。

1. 会谈　是评估情绪、情感最常用的方法，用于收集有关情绪、情感的主观资料。可通过以下问题进行，并应将会谈结果与被评估者的家人如父母、配偶、同事、朋友等核实。如：

你如何描述你此时和平时的情绪？

有什么事情使您感到特别高兴、忧虑或沮丧？

这样的情绪存在多久了？

2. 观察与测量 观察与测量被评估者的呼吸频率、心率、血压、皮肤颜色和温度、食欲及睡眠状态等。以上指标可随着情绪改变而发生改变，如紧张时常伴有皮肤苍白，焦虑和恐惧时常伴有多汗，抑郁时可有食欲减退、睡眠障碍等表现。

3. 量表评定法 是评估情绪与情感较为客观的方法。常用的有以下两种：

（1）Zung 焦虑状态自评量表（self-rating anxiety scale，SAS）：由 20 个与焦虑症状有关的条目组成，用于反映有无焦虑症状及其严重程度，适用于具有焦虑症状的成年人，具有广泛的应用性。使用方法为，请被评估者仔细阅读每一个项目，将意思理解后根据最近一周的实际情况在适当的地方打钩。如被评估者文化程度太低以致看不懂问题内容，可由评估者逐项念给被评估者听，然后由被评估者自己做决定。Zung 焦虑状态自评量表见表 5-2。

表 5-2 Zung 焦虑状态自评量表（SAS）

指导语：下面有 20 条文字，请仔细阅读每一条，把意思弄明白。然后根据您最近一星期的实际感觉，在对应的适当数字上划钩（√），表示：没有或很少时间有、小部分时间有、相当多时间有、绝大部分或全部时间有

评定项目	没有或很少 时间有	小部分 时间有	相当多 时间有	绝大部分或 全部时间有
1. 我觉得比平常容易紧张和着急	1	2	3	4
2. 我无缘无故地感到害怕	1	2	3	4
3. 我容易心里烦乱或觉得惊恐	1	2	3	4
4. 我觉得我可能要发疯	1	2	3	4
5. ＊我觉得一切都很好，也不会发生什么不幸	4	3	2	1
6. 我手脚发抖、打颤打战	1	2	3	4
7. 我因为头痛、头颈痛和背痛而苦恼	1	2	3	4
8. 我感觉容易衰弱和疲乏	1	2	3	4
9. ＊我觉得心平气和，并且容易安静坐着	4	3	2	1
10. 我觉得心跳得很快	1	2	3	4
11. 我因为一阵阵头昏而苦恼	1	2	3	4
12. 我有晕倒发作或觉得要晕倒似的	4	3	2	1
13. ＊我呼气、吸气都感到很容易	1	2	3	4
14. 我手脚麻木和刺痛	1	2	3	4
15. 我因为胃痛和消化不良而苦恼	1	2	3	4
16. 我常常要小便	4	3	2	1
17. ＊我的手常常是干燥温暖的	1	2	3	4
18. 我脸红发热	4	3	2	1
19. ＊我容易入睡并且一夜睡得很好	1	2	3	4
20. 我做噩梦				

＊为反向提问项目。每一项目按 1～4 级评分，1 表示没有或很少有时间有，2 表示小部分时间有，3 表示相当多时间有，4 表示绝大部分或全部时间有；如为反向提问，则按 4～1 级评分。评定完后将 20 项评分相加得总分，然后乘以 1.25，取其整数部分，即得到标准总分。正常总分值为 50 分以下；50～59 分，轻度焦虑；60～69 分，中度焦虑；70～79 分，重度焦虑。

NOTE

（2）Zung 抑郁状态自评量表（self-rating depression scale，SDS）：SDS 使用简便，能相当直观地反映被评估者的主观感受。其使用方法同焦虑状态自评量表。正常标准总分值 50 分以下；50~59 分，轻度抑郁；60~69 分，中度抑郁；70~79 分，重度抑郁（表 5-3）。

表 5-3　Zung 抑郁状态自评量表（SDS）

指导语：下面有 20 条文字，请仔细阅读每一条，把意思弄明白。然后根据您最近一星期的实际感觉，在对应的适当数字上划钩（√），表示：没有或很少时间有、小部分时间有、相当多时间有、绝大部分或全部时间有

评定项目	没有或很少时间有	小部分时间有	相当多时间有	绝大部或全部时间有
1. 我觉得闷闷不乐，情绪低沉	1	2	3	4
2. *我觉得一天中早晨最好	4	3	2	1
3. 我一阵阵哭出来或觉得想哭	1	2	3	4
4. 我晚上睡眠不好	1	2	3	4
5. *我吃得跟平常一样多	4	3	2	1
6. *我与异性密切接触时和以往一样感到愉快	4	3	2	1
7. 我发觉我的体重在下降	1	2	3	4
8. 我有便秘的苦恼	1	2	3	4
9. 我心跳比平常快	1	2	3	4
10. 我无缘无故地感到疲乏	1	2	3	4
11. *我的头脑跟平常一样清楚	4	3	2	1
12. *我觉得经常做的事情并没有困难	4	3	2	1
13. 我觉得不安而平静不下来	1	2	3	4
14. *我对将来抱有希望	4	3	2	1
15. 我比平常容易生气、激动	1	2	3	4
16. *我觉得做出决定是容易的	4	3	2	1
17. *我觉得自己是个有用的人	4	3	2	1
18. *我的生活过得很有意思	4	3	2	1
19. 我认为如果我死了，别人会生活得好些	1	2	3	4
20. *平常感兴趣的事我仍然照样感兴趣	4	3	2	1

*为反向提问项目。

（六）相关护理诊断

1. 焦虑　与需要未得到满足、过度担心、自责、不适应环境等因素有关。

2. 抑郁　与心理、精神因素等有关。

3. 恐惧　与躯体部分残缺或功能丧失、疾病晚期、恐怖症恐惧症等有关。

4. 功能障碍性悲哀　与疾病因素、环境因素等有关。

四、个性评估

（一）个性的定义

个性（personality）也称为人格，是指个体的整个精神面貌，即具有一定倾向性的、稳定的各种心理特征的总和。

个性具有整体性、稳定性、独特性和社会性。整体性是性格、能力、气质构成的有机整体；稳定性是个体比较稳定的心理倾向和心理特征；独特性是指个体特有的个性倾向和心理特征；而社会性是指个性形成过程中，既受生物遗传因素作用，又受后天社会因素的影响。

（二）个性心理特征

1. 气质　是个体稳定的、典型的心理活动的动力特性，是个体心理活动发生在速度、强度、灵活性和指向性等方面特征的总和。

2. 性格　即指个体在对现实的基本态度及与之相应的行为方式中表现出的比较稳定、独特的心理特征，是一种与社会联系最密切的人格特征。

（1）功能类型：是以理智、意志和情绪三种心理功能中占优势的一方来确定的性格类型。理智型处事稳重、讲道理、明事理，能理智地看待事情并以此支配自己的行为；意志型行为活动有较强的目的性、持久性与主动性；情绪型较冲动，其言行举止易受情绪左右。

（2）内外倾向型：内向型者感情深藏、不善交际，但能做事坚持，善于自我批评；而外向型者活泼、办事果断，但较轻率，较难接受批评与自我批评。

（3）场独立型和场依存型：场独立型者能独立发现问题和解决问题，有创造性，但不善于社会交际；而场依存型者常处于服从、被动地位，缺乏主见，抗压能力差，但这类人常对他人感兴趣，善于社会交际。

3. 能力　指人顺利完成某项活动所必备的一种心理特征。能力在活动中形成和发展，并在活动中表现出来。通常能力被分为以下4种：①流体能力和晶体能力；②一般能力和特殊能力；③模仿能力和创造能力；④认知、操作和社交能力。

（三）个性评估的内容和方法

1. 会谈　通过询问下列问题了解被评估者在各种情况下的态度和行为表现。

通常面对困难时，你一般采取什么态度和行为？

遇到不愉快或伤心的事，你是尽量说出来还是闷在心里？

2. 观察　观察被评估者的言行、意志、情感的外在表现，如感情外露还是内敛、开朗还是活泼、做决定和处理事情依赖别人还是独立完成、意志脆弱还是坚强。

3. 量表评定　常用的性格测评量表有艾克森个性问卷（EPQ）、明尼苏达多相人格测验（MMPI）、卡特尔16种个性因素测验（16PF）等。而能力测验多种多样，如适应能力测验、管理能力测验、沟通能力测验、领导能力测验、团队精神测验等。

也可采用作品分析法（如日记、书信等）和投射法等分析性格特征。

（四）相关护理诊断

1. 有孤独的危险　与性格内向、喜欢独处、身体被限制等有关。

2. 无效应对　与性格脆弱、缺乏自信、重大环境改变等有关。

五、角色功能评估

（一）角色的定义

角色（role）又称身份，是个体在特定的社会关系中的身份，以及社会期待的、在相应社会关系位置上的行为规范与行为模式的总和。而社会角色是由个体的社会地位和身份所决定，而非自定的，每个人必须按社会规定的角色行事。人一生中往往先后或同时承担多种角色。社会角色可以是暂时的，也可以是长期的。

（二）角色的分类

角色可以分为以下3类：

1. 第一角色（primary role） 也称基本角色。是由年龄和性别决定的角色，如儿童角色、妇女角色、老人角色等。

2. 第二角色（secondary role） 又称一般角色。是个体为完成每个生长发育阶段中的特定任务所承担的角色，如母亲、护士、教师等，由所处的社会情形和职业所确定。

3. 第三角色（tertiary role） 又称独立角色。是个体为完成某些暂时性发展任务而临时承担的角色。第三角色大多是可选择的，如学生会干部、红十字会会员；但有时是不可选择的，如患者角色。

以上3种角色的分类是相对的，在不同的情形下可相互转换。如患者角色，因为疾病是暂时的，可视为第三角色。然而当疾病变成慢性时，患者角色也就随之成为第二角色。

（三）角色的形成

角色的形成经历了角色模仿、角色认知和角色表现3个阶段。角色模仿是角色认知的基础，是个体对某一角色行为的效仿，对角色的行为模式或行为期待可能并不了解。角色认知是个体通过自己有意识的观察、学校和家庭的教育等途径，逐渐认识和了解某一角色行为模式的过程，如护生对护士角色的认知。角色表现是个体为达到自己所理解的角色要求而采取行动的过程，如护生毕业后在工作岗位上的表现。

（四）角色适应不良与患者角色

1. 角色适应不良的类型和表现 当个体的角色表现与角色期望不协调或无法达到角色期望的要求时，可发生角色适应不良。角色适应不良是由来自社会系统的外在压力所引起的主观情绪反应。常见角色适应不良类型有以下几种：

（1）角色冲突（role conflict）：是指角色期望与角色表现之间差距太大，使个体难以适应而发生的心理冲突与行为矛盾。

（2）角色模糊（role ambiguity）：是指个体对角色期望不明确，不知道这个角色该如何行动而造成的不适应反应。

（3）角色负荷过重（role overload）和角色负荷不足（role underload）：角色负荷过重是指个体角色行为难以达到过高的角色期望。角色负荷不足则是对个体的角色期望过低，不能完全发挥其能力。

（4）角色匹配不当（role incongruity）：是指个体的自我概念、自我价值观或自我能力与其角色期望不匹配。

角色适应不良时可发生角色紧张，表现为心理和生理两方面出现不良反应。生理方面可有疲乏、头痛、头晕、睡眠障碍、心率加快、心律异常、血压升高等症状和体征；心理方面可产生焦虑、紧张、易激惹、抑郁、自责或绝望等不良情绪。

2. 患者角色 当个体患病后毫无选择地进入了患者角色（sick role），原来的角色部分或全部被患者角色所替代，它具有一定的特征。由于患者角色的不可选择性，个体在进入或脱离患者角色过程中常发生角色适应不良。

（1）患者角色冲突：指个体在适应患者角色过程中与其常态下的各种角色发生的心理和行

为上的冲突与矛盾。

（2）患者角色缺如：指个体患病后未能进入患者角色，不能正视自己的疾病或不承认自己有病，以致不能很好地配合治疗和护理，多见于年轻人、初诊为癌症或其他预后不良疾病的患者。

（3）患者角色强化：指当个体已恢复健康，需从患者角色向常态角色转变时，仍沉溺于患者角色，对自我能力怀疑，对常态下承担的角色感到恐惧，表现为多疑、依赖、退缩，对恢复正常生活缺乏信心。

（4）患者角色消退：指某种原因迫使已适应患者角色的个体转入常态角色，在承担相应的义务和责任时，使已具有的患者角色行为退化，甚至消失。

（五）角色功能评估的内容和方法

角色功能评估的方法以会谈、观察和量表测评为主，并辅以必要的体格检查。

1. 会谈　会谈的主要内容有以下几点：

（1）角色数量与任务：可通过以下问题询问被评估者所承担的角色和责任。

你从事什么职业及担任什么职务？

目前在家庭、单位或社会中所承担的角色与任务有哪些？

（2）角色感知

你是否清楚自己的角色权利和义务？

你觉得自己所承担的角色数量和责任是否合适？

（3）角色满意度

你对自己的角色表现是否满意？与自己的角色期望是否相符？

（4）角色紧张　询问被评估者有无角色紧张的心理和生理表现。

是否感到疲劳、经常性头痛和失眠？

会谈过程中应注意被评估者有关角色适应不良的叙述，并判断其类型，如"我觉得我的时间不够用""我感到很疲劳"等多提示角色负荷过重，"我因为工作而没有很好地照料患病的孩子"常提示角色冲突。

2. 观察　主要观察内容为被评估者有无角色适应不良的心理、生理反应。如是否经常感到疲乏、头痛和失眠等，或出现焦虑、紧张、愤怒、沮丧、失望等表情。

（六）相关护理诊断

1. 无效性角色行为　与疾病导致对角色的认识发生改变有关。

2. 父母角色冲突　与慢性疾病致使父母与子女分离有关。

3. 社交障碍　与身体活动受限、沟通障碍等有关。

4. 照顾者角色紧张　与照顾者的健康、活动等有关。

5. 家庭运作中断　与家庭角色转移有关。

六、压力与压力应对评估

（一）压力

1. 压力的定义　指内、外环境中的各种刺激作用于机体时产生的非特异性反应，这些反应使机体从平静状态进入应激状态。

NOTE

2. 压力源 指一切使机体产生压力反应的刺激因素。根据来源的不同，可以分为：①生理性压力源：包括机体生理功能失调或组织结构残缺，如疲劳、饥饿、失眠、疾病、疼痛、手术、外伤、内分泌失调、衰老等；②心理性压力源：包括各种挫折或心理冲突；③环境性压力源：包括寒冷、炎热、噪音、空气污染、生活环境改变等；④社会文化性压力源：包括家庭功能失调、经济困难、职业压力、角色改变、文化差异等。

3. 压力反应 是指压力源引起的机体的非特异性适应反应，包括生理、情绪、认知和行为等方面的反应（表5-4）。

表5-4 压力反应

反应	表现
生理反应	食欲减退或增加、疲乏、头痛、睡眠障碍、心律失常、呼吸加快、尿量增加，严重可导致死亡
情绪反应	紧张、焦虑、抑郁、恐惧、愤怒、过度依赖和无助感等
认知反应	注意力分散、思维迟钝、感知混乱、定向障碍、解决问题的能力下降等
行为反应	来回走动、咬指甲、变调的声音、动作笨拙、借酒消愁、无意识动作、自杀等

（二）压力应对

1. 应对 是指个体处理压力的认知和行为过程。

2. 应对方式（coping style） 通常分为情感式应对和问题式应对。情感式应对指向压力反应，倾向于采用过度进食、用药、饮酒、远离压力源等行为回避或忽视压力源，以处理压力所致的情感问题。问题式应对指向压力源，倾向于通过有计划地采取行动、寻求排除或改变压力源所致影响的方法，以处理导致压力的情境本身（表5-5）。

表5-5 应对方式表

情感式应对方式	问题式应对方式
希望事情会变好	努力控制局面
进食、吸烟、嚼口香糖	进一步分析研究所面临的问题
祈祷	寻求处理问题的其他办法
紧张	客观地看待问题
担心	尝试寻求解决问题的最好办法
向朋友或家人寻求安慰和帮助	回想以往解决问题的办法
独处	试图从情境中发现新的意义
一笑了之	将问题化解
置之不理	设立解决问题的具体目标
幻想	接受事实
做最坏的打算	和相同处境的人商议解决问题的办法
疯狂，大喊大叫	努力改变当前的情境
睡一觉，认为第二天事情就会变好	能做什么就做什么
不担心，任何事到头来终会有好结果	让他人来处理这件事
回避	
干些体力活	
将注意力转移至他人或他处	

续表

情感式应对方式	问题式应对方式
饮酒	
认为事情已经无望而听之任之	
认为自己命该如此而顺从	
埋怨他人	
沉思	
用药	

而在实际生活中，人们往往同时使用这两种应对方式，其中问题式应对更为积极有效，而情感式应对可暂时缓解紧张情绪，有助于发展解决问题的能力。但是，过度持续地使用情感式应对可导致高度的焦虑或抑郁，甚至出现自毁行为。

3. 有效应对　指不管采用什么应对方式，只要能提高机体对压力的适应水平和耐受力，即称有效应对（effective coping）。

有效应对的评价标准：①压力反应维持在可控制的范围内；②希望和勇气被激发；③自我价值感得以维持；④与亲人的关系改善；⑤人际关系、社会经济处境改善；⑥身体康复得以促进。

（三）压力与压力应对评估的内容和方法

评估方法包括会谈、评定量表测评、观察与身体评估。

1. 会谈　会谈的重点包括被评估者面临的压力源、压力感知、压力应对方式及压力缓解的情况。

（1）压力源：通过询问下列问题了解被评估者近来有否经历重大生活事件、日常生活困扰，以及过去有否经历重大事件。

目前让你感到有压力或紧张焦虑的事情有哪些？

日常生活中让你感到有压力和烦恼的事情有哪些？

你的经济状况如何？是否感到入不敷出？

会谈时，除了解被评估者所面临的压力源和数量外，还应了解这些压力源对个体影响的主次顺序，以指导干预措施的制订。

（2）压力感知：通过询问下列问题了解被评估者对其所面临的压力源的认知和评价。

这件事对你意味着什么？你是积极地还是消极地看待？

你认为你是否有能力应付这件事？

如果你无法控制这件事，你会有何感觉？

（3）应对方式：通过询问下列问题了解被评估者缓解压力的方式。

通常你采取什么方式缓解紧张或压力？

告诉我下列措施中最能描述你应对方式的是哪种：与他人交谈、抱怨他人、想办法解决问题、从事体力活动、祈祷、试图忘却、用药或酗酒、寻求帮助、睡觉、什么都不做、认命或其他。

当你遇到困难时，你的家人、亲友和同事中谁能帮你？

（4）压力缓解情况：通过询问下列问题了解个体应对的有效性。

NOTE

通常你能否解决你的问题和烦恼？

你能否有效处理你目前的压力？

你采取的措施是否有用？

2. 评定量表测评　以定量和定性的方法来衡量压力对人体健康的作用。

（1）社会再适应评定量表：用于测评近1年来不同类型的生活事件对个体的影响，预测个体出现健康问题的可能性（表5-6）。其评价标准：生活事件单位总和超过300分者，80%可能患病；生活事件单位总和为150～300分者，50%可能患病；生活事件单位总和小于150分者，30%可能患病。

表5-6　社会再适应评定量表

生活事件	生活事件单位	生活事件	生活事件单位
1. 配偶死亡	100	23. 子女离家	29
2. 离婚	73	24. 司法纠纷	29
3. 夫妻分居	65	25. 个人突出成就	28
4. 拘禁	63	26. 妻子开始工作或离职	26
5. 家庭成员死亡	63	27. 上学或转业	26
6. 外伤或生病	53	28. 生活条件变化	25
7. 结婚	50	29. 个人习惯改变	24
8. 解雇	47	30. 与上级矛盾	23
9. 复婚	45	31. 工作时间或条件改变	20
10. 退休	45	32. 搬家	20
11. 家庭成员生病	44	33. 转学	20
12. 怀孕	40	34. 娱乐改变	19
13. 性生活问题	39	35. 宗教活动改变	19
14. 家庭添员	39	36. 社交活动改变	18
15. 调换工作	39	37. 小量借贷	17
16. 经济状况改变	38	38. 睡眠习惯改变	16
17. 好友死亡	37	39. 家庭成员数量改变	15
18. 工作性质改变	36	40. 饮食习惯改变	15
19. 夫妻不和	35	41. 休假	13
20. 中量借贷	31	42. 过节	12
21. 归还借贷	30	43. 轻微的违法行为	11
22. 职别改变	29		

（2）医院压力评定量表：用于测评住院患者所经历的压力，累计分越高，压力越大（表5-7）。

表 5-7 医院压力评定量表

生活事件	权重	生活事件	权重
1. 和陌生人同住一室	13.9	26. 担心给医护人员增添负担	24.5
2. 不得不改变饮食习惯	15.4	27. 想到住院后收入会减少	25.9
3. 不得不睡在陌生的床上	15.9	28. 对药物不能耐受	26.0
4. 不得不穿患者衣服	16.0	29. 听不懂医护人员的话	26.4
5. 四周有陌生机器	16.0	30. 想到将长期用药	26.4
6. 夜里被护士叫醒	16.9	31. 家人没来探视	26.5
7. 生活上不得不依赖他人帮助	17.0	32. 不得不手术	26.9
8. 不能随时读报、看电视、听收音机	17.7	33. 因住院不得不离开家	27.1
9. 同室病友探访者太多	18.1	34. 毫无预测而突然住院	27.2
10. 四周气味难闻	19.1	35. 按呼叫器无人应答	27.3
11. 不得不整天睡在床上	19.4	36. 不能支付医疗费用	27.4
12. 同室病友病情严重	21.4	37. 有问题得不到解答	27.6
13. 排便排尿需他人帮助	21.5	38. 思念家人	28.4
14. 同室患者不友好	21.6	39. 靠鼻饲进食	29.2
15. 没有亲友探视	21.7	40. 用止痛药无效	31.2
16. 病房色彩太鲜艳、刺眼	21.7	41. 不清楚治疗目的和效果	31.9
17. 想到外貌会改变	22.7	42. 疼痛时未用止痛药	32.4
18. 节日或家庭纪念日住院	22.3	43. 对疾病缺乏认识	34.0
19. 想到手术或其他治疗可能带来的痛苦	22.4	44. 不清楚自己的诊断	34.1
20. 担心配偶疏远	22.7	45. 想到自己可能再也不能说话	34.5
21. 只能吃不对胃口的食物	23.1	46. 想到可能失去听力	34.5
22. 不能与家人、朋友联系	23.4	47. 想到自己患了严重疾病	34.6
23. 对医生护士不熟悉	23.4	48. 想到会失去肾脏或其它其他器官	39.2
24. 因事故住院	23.6	49. 想到自己可能得了癌症	39.2
25. 不知接受治疗护理的时间	24.2	50. 想到自己可能失去视力	40.6

（3）应对方式评定量表：用于评估个体采取的应对方式的类型，常用的有 Jaloviee 应对方式量表、简易应对方式问卷（SCSQ）和医学应对问卷（MCMQ）。前两者适合于测评普通人群面对挫折或压力时所采用的应对方式，医学应对问卷用于测评患者面对疾病时的应对方式。

3. 观察与身体评估

（1）一般状态和行为：观察有无多食、疲乏、厌食、胃痛、头痛、胸痛等压力所致的生理反应；有无思维混乱、记忆力下降、解决问题能力下降等压力所致的认知改变；有无焦虑、无助和愤怒等情绪反应；有无自杀或暴力倾向等压力所致的行为反应。

（2）全身各系统的变化：注意评估：①心率、心律、血压改变；②呼吸频率和形态的变化情况；③消化道功能情况，有无厌食、腹痛等主诉；④肌张力和身体活动情况；⑤皮肤的温度、湿度和完整性情况。

（四）相关护理诊断

1. 无能性家庭应对 与家庭亲属间有较大分歧等有关。

2. 应对无效 与应对方式不良、支持系统缺乏、没有自信、无助感等有关。

3. 无效性否认　与应对方式不良、认知障碍等有关。

4. 创伤后综合征　与发生重大创伤和事件、缺乏心理干预、缺乏有效支持系统等有关。

5. 迁居应激综合征　与家庭或（和）朋友分离、缺乏搬迁前的咨询等有关。

七、家庭、文化、环境评估

（一）家庭评估

1. 家庭的定义　家庭（family）是基于婚姻、血缘或收养关系而形成的社会共同体。狭义的家庭定义认为家庭是由有血缘或婚姻关系的人组成的群体。广义的家庭定义认为：家庭是一种重要的社会关系，它由一个或多个具有密切血缘、婚姻或朋友关系的个体组成，包括同居者（异性或同性同居）、单亲父母和他们的孩子、继父母家庭和典型的核心家庭。

2. 家庭类型　指家庭的人口组成，按规模和人口特征分为：核心家庭、主干家庭、单亲家庭、重组家庭、无子女家庭、同居家庭、老年家庭7类。

3. 家庭生活周期　家庭生活周期指从家庭单位的产生、发展到解体的整个过程。根据Duvall模式，家庭生活周期可分为8个阶段，每个阶段都有其特定的任务，需家庭成员协同完成，否则将在家庭成员中产生相应的健康问题（表5-8）。

表 5-8　Duvall 家庭生活周期模式

阶段	定义	主要任务
新婚	男女结合	沟通与彼此适应，性生活协调及计划生育
有婴幼儿	最大孩子0～30个月	适应父母角色，应对经济和照顾孩子的压力
有学龄前儿童	最大孩子2.5～6岁	孩子入托、上幼儿园或小学，抚育孩子，儿童心理的正常发展
有学龄儿童	最大孩子6～13岁	儿童身心发展，孩子上学及教育问题，使孩子社会化
有青少年	最大孩子13～20岁	青少年教养与沟通，青少年与异性交往
有孩子离家创业	最大至最小孩子离家	适应孩子离家，发展夫妻共同兴趣，继续给孩子提供支持
空巢期	父母独处至退休	适应夫妻俩生活，巩固婚姻关系
老年期	退休至死亡	正确对待和适应退休、衰老、丧偶、孤独、生病和死亡等

4. 家庭结构　家庭结构（family structure）包括权利结构、角色结构、沟通过程和价值观。

（1）权力结构：家庭权利结构（family power structure）指家庭中夫妻间、父母与子女间在影响力、控制力和支配权方面的相互关系。家庭权利结构的一般类型有：①传统权威型：由传统习俗继承而来的权威，如父系家庭以父亲为权威人物，夫妇、子女都接受这种形态；②工具权威型：由养家能力、经济权利决定的权威，可因家庭情况的变化而产生权利转移；③分享权威型：家庭成员彼此协商，根据各自的能力和兴趣分享权利；④感情权威型：由感情生活中起决定作用的一方做决定。

（2）角色结构：家庭角色结构（family role structure）是指家庭对每个占有特定位置的家庭成员所期待的行为和规定的家庭权利与义务。每个角色都有固定的权利与义务，如父母有抚养未成年子女的义务，父母也有要求成年子女赡养的权利。家庭中每一个成员承担一个以上角色，如妻子角色，同时也可以承担母亲角色、女儿角色。

（3）沟通过程：沟通是情感、愿望、需要，以及信息和意见的交换过程，通过语言和非语言的互动来完成。家庭沟通过程（family communication process）能反映家庭成员间的相互作用与关系，家庭内部沟通良好是家庭和睦和家庭功能正常的保证。

（4）价值观：家庭价值观（family values）是指家庭成员对家庭活动的行为准则和生活目标的共同态度和基本信念。它通常不被人们意识到，却深深影响着每个家庭成员的思维和行为方式。同时，价值观在有意无意中将家庭成员紧紧联系在一起，指导家人的行为。

5. 家庭功能　家庭评估中最重要的是家庭功能的评估。家庭功能（family function）包括情感功能、社会化功能、养育功能、经济功能和卫生保健功能。

6. 家庭危机　人的一生中或多或少会面对各种各样的事件，个人或家庭的压力事件可构成对整个家庭的冲击。家庭是一个系统，可动用家庭资源以应对压力。当压力超过家庭资源或家庭资源调适不佳时，可导致家庭功能失衡，即家庭危机（family crisis）。

7. 家庭评估的内容和方法　以会谈、观察和量表评定为主，辅以必要的身体评估。

（1）会谈：重点为被评估者的家庭类型与生活周期、家庭结构。

1）家庭类型与生活周期：询问被评估者家庭的人口组成，确定其家庭类型及所处的生活周期。

2）家庭结构：包括：①权利结构：询问家庭的决策过程；②角色结构：询问家庭中各成员所承担的正式角色与非正式角色，注意是否有人扮演有损自身或家庭健康的角色。了解各成员的角色行为是否符合家庭的角色期待，是否有成员存在角色适应不良。③沟通过程：可通过询问"你的家庭和睦、快乐吗？""大家有想法或要求是否直截了当地提出来？""听者是否认真？"等了解家庭内部沟通过程是否良好。④价值观：可通过询问"家庭最主要的日常生活规范有哪些？""家庭是否倡导成员间相互支持、关爱、个人利益服从家庭整体利益？"

（2）观察：主要内容为观察和检查家庭沟通过程、父母亲角色行为、有无角色紧张的表现和受虐待的个体。

通过观察家庭沟通过程，可了解家庭内部的关系。在与家庭接触过程中，应观察是谁在回答问题，谁做决定，而谁一直保持沉默，以及家庭各成员的情绪。

（3）量表评定：可采用评定量表对被评估者家庭功能状况及其从家庭中可获得的支持进行测评。常用的评定量表有 Procidana 与 Heller 的家庭支持量表和 Smilkstein 的家庭功能量表（表 5-9，表 5-10）。

表 5-9　Procidana 与 Heller 的家庭支持量表

	是	否
1. 我的家人给予我所需的精神支持		
2. 遇到棘手的事时，我的家人帮我出主意		
3. 我的家人愿意倾听我的想法		
4. 我的家人给予我情感支持		
5. 我与我的家人能开诚布公地交谈		
6. 我的家人分享我的爱好与兴趣		
7. 我的家人能时时察觉到我的需求		
8. 我的家人善于帮助我解决问题		
9. 我与家人感情深厚		

评分方法：是 =1 分，否 =0 分。总分越高，家庭支持度越高。

NOTE

表 5-10　Smilkstein 的家庭功能量表

	经常	有时	很少
1. 当我遇到困难时，可从家人处得到满意的帮助			
补充说明：			
2. 我很满意家人与我讨论和分担问题的方式			
补充说明：			
3. 当我从事新的活动或希望发展时，家人能接受并给我支持			
补充说明：			
4. 我很满意家人对我表达感情的方式，以及对我情绪（如愤怒、悲伤、爱）的反应			
补充说明：			
5. 我很满意家人与我共度时光的方式			
补充说明：			

评分方法：经常 =3 分，有时 =2 分，很少 =1 分。

评价标准：总分在 7～10 分，表示家庭功能良好；4～6 分表示家庭功能中度障碍；0～3 分表示家庭功能严重障碍。

8. 相关护理诊断

（1）家庭运动中断　与家庭社会地位的更改、财务的改变等有关。

（2）家庭运动功能不全　与家庭情况改变或家庭危机有关。

（3）有亲子依恋受损的危险　与孩子患病导致不能有效地与父母接触有关。

（4）持家能力障碍　与个人或（和）家庭成员患病或受伤等有关。

（二）文化评估

1. 文化的定义　文化（culture）是一个社会及其成员所特有的物质和精神财富的总和，即特定人群为适应社会环境和物质环境而共有的行为和价值模式，它具有一定的特征。文化是包括知识、艺术、价值观、信念与信仰、习俗、道德、法律与规范等范畴的复杂体系。

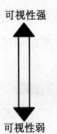

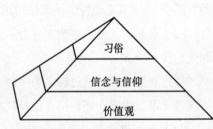

图 5-2　文化构成塔

2. 文化要素　价值观、信念与信仰、习俗为文化的核心要素，并与健康密切相关。人类学家将这些核心要素用文化构成塔来表示（图 5-2），塔顶是习俗，中间是信念与信仰，底层为价值观。习俗可通过外部行为观察，最易描述。价值观则既深沉又抽象，因而位于塔的最底层。

3. 文化休克

（1）定义：文化休克（culture shock）指人们生活在陌生文化环境中所产生的迷惑与失落的经历。常发生于个体从熟悉的环境到陌生的环境，由于沟通障碍、日常活动改变、孤单、风俗习惯及态度与信仰的差异而产生的生理、心理适应不良。对于住院患者，医院就是一个陌生的环境。与家人分离、缺乏沟通、日常活动改变、对疾病和治疗的恐惧等可导致住院患者发生文化休克。

（2）分期与表现

1）陌生期：患者刚入院，对医生、护士、环境、自己将要接受的检查或治疗都很陌生，还可能会一下接触许多新名词，如备皮、X线胸部透视、磁共振等，都会使患者感到迷茫。

2）觉醒期：患者开始意识到自己将住院一段时间，对疾病和治疗转为担忧，因思念家人而焦虑，因不得不改变自己的生活习惯而产生挫折感。此期住院患者文化休克表现最突出，可有失眠、食欲下降、焦虑、恐惧、沮丧、绝望等反应。

3）适应期：经过调整，患者开始从生理、心理、精神上适应医院环境。

4. 文化评估的内容和方法 可通过会谈、量表、观察等方法进行。

（1）价值观的评估：价值观存在于潜意识中，不能直接观察，又很难言表，人们也很少意识到其行为受潜意识中价值观的直接引导，因此，价值观的评估比较困难，目前尚无现成评估工具。评估者可通过以下问题获取有关被评估者价值观的信息。

通常情况下，什么对你最重要？

遇到困难时你是如何看待的？

一般从何处寻求力量和帮助？

（2）健康信念的评估：Kleirmmn等人提出的健康信念评估模式应用最为广泛（表5-11）。

表 5-11　Kleirmmn 健康信念评估模式

1. 对你来说，健康指什么？不健康又指什么？
2. 通常你在什么情况下才认为自己有病并就医？
3. 你认为导致你健康问题的原因是什么？
4. 你怎样、何时发现你有该健康问题的？
5. 该健康问题对你的身心造成了哪些影响？
6. 健康问题严重程度如何？发作时持续时间长还是短？
7. 你认为你该接受何种治疗？
8. 你希望通过治疗达到哪些效果？
9. 你的病给你带来的主要问题有哪些？
10. 对这种病你最害怕什么？

（3）宗教信仰的评估：可通过询问被评估者和其亲属一系列问题进行。

你有宗教信仰吗？何种类型的宗教信仰？

住院对你在以上宗教活动参与方面有何影响？内心感受如何？有无恰当人选替你完成？需我们为你做些什么？

你的宗教信仰对你在住院、检查、治疗、饮食等方面有无特殊限制？

（4）习俗的评估

1）饮食：评估者可通过会谈的方式，从食物种类、食物烹调方式、进食与餐次、对饮食与健康关系的认识等方面评估个体的饮食习俗。常用于评估的问题如下：

你平常进食哪些食物？主食为哪些？喜欢的食物又有哪些？有何食物禁忌？

你常采用的食物烹调方式有哪些？常用的调味品是什么？

每日进几餐？都在哪些时间？

你认为哪些食物对健康有益？哪些食物对健康有害？

此外，也可通过观察，对个体的饮食习俗进行评估。

NOTE

2）沟通：①语言沟通的评估：评估者可通过观察与会谈的方法了解个体的语言沟通文化；②非语言沟通的评估：评估者可通过观察被评估者与他人交流时的表情、眼神、手势、坐姿等，对其非语言沟通进行评估；③传统医药：与患者和家属交谈，问其常采用的民间疗法有哪些，以及效果如何。

（5）患者文化休克的评估：通过与患者交谈，询问其在医院期间的感受，并结合观察，了解患者有无文化休克的表现。

5. 相关护理诊断

（1）精神困扰：是指个体或群体带来力量、希望和生活意义的信念、信仰和价值观系统发生紊乱。

（2）有精神困扰的危险：是指个体或群体带来力量、希望和生活意义的信念、信仰和价值观系统有发生紊乱的危险。

（3）知识缺乏：特定的认知信息缺乏和不足。

（三）环境评估

1. 环境的定义　环境（environment）是人类生存和生活的空间。一般来说，狭义的环境是指环绕个体的区域，如病房、居室；广义的环境是指人类赖以生存、发展的社会与物质条件的总和。护理学中，将人的环境分为内环境和外环境，内环境又称生理－心理环境，外环境包括物理环境、社会环境、政治环境和文化环境。本节重点介绍物理环境和社会环境的评估。

2. 环境的组成

（1）物理环境：亦称自然环境，是指一切存在于机体外环境的物理因素的总和，包括空间、大气、水、声音、电、磁、温湿度、室内装饰，以及各种与安全有关的因素，如放射性、机械性、过敏性、医源性损伤因素等。

（2）社会环境：社会环境是个庞大的系统，包括诸多方面，但尤以经济、文化、教育、生活方式、社会关系、社会支持与健康密切相关，因此，是环境评估的重点。

1）经济：是影响健康最为明显的因素之一，因为经济是保障个体衣食住行等基本需求和享受健康服务的物质基础。

2）文化教育：良好的教育有助于人们认识疾病、感知疾病、获取健康保健信息、自觉改变不良生活方式和习惯。

3）生活方式：是人们在衣、食、住、行、乐等方面的社会行为，是在经济、文化、政治等诸多因素的相互作用下形成的习惯。

4）社会关系与社会支持：社会关系是社会环境中非常重要的一面。个体的社会关系网包括所有与之有直接或间接联系的所有人或人群，如家人、同学、邻居、同事等。总的来说，个体的社会关系网越健全，人际关系越融洽，越容易得到所需信息、情感等多方面的支持。社会学家将这些从社会关系网获得的支持统称为社会支持。

3. 环境评估的内容和方法

（1）物理环境的评估：通过会谈、实地观察、取样检测等方法收集资料并进行综合评估。主要评估内容包括：

1）家庭环境：①居住环境：住宅的居住面积，室内有无噪声，是否整洁、明亮，室内空气是否流通、新鲜，家中是否备有冰箱保存食物，饮食卫生状况如何等。②家庭安全：电器设备使用是否安全，家庭中杀虫剂、油漆等化学物品贮藏是否妥当，化学药品有无标记，是否放在小孩未及之处，使用者是否熟悉药物的剂量、用途等。

2）工作环境：包括刺激物、污染源、环境整洁程度与通风状况等。

3）病室环境：包括病室的采光、温度、湿度、是否干净、有无臭味及安全防护情况，用氧时有无防火、防震标记，药物贮藏、安全措施等。

（2）社会环境的评估：评估时可通过询问以下问题与被评估者或其亲属交谈以了解被评估者的状况。

1）经济

能否告诉我你的家庭经济来源有哪些？

单位工资福利如何？

你觉得你的收入够用吗？

医疗费用支付的形式是什么？

2）文化教育水平

你的文化程度如何？

你或你的家人是否具备健康照顾所需的知识和技能？

3）生活方式

你的饮食、睡眠等方面的习惯与爱好是什么？

你有无吸烟、酗酒等不良嗜好？

4）社会关系与社会支持

你的家庭关系是否稳定？

你在家中和单位是否有被控制的感觉？

你有无孤立无援、失望或绝望的感觉？

还可以通过量表评定及实地考察社会大环境的各种现存问题，了解患者所处工作、家庭或医院环境是否存在健康危险因素，以补充会谈的不足。

4. 相关护理诊断

（1）有中毒的危险：与药物误服、食物被污染等有关。

（2）有受伤的危险：与感官及视觉障碍、环境缺乏安全设施等有关。

（3）有窒息的危险：与认识或情感障碍、疾病或受伤有关。

【思考题】

1. 与身体评估相比较，心理、社会评估方法有何特点？

2. 结合自身的情绪经历，谈谈焦虑时会有哪些表现？

3. 家庭、文化与环境有什么关系？为什么要进行家庭评估？

第六章　实验室检查

第一节　血液检查

一、血液标本的采集和保存

1. 采血部位　常用的有：①皮肤穿刺采血；②静脉采血；③动脉采血。

2. 采血时间　通常情况下采血时间以上午7～9时较为适宜。①空腹采血：是指在禁食8小时后空腹采取的标本，一般是在晨起早餐前采血，常用于临床生化检查。②特定时间采血：因人体生物节律在昼夜间有周期性变化，故在一天中不同时间所采的血标本检验结果也会随之变化，如激素、葡萄糖测定。此外，三酰甘油、维生素D等还可有季节性变化。进行治疗药物监测时，更需注意采血时药物浓度的峰值和低谷。③急诊采血：不受时间限制，但检测单上应标明急诊和采血时间。

3. 血标本种类　①全血：主要用于对血细胞成分的检查。②血浆：加有抗凝剂的全血经离心、分离血细胞后，所得到的液体部分称为血浆，主要用于凝血因子测定和部分临床生化检查，如内分泌激素的测定。③血清：不加抗凝剂的全血经过一定时间自然凝固后所分离的液体部分称为血清，主要用于大部分临床生物化学和免疫学检验。

4. 血液标本采集后处理　根据不同的检测目的分为：①抗凝：有抗凝和不抗凝两种。采用全血或血浆标本时，采集的血液应注入含有抗凝剂的试管中，并立刻混匀。常用的抗凝剂有乙二胺四乙酸（EDTA）、枸橼酸盐、草酸盐和肝素等。②糖酵解抑制剂：为了阻止标本中糖的继续酵解，可应用糖酵解抑制剂，常用的有氟化物和碘化物。③保温：系指将血标本保存于体温或37℃环境中的方法，如冷凝集素测定。④避光：血标本用锡纸包裹或用避光的容器采集，以避免血中某些成分遇光分解，引起测定值的减低，如胆红素、维生素B^{12}测定等。⑤微生物检测标本：用于微生物检测的血液标本采集后注入血培养瓶，应立即送检，置35℃孵育，不应置于冰箱内。⑥冰浴：将血标本置于冰浴水中，可减缓血液中各种成分的代谢改变，主要用于血氨测定、血气测定、凝血试验等标本的采集。

5. 避免不合格血标本及相关措施　不合格的血标本主要有：①高脂肪血标本：含脂肪标本可干扰多种生化物质的检验，有效的预防措施为空腹采血。②溶血标本：除了病理性原因外，体外溶血的主要原因为容器不干净、血液遇水、标本被强力震荡等。红细胞破坏后，释放出的物质可严重干扰检验结果。因此，采血时注射器和容器必须干燥，抽血后将血液沿容器壁徐徐注入，可防止标本发生溶血。③污染标本：血标本污染的原因很多，如在同一部位多次穿刺，可使血液混入组织液；在输液侧采血，可使血液生化成分发生改变。有效的预防措施是：

避免在同一部位反复穿刺；采血时间尽量避开输液治疗的时间；避免从正在滴注葡萄糖盐水的患者身上采集血标本进行葡萄糖或电解质测定，如必须检测，应避开输液的手臂采集。

二、红细胞和血红蛋白检查

【参考值】

红细胞与血红蛋白的参考值见表6-1。

表6-1 健康人群血红蛋白和红细胞数参考值

人群	参考值	
	红细胞数（$\times 10^{12}$/L）	血红蛋白（g/L）
成年男性	4.0～5.5	120～160
成年女性	3.5～5.0	110～150
新生儿	6.0～7.0	170～200

【临床意义】

1. 红细胞和血红蛋白增多

（1）相对性增多：由于某些原因使血浆中水分丢失，血液浓缩，致红细胞和血红蛋白含量相对增多。见于剧烈呕吐、严重腹泻、大面积烧伤、大量出汗、慢性肾上腺皮质功能减退、尿崩症、甲状腺功能亢进危象、糖尿病酮症酸中毒等。

（2）绝对性增多：

1）继发性红细胞增多症：①红细胞生成素代偿性增加：生理性增加见于胎儿及新生儿、高原地区居民；病理性增加则见于严重的慢性心肺疾患，如阻塞性肺气肿、肺源性心脏病、发绀型先天性心脏病等。②红细胞生成素非代偿性增加：见于肾癌、肝细胞癌、卵巢癌、肾胚胎瘤、肾上腺皮质腺瘤、子宫肌瘤，以及肾盂积水、多囊肾等。

2）真性红细胞增多症：是一种原因未明的以红细胞增多为主的骨髓增殖性疾病，其特点为红细胞持续性显著增多，可高达（7～10）$\times 10^{12}$/L，血红蛋白达180～240g/L。

2. 红细胞和血红蛋白减少

（1）生理性减少：见于婴幼儿、15岁前的少年儿童、老年人、妊娠中后期孕妇。

（2）病理性减少：见于各种原因所致贫血，如再生障碍性贫血、缺铁性贫血、溶血性贫血和失血性贫血等。

三、白细胞检查

【参考值】

白细胞计数 成人：（4～10）$\times 10^9$/L；新生儿：（15～20）$\times 10^9$/L；6个月～2岁：（11～12）$\times 10^9$/L。

白细胞分类计数见表6-2。

NOTE

表6-2　5种白细胞正常百分数和绝对值

细胞类型	百分数（%）	绝对值（×10⁹/L）
中性粒细胞（N）		
杆状核（st）	0～5	0.04～0.05
分叶核（sg）	50～70	2～7
嗜酸性粒细胞（E）	0.5～5	0.05～0.5
嗜碱性粒细胞（B）	0～1	0～0.1
淋巴细胞（L）	20～40	0.8～4
单核细胞（M）	3～8	0.12～0.8

【临床意义】

1. 中性粒细胞（neutrophil，N） 占白细胞总数的50%～70%，其增高和减低直接影响白细胞总数的变化。中性粒细胞由原始粒细胞分化而成，成熟后暂时存在于骨髓中，其数量为血液中中性粒细胞的15～20倍。

（1）中性粒细胞增多

1）生理性增多：见于新生儿、妊娠后期、分娩、剧烈运动、饱餐、淋浴后、严寒、高温等，多为一过性。

2）病理性增多：①急性感染：是引起中性粒细胞增多最常见的原因，尤其是急性化脓性感染，如流行性脑脊髓膜炎、肺炎、阑尾炎等；②严重的组织损伤：大手术、急性心肌梗死、严重外伤、大面积烧伤及严重的血管内溶血后12～36小时内；③急性大出血：急性大出血后1～2小时内白细胞数及中性粒细胞百分数明显增高，内出血较外出血者显著，可作为消化道大量出血、脾破裂出血等内出血的早期诊断指标；④急性中毒：安眠药中毒、重金属中毒、糖尿病酮症酸中毒、尿毒症、妊娠中毒等；⑤恶性肿瘤：急性或慢性粒细胞性白血病及胃癌、肝癌等非造血系统恶性肿瘤；⑥应用皮质激素、肾上腺素、阿司匹林等药物也可引起白细胞增高。

（2）中性粒细胞减少：白细胞总数低于4×10⁹/L称白细胞减少。当中性粒细胞绝对值低于2.0×10⁹/L时，称为粒细胞减少症；低于0.5×10⁹/L时，称为粒细胞缺乏症。

1）感染性疾病：特别是革兰阴性杆菌感染为最常见的原因，见于伤寒、副伤寒，白细胞总数与中性粒细胞均减少。某些病毒感染性疾病，如流感、病毒性肝炎、水痘、风疹、巨细胞病毒感染时，白细胞亦常减低。某些原虫感染，如疟疾、黑热病时白细胞亦可减少。

2）血液系统疾病：常见于再生障碍性贫血、非白血性白血病、恶性组织细胞病、巨幼细胞性贫血、严重缺铁性贫血、阵发性睡眠性血红蛋白尿、骨髓转移癌等，常同时伴血小板及红细胞减少。

3）理化损伤：X线、放射性核素等物理因素，化学物质如苯、铅、汞等，以及化学药物如氯霉素、磺胺类药、抗肿瘤药、抗糖尿病药及抗甲状腺药物等，均可引起白细胞及中性粒细胞减少。

4）自身免疫性疾病：如系统性红斑狼疮等。

5）单核－吞噬细胞系统功能亢进：脾功能亢进、淋巴瘤等。

2. 嗜酸性粒细胞（eosinophil，E）

（1）嗜酸性粒细胞增多：①变态反应性疾病：如支气管哮喘、荨麻疹、药物过敏反应、食物过敏、血管神经性水肿等。②寄生虫病：肺吸虫病、蛔虫病、钩虫病、血吸虫病、丝虫病等。③血液病：慢性粒细胞性白血病、嗜酸性粒细胞性白血病、淋巴瘤等。④皮肤病：剥脱性皮炎、银屑病、湿疹等。⑤某些恶性肿瘤：某些上皮性肿瘤如肺癌等可引起嗜酸性粒细胞增多。⑥某些传染病：传染病感染期时，嗜酸性粒细胞常减少，在恢复期，则暂时性增多；但猩红热急性期，嗜酸性粒细胞增多。

（2）嗜酸性粒细胞减少：见于伤寒及副伤寒初期、应激状态、休克、长期应用肾上腺皮质激素后，其临床意义甚小。

3. 嗜碱性粒细胞（basophil，B）

（1）嗜碱性粒细胞增多：①变态反应性疾病：药物、食物等所致过敏反应，类风湿性关节炎等；②血液病：慢性粒细胞性白血病、嗜碱性粒细胞性白血病、骨髓纤维化、真性红细胞增多症等；③恶性肿瘤：尤其是转移癌；④其他：糖尿病、水痘、流感、结核病等。

（2）嗜碱性粒细胞减少：其临床意义较小。

4. 淋巴细胞（lymphocyte，L）

（1）淋巴细胞增多

1）生理性增多：儿童期淋巴细胞比例较高，婴儿出生时淋巴细胞约占35%，粒细胞占65%，4～6天后淋巴细胞可达50%，与粒细胞比例大致相等。4～6岁时，淋巴细胞比例逐渐减低，粒细胞比例增加，逐渐达正常成人水平。

2）病理性增多：①感染性疾病：主要为病毒感染，如麻疹、风疹、传染性单核细胞增多症、传染性淋巴细胞增多症、水痘、流行性腮腺炎、病毒性肝炎、流行性出血热等，也可见于百日咳杆菌、结核杆菌、布氏杆菌、梅毒螺旋体等感染时；②血液病：急慢性淋巴细胞性白血病、淋巴瘤等；③急性传染病的恢复期；④其他疾病：自身免疫性疾病、肿瘤、慢性炎症、移植物抗宿主反应或移植物抗宿主病等。

（2）淋巴细胞减少：主要见于应用肾上腺皮质激素、烷化剂，以及长期接触放射线、免疫缺陷病、丙种球蛋白缺陷症等。

5. 单核细胞（monocyte，M）

（1）单核细胞增多

1）生理性增多：出生后2周的婴儿单核细胞增多，儿童亦较成人稍多。

2）病理性增多：①感染性疾病：如疟疾、黑热病、活动性结核病、亚急性感染性心内膜炎等；②血液病：单核细胞白血病、骨髓增生异常综合征、恶性组织细胞病、淋巴瘤、多发性骨髓瘤等。

（2）单核细胞减少：无临床意义。

四、血小板检查

血小板检查（platelet count，PC 或 pltPlt）是指计数单位容积内外周血液中血小板的含量。

【参考值】

（100～300）×10⁹/L。

【临床意义】

1. 血小板减少　血小板数低于$100×10^9$/L，称为血小板减少。

（1）血小板生成障碍：如再生障碍性贫血、放射性损伤、急性白血病、骨髓纤维化等。

（2）血小板破坏或消耗增多：原发性血小板减少性紫癜、系统性红斑狼疮、弥散性血管内凝血、血栓性血小板减少性紫癜。

（3）血小板分布异常：肝硬化、血液被稀释如输入大量库存血或血浆时。

（4）感染：见于细菌、病毒、立克次体感染性疾病，特别是患者免疫功能受损状态如艾滋病时。

2. 血小板增多　血小板数超过$400×10^9$/L，称为血小板增多。

（1）原发性增多：见于骨髓增生性疾病，如慢性粒细胞性白血病、真性红细胞增多症和原发性血小板增多症。

（2）反应性增多：如急性感染、急性溶血、类风湿性关节炎、缺铁性贫血或出血性贫血、恶性肿瘤、结肠癌。

五、网织红细胞计数

网织红细胞（reticulocyte，Ret）是晚幼红细胞脱核后至完全成熟的红细胞之间的过渡型细胞。

【参考值】

百分数：成人：0.005～0.015（或0.5%～1.5%）；新生儿：0.03～0.07（或3%～7%）。

绝对值：（24～84）$×10^9$/L。

【临床意义】

1. 网织红细胞增多　提示骨髓红细胞系增生旺盛，见于增生性贫血，如溶血性贫血，尤其是急性大量溶血时，网织红细胞计数可高达0.40以上；急性失血性贫血，网织红细胞也明显增加。缺铁性贫血或巨幼细胞性贫血，治疗前网织红细胞仅轻度增高或正常，给予铁剂或维生素B_{12}及叶酸治疗后，可逐渐增高，至7～10天达高峰，治疗2周后逐渐恢复正常。

2. 网织红细胞减少　表示骨髓造血功能减低，常见于再生障碍性贫血、急性白血病。

六、红细胞比容测定及红细胞平均值参数

（一）红细胞比容测定

【参考值】

微量法：男0.467±0.039；女0.421±0.054。

温氏法：男0.40～0.50（或40vol%～50vol%）；平均0.45（或45vol%）。

女0.37～0.48（或37vol%～48vol%）；平均0.40（或40vol%）。

【临床意义】

1. 红细胞比容增高　红细胞比容（hematocrit，HCT）相对性增多见于各种原因所致的血液浓缩，临床上常测定脱水患者的红细胞比容，了解血液浓缩程度，作为计算补液量的参考。红细胞比容绝对性增多见于真性红细胞增多症。

2. 红细胞比容减少　主要见于各种贫血。由于贫血类型不同，红细胞体积大小也不同，其红细胞计数与红细胞比容数值的减低不一定平行，因此必须将红细胞数、血红蛋白量及红细

胞比容三者结合起来，计算红细胞各项平均值，才有参考意义。

（二）红细胞平均值

【参考值】

1. 平均红细胞容积（mean corpuscular volume，MCV） 系指每个红细胞的平均体积，以飞升（fL）为单位。计算公式如下：MCV=HctHCT/RBC。

手工法：82～92fL；血细胞分析仪法：80～100fL。

2. 平均红细胞血红蛋白量（mean corpuscular hemoglobin，MCH） 系指每个红细胞内所含血红蛋白的平均量，以皮克（pg）为单位。计算公式如下 :MCH=Hb/RBC。

手工法：27～31pg；血细胞分析仪法：27～34pg。

3. 平均红细胞血红蛋白浓度（mean corpuscular hemoglobin concentration，MCHC） 系指每升血液中平均所含血红蛋白浓度（克数），以 g/L 表示。计算公式如下：MCHC=Hb/HctHCT。

320～360g/L（或 32%～36%）。

【临床意义】

主要用于贫血的细胞形态学分类（表 6-3）。

表 6-3　贫血的形态学分类

贫血的形态学分类	MCV（fL）	MCH（pg）	MCHC（%）	病因
正常细胞性贫血	80～100	27～34	32～36	再生障碍性贫血、急性失血性贫血、多数溶血性贫血、骨髓病性贫血如白血病
大细胞性贫血	>100	>34	32～36	巨幼细胞性贫血及恶性贫血
小细胞低色素性贫血	<80	<27	<32	缺血性贫血、珠蛋白生成障碍性贫血、铁粒幼细胞性贫血
单纯小细胞性贫血	<80	<27	32～36	慢性感染、炎症、肝病、尿毒症、恶性肿瘤、风湿性疾病等所致的贫血

七、红细胞体积分布宽度测定

红细胞体积分布宽度（red blood cell volume distribution width，RDW）是反映外周血红细胞体积异质性的参数，由血细胞分析仪测量而获得。

【参考值】

RDW-CV 11.5%～14.5%。

【临床意义】

1. 用于贫血的形态学分类（表 6-4）

表 6-4　根据 MCV、RDW 的贫血形态学分类

MCV	RDW	贫血类型	常见疾病
增高	正常	大细胞均一性贫血	部分再生障碍性贫血
	增高	大细胞非均一性贫血	巨幼细胞性贫血、MDS
正常	正常	正常细胞均一性贫血	急性失血性贫血
	增高	正常细胞非均一性贫血	再生障碍性贫血、PNH、G6PD 缺乏症等
减低	正常	小细胞均一性贫血	珠蛋白生成障碍性贫血、球形细胞增多症
	增高	小细胞非均一性贫血	缺铁性贫血

NOTE

2. 用于缺铁性贫血的诊断和鉴别诊断　缺铁性贫血和轻型β-珠蛋白生成障碍性贫血均表现为小细胞低色素性贫血，缺铁性贫血患者 RDW 增高，而珠蛋白生成障碍性贫血患者 88% 为正常。

八、血细胞直方图的临床应用

常用的有白细胞、红细胞、血小板三种细胞直方图（图 6-1）。

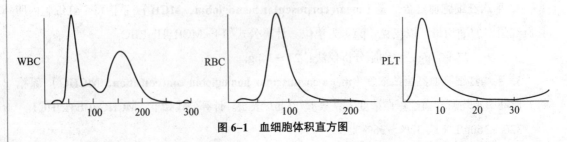

图 6-1　血细胞体积直方图

（一）白细胞体积分布直方图

白细胞可以根据体积大小区分为三个群，在直方图上表现为三个峰（区）。

1. 第一群是小细胞区（35～90fL）　主要为淋巴细胞，包括成熟淋巴细胞、异型淋巴细胞。

2. 第二群是中间细胞区（90～160fL）　包括单核细胞、原始细胞及幼稚细胞，以及嗜酸性粒细胞、嗜碱性粒细胞。

3. 第三群是大细胞区（160～450fL）　包括中性分叶核粒细胞，以及杆状核和晚幼粒细胞。

根据各群占总体的比例可计算出各群细胞的百分率，如再与该标本的白细胞总数相乘，即可得到各类细胞的绝对值。

（二）红细胞体积分布直方图

红细胞直方图体积分布曲线的显示范围为 24～360fL。与红细胞直方图相关的有 2 个参数，即 MCV 和 RDW。几种贫血的细胞直方图图形变化如下：

1. 缺铁性贫血　典型的缺铁性贫血呈小细胞性贫血，MCV 降低，主峰曲线的波峰左移；红细胞大小的非均一性，RDW 增高，则波峰基底增宽，显示为小细胞非均一性贫血特征。

2. 轻型β-珠蛋白生成障碍性贫血　呈小细胞均一性贫血，其图形表现为波峰左移，基底变窄。

3. 铁粒幼细胞性贫血　红细胞呈典型的"双形"性改变，即小细胞低色素性红细胞与正常红细胞同时存在，故出现波峰左移、峰底增宽的双峰。缺铁性贫血经治疗有效时，也可出现峰底更宽的类似的双峰图形。

4. 巨幼细胞性贫血　红细胞呈大细胞非均一性，直方图波峰右移，峰底增宽。经治疗有效时，正常红细胞逐渐增加，与病理性大细胞同时存在，也可出现双峰现象，故有助于判断疗效。

5. 混合性营养性贫血　营养性巨幼细胞性贫血可同时合并缺铁性贫血，前者 MCV 增高，后者降低，故直方图图形需视哪一类细胞占优势。如两者的严重程度相似，则反映 MCV 的波峰位置可显示正常，而 RDW 明显增高，则峰底增宽。

（三）血小板直方图

直方图体积分布范围为 2～20fL。

九、红细胞沉降率测定

红细胞沉降率（erythrocyte sedimentation rate，ESR）指红细胞在一定条件下沉降的速度，简称血沉。

【参考值】

Westergren 法：成年男性 0～15mm/h；成年女性 0～20mm/h。

【临床意义】

1. 血沉增快

（1）生理性增快：可见于 12 岁以下的儿童、60 岁以上的年长者、月经期妇女、妊娠 3 个月以上的孕妇。

（2）病理性增快：①各种炎症性疾病：急性细菌性炎症发生后 2～3 天即可见血沉增快。风湿热、结核病时，因纤维蛋白原及免疫球蛋白增加，血沉明显加快。②组织损伤及坏死：如急性心肌梗死时血沉增快，而心绞痛时则无改变。③恶性肿瘤：增长迅速的恶性肿瘤血沉增快，可能与肿瘤细胞分泌糖蛋白（属球蛋白）、肿瘤组织坏死、继发感染或贫血等因素有关。④各种原因所致的高球蛋白血症：如慢性肾炎、肝硬化、多发性骨髓瘤、巨球蛋白血症、系统性红斑狼疮、淋巴瘤等。⑤其他：贫血、动脉粥样硬化、糖尿病、肾病综合征。

2. 血沉减慢 见于严重贫血、球形红细胞增多症、纤维蛋白含量严重缺乏者。临床意义较小。

十、溶血性贫血的实验室检查

溶血性贫血（hemolyticanemia）是指各种原因导致红细胞生存时间缩短，破坏增多或加速，而骨髓造血功能不能相应代偿而发生的一类贫血。

（一）一般检查

1. 血浆游离血红蛋白测定

【参考值】

＜ 40mg/L（邻 – 甲联苯胺法）。

【临床意义】

血浆游离血红蛋白增加是血管内溶血的佐证，当血管内溶血释放的血红蛋白超过结合珠蛋白所能结合的量时，血浆中游离血红蛋白升高，多见于较严重的血管内溶血，如葡萄糖 –6- 磷酸脱氢酶缺乏症、阵发性睡眠性血红蛋白尿、自身免疫性溶血性贫血、珠蛋白生成障碍性贫血等。

2. 血清结合珠蛋白测定

【参考值】

0.7～1.5g/L（70～150mg/dL）。

【临床意义】

（1）结合珠蛋白减少：①各种溶血性贫血，包括血管内或血管外溶血，以血管内溶血减低为显著；②肝细胞损害、传染性单核细胞增多症、先天性无结合珠蛋白血症等；③使用可引起溶血的药物，如链霉素、氯丙嗪、甲基多巴、雌激素、口服避孕药等。

（2）结合珠蛋白增多见于感染、创伤、结核病、恶性肿瘤、系统性红斑狼疮、风湿性或类风湿性关节炎、组织损伤等。

3. 血浆高铁血红素白蛋白测定　有生化法和电泳法两种检测方法。生化法的原理为高铁血红素白蛋白能与硫化铵形成铵血色原，光谱仪观察在558nm处有一吸收光带。电泳法为醋酸纤维膜电泳，出现一条高铁血红素白蛋白区带。

【参考值】

阴性。

【临床意义】

阳性表示严重血管内溶血。

（二）特殊检查

1. 红细胞渗透脆性试验（erythrocyte osmotic fragility test）　是指测定红细胞对不同浓度低渗氯化钠溶液的抵抗力，即红细胞的渗透脆性。

【参考值】

开始溶血：0.42%～0.46%（或4.2～4.6g/L）NaCl溶液。

完全溶血：0.28%～0.34%（或2.8～3.4g/L）NaCl溶液。

【临床意义】

（1）脆性增高：开始溶血 > 0.50% NaCl溶液，完全溶血 > 0.38% NaCl溶液时，为脆性增高，主要见于遗传性球形细胞增多症。温抗体型自身免疫性溶血性贫血、遗传性椭圆形细胞增多症也可见脆性增高。

（2）脆性减低：见于缺铁性贫血、海洋性贫血、肝硬化及阻塞性黄疸等。

2. 自身溶血试验及纠正试验　血液在37℃下孵育48小时后的溶血试验，称为自身溶血试验（autohemolysis test）。纠正试验（correction test）为加入葡萄糖或ATP作为纠正物，并以氯化钠溶液作为对照，观察溶血是否能被纠正。

【参考值】

正常人红细胞经孵育48小时后，溶血率 < 3.5%；加葡萄糖或ATP孵育，溶血率更低，溶血率均 < 1%。

【临床意义】

可用作遗传性球形细胞增多症和先天性非球形细胞性溶血性贫血的鉴别诊断。遗传性球形细胞增多症时，经孵育后自身溶血明显增强，加入葡萄糖或ATP，溶血均得到明显纠正；Ⅰ型先天性非球形细胞性溶血性贫血（葡萄糖-6-磷酸脱氢酶缺陷症）时自身溶血加重，加葡萄糖和ATP均可使溶血部分纠正；Ⅱ型先天性非球形细胞性溶血性贫血（丙酮酸激酶缺陷症）自身溶血明显增强，加入葡萄糖孵育，溶血不能纠正，只有加入ATP才能纠正。

3. 酸溶血试验（acid serum hemolysis test）　又称Ham试验。

【参考值】

阴性。

【临床意义】

阳性主要见于夜间阵发性睡眠性血红蛋白尿，是其重要的诊断依据。某些自身免疫性溶血性贫血发作严重时也可呈阳性。

4. 高铁血红蛋白还原试验　当葡萄糖 –6– 磷酸脱氢酶含量正常时，有足量的还原型辅酶Ⅱ，高铁血红蛋白能被还原；反之，则高铁血红蛋白还原速度减慢。

【参考值】

高铁血红蛋白还原率＞ 75%。

【临床意义】

还原率减低见于葡萄糖 –6– 磷酸脱氢酶缺陷。

十一、血型鉴定与交叉配血试验

1. ABO 血型系统的抗原和抗体　根据红细胞表面是否具有 A 或 B 抗原（又称 A 或 B 凝集原，两者均由 H 物质转变而来），血清中是否存在抗 A 或抗 B 抗体（又称抗 A 或抗 B 凝集素），ABO 血型系统可分为四型（表 6-5）。

表 6-5　ABO 血型系统分型

血型	红细胞表面的抗原	血清中的抗体
A	A	抗 B
B	B	抗 A
AB	AB	无
O	无	抗 A 及抗 B

2. ABO 血型鉴定和交叉配血试验

（1）ABO 血型鉴定：ABO 血型抗体能在生理盐水中与相应红细胞抗原结合而发生凝集反应。进行 ABO 血型鉴定时，采用标准的抗 A 及抗 B 血清以鉴定被检者红细胞上的抗原（直接试验），同时用标准的 A 型及 B 型红细胞鉴定被检者血清中的抗体（反转试验）（表 6-6）。

表 6-6　用标准血清及标准红细胞鉴定 ABO 血型结果

标准血清 + 被检者红细胞			标准红细胞 + 被检者血清			被鉴定血的血型
抗 A 血清	抗 B 血清	抗 AB 血清（O 型血清）	A 型红细胞	B 型红细胞	O 型红细胞	
+	−	+	−	+	−	A 型
−	+	+	+	−	−	B 型
+	+	+	−	−	−	AB 型
−	−	−	+	+	−	O 型

（2）交叉配血试验：主要是检查受血者血清中有无破坏供血者红细胞的抗体，故受血者血清加供血者红细胞悬液相配的一管称为主侧，供血者血清加受血者红细胞相配的一管称为次侧，两者合称为交叉配血。

结果判断：同型血之间做交叉配血时，主侧管与次侧管均无凝集反应，表示配血完全相合，可以输血；不论何种原因导致主侧管有凝集时，则绝对不可输用。异型配血时（指供血者系 O 型，受血者为 A 型或 B 型），如主侧管无凝集及溶血，而次侧管出现凝集，但凝集较弱，效价＜ 1：200，可以试输少量（不超过 200mL）该型血液。

3. 临床意义

（1）在输血上的意义：输血在临床上的应用颇为广泛，如严重失血或某些手术时，输血常是治疗和抢救的重要措施。输血前必须准确鉴定供血者与受血者的血型，选择同型人的血液，并经交叉配血试验，证明完全相配时才能输血。

（2）新生儿同种免疫溶血病：是指母亲与胎儿血型不合引起血型抗原免疫所致的一种溶血疾病。

（3）ABO血型与器官移植：已知ABO抗原是一种强移植抗原，如供者与受者ABO血型不合可加速对移植物的排斥，特别是皮肤和肾移植。肾移植时，ABO血型不合者失败率达46%；而血型相合者，失败率仅9%。

（4）其他：ABO血型检查还可用于亲缘鉴定，可疑血迹、精斑、毛发等的鉴定，以及与某些疾病相关性的调查。

第二节　止血与凝血的实验室检查

一、血小板功能检测

（一）出血时间测定

将皮肤毛细血管刺破后，血液自然流出到自然停止所需的时间称为出血时间（bleeding time，BT）。

【参考值】

测定器法（推荐使用）：6.9±2.1分钟，超过9分钟为异常。

【临床意义】

BT主要反映血小板的数量、功能，以及血管壁的通透性和脆性的变化。BT延长见于：①血小板显著减少：如原发性或继发性血小板减少性紫癜；②血小板功能异常：如血小板无力症、巨大血小板综合征；③毛细血管壁异常，如维生素C缺乏症、遗传性出血性毛细血管扩张症；④严重缺乏血浆某些凝血因子：如血管性血友病（vWD）、弥散性血管内凝血；⑤药物影响：如服用乙酰水杨酸、双嘧达莫等。

（二）血小板黏附试验

血小板黏附试验（platelet adhesion test，PAdT）又称血小板黏附功能试验。

【参考值】

玻璃柱法：62.5%±8.61%；玻璃球旋转法：34.9%±5.95%；玻璃滤器法：31.9%±10.9%。

【临床意义】

1. PAdT增高　见于血液高凝状态和血栓性疾病，如心肌梗死、心绞痛、脑血管病变、糖尿病、深静脉血栓形成、妊娠高血压综合征、肾小球肾炎、高脂血症、口服避孕药等。

2. PAdT减低　见于血管性血友病（vWD）、血小板无力症、巨大血小板综合征、尿毒症、肝硬化、骨髓增生异常综合征、纤维蛋白原血症、急性白血病、服用抗血小板药物等。

（三）血块收缩试验

血块收缩试验（clot retraction test，CRT）属于血小板功能的诊断筛选试验，是在富含血小板的血浆中加入 Ca^{2+} 和凝血酶，使血浆凝固形成凝块。

【参考值】

非抗凝全血法：血块 1～2 小时开始收缩，18～24 小时完全收缩；抗凝全血标本法：48%～64%。

【临床意义】

1. 减低　见于特发性血小板减少性紫癜、血小板无力症、红细胞增多症、低（无）纤维蛋白原症、多发性骨髓瘤、原发性巨球蛋白血症等。

2. 增高　见于先天性或获得性因子ⅩⅢ缺乏症、严重贫血等。

二、凝血和抗凝血功能检测

（一）凝血时间测定

凝血时间测定（clotting time，CT）是将静脉血放入玻璃试管中，观察自采血开始至血液凝固所需的时间。

【参考值】

试管法：6～12 分钟；硅化试管法：15～32 分钟。目前凝血时间测定基本上被 APTT 所取代。

【临床意义】

1. CT 延长　①凝血因子Ⅷ、Ⅸ、Ⅺ明显减少：如甲、乙型血友病，因子Ⅺ缺乏症；②凝血酶原、纤维蛋白原严重减少：如纤维蛋白原减少症、严重肝损伤等；③继发性或原发性纤溶活力增强；④应用肝素、口服抗凝药或循环抗凝物质增加：如类肝素物质增多等。

2. CT 缩短　见于高凝状态、血栓性疾病、抽血不顺利使血液中混有大量组织液时。

（二）活化部分凝血活酶时间测定

活化部分凝血活酶时间（activated partial thromboplastin time，APTT）测定是在血浆中加入 APTT 试剂和 Ca^{2+} 后，观察其凝固时间。

【参考值】

手工法：32～43 秒。较正常对照值延长 10 秒以上为异常。

【临床意义】

同凝血时间（CT）测定，但较普通试管法 CT 为敏感，是目前推荐应用的内源性凝血系统的筛选试验。此外，APTT 是监测肝素应用的首选指标。

（三）血浆凝血酶原时间测定

血浆凝血酶原时间（prothrombin time，PT）测定是在被检血浆中加入 Ca^{2+} 和组织凝血活酶，使凝血酶原转变为凝血酶，后者使纤维蛋白原转变为纤维蛋白，观测血浆的凝固时间。

【参考值】

1. 凝血酶原时间为 11～13 秒，测定值超过正常对照值 3 秒以上为异常。

2. 凝血酶原时间比值（prothrombin ratio，PTR）即被检查者血浆凝血酶原时间（秒）/正常人凝血酶原时间（秒），参考值为 1.0±0.05。

3. 国际标准化比值（international normalized ratio，INR）即 PTRISI，参考值为 1.0±0.1。国际敏感性指数越小，组织凝血活酶的敏感性越高。

【临床意义】

1. PT 延长 ①先天性凝血因子Ⅰ（纤维蛋白原）、Ⅱ（凝血酶原）、Ⅴ、Ⅶ、Ⅹ缺乏；②后天性凝血因子缺乏：如严重肝病、维生素 K 缺乏、纤溶亢进、弥散性血管内凝血、接受大量输血、使用抗凝剂等；③其他因素：饮酒、痢疾、吸收不良者，应用抗生素、甲基多巴、磺胺药物等。

2. PT 缩短 高凝状态，如弥散性血管内凝血早期、心肌梗死、脑血栓形成、急性血栓性静脉炎、高脂或叶类蔬菜饮食、口服避孕药、维生素 K 等。

3. 口服抗凝剂监测 PT 及 INR 是临床监测口服抗凝剂的首选指标。使 PT 为正常对照者的 1.0～2.0，PTR 在 1.0～2.0，INR 在 2.0～3.0。

（四）血浆纤维蛋白原测定

【参考值】

凝血酶比浊法：2～4g/L。

【临床意义】

1. 纤维蛋白原增高 见于急性心肌梗死、急性感染、急性肾炎、糖尿病、创伤、休克、大手术后、妊娠高血压综合征、恶性肿瘤及血栓前状态等。亦可见于服用雌激素、口服避孕药、吸烟等。

2. 纤维蛋白原减低 见于重症肝炎、肝硬化、弥散性血管内凝血、原发性纤溶症、先天性无纤维蛋白原血症、营养不良、溶栓治疗等。

（五）血浆抗凝血酶测定

血浆抗凝血酶测定包括抗凝血酶Ⅲ活性和抗凝血酶抗原测定。

【参考值】

活性：108.5%±5.3%；抗原：0.29±0.06g/L。

【临床意义】

1. 增高 见于血友病、白血病、再生障碍性贫血等急性出血期，以及口服抗凝药物等。

2. 减低 见于先天性或获得性 AT 缺乏（血栓性疾病、弥散性血管内凝血、肝病等）、高凝状态、肾病综合征、溶纤治疗、肝素治疗、口服避孕药（含雌激素）等。

三、纤维蛋白溶解功能测定

（一）优球蛋白溶解时间测定

将受检血浆置于醋酸溶液中，使优球蛋白沉淀，经离心除去纤溶抑制物，将沉淀的优球蛋白溶于缓冲液中，再加入 Ca^{2+} 溶液或凝血酶，使其凝固。在 37℃下观察凝块完全溶解所需的时间，即为优球蛋白溶解时间（euglobulin lysis time，ELT）。

【参考值】

加钙法：129.8±41.1 分钟；加酶法：157.0±59.1 分钟。一般认为 < 70 分钟为异常。

【临床意义】

1. ELT 缩短（< 70 分钟） 表明纤溶活性增强，见于原发性和继发性纤溶亢进，后者常见

于手术、应激状态、创伤、休克、羊水栓塞、急性白血病、恶性肿瘤广泛转移和晚期肝硬化等。

2. ELT 延长表明纤溶活性减低　见于血栓前状态、血栓性疾病和应用抗纤溶药物等。

（二）血浆硫酸鱼精蛋白副凝固试验

血浆硫酸鱼精蛋白副凝固试验（plasma protamine paracoagulation test，3P）的原理为在受检血浆中加入硫酸鱼精蛋白溶液，如果血浆中存在可溶性纤维蛋白单体与纤维蛋白降解产物的复合物，则可被加入的鱼精蛋白解离，被解离的纤维蛋白单体又可重新聚合成可见的纤维状物，即为 3P 试验阳性。

【参考值】

阴性。

【临床意义】

1. 阳性　见于弥散性血管内凝血早、中期。假阳性可见于恶性肿瘤、大手术后、败血症、肾小球疾病、人工流产、分娩等。

2. 阴性　除正常人外，可见于晚期弥散性血管内凝血和原发性纤溶症。

本试验是鉴别原发性纤溶症和继发性纤溶症的试验之一。

（三）血浆凝血酶时间测定

受检血浆中加入"标准化"凝血酶溶液，测定开始出现纤维蛋白丝所需的时间，即为血浆凝血酶时间测定（thrombin time，TT），是外源性凝血系统较为灵敏和最常用的筛选试验。

【参考值】

16～18 秒。延长超过正常对照 3 秒以上为异常。

【临床意义】

TT 延长见于肝素增多或类肝素抗凝物质存在、纤维蛋白（原）降解产物（FDP）增多及低（无）纤维蛋白原血症、异常纤维蛋白原血症、弥散性血管内凝血、系统性红斑狼疮和肝脏疾病等。

TT 是肝素抗凝治疗监测的良好指标，一般控制在参考值的 2～5 倍。TT 也是链激酶、尿激酶溶栓治疗监测的良好指标，一般控制在参考值的 1.5～2.5 倍。

（四）血浆纤维蛋白（原）降解产物测定

血浆纤维蛋白（原）降解产物测定 [fibrin（ogen）degradation products，FDP] 是理想的纤溶活性筛选试验。

【参考值】

阴性或＜ 5mg/L。

【临床意义】

FDP 阳性或增高见于原发性纤溶症、溶栓治疗、肝硬化、恶性肿瘤、弥散性血管内凝血、急性早幼粒细胞白血病、肺梗死、肝或肾脏疾病、器官移植排斥反应等。

（五）血浆 D- 二聚体测定

血浆 D- 二聚体（D-dimer，D-D）是纤维蛋白被纤溶酶降解后产生的碎片 D 的二聚体。目前认为血浆 D- 二聚体是诊断弥散性血管内凝血的重要指标。

【参考值】

胶乳凝集法：阴性；ELISA 法：＜ 250μg/L。

【临床意义】

增高见于继发性纤溶症，如弥散性血管内凝血；原发性纤溶症为阴性或不增高，此为两者鉴别的重要指标。阳性或增高也见于深静脉血栓形成、肺梗死、动脉血栓栓塞症、妊娠、恶性肿瘤、外科手术等。D-D 阴性更是排除深静脉血栓非常有价值的试验。

第三节　尿液检查

一、尿液标本的留取

1. 标本留取容器　要干净，最好使用一次性专用的有盖塑料容器。

2. 标本收集　避免污染，不可混有粪便。女性患者避免混入阴道分泌物或经血；男性患者避免混入前列腺液和精液。

3. 送检时间　从标本收集到检验完成所间隔的时间，夏天不应超过 1 小时，冬天不应超过 2 小时，以免细菌污染和原有的各种成分改变。

4. 标本种类　①晨尿：一般留取早晨第一次尿，以使尿液在膀胱内存留 8 小时以上，各种成分浓缩，有利于尿液有形成分的检出。②随机尿：为患者任何时间自然排泄的尿液标本，此类标本最适合门诊、急诊患者，但易受多种因素影响，尿中病理成分浓度较低。③定时尿：适用于一日之内尿液成分波动较大，用随机尿标本难以确定其参考值范围的多种化学物质的检测，如午餐后 2 小时尿，主要用于尿中尿胆原等的检验；12 小时尿要求前一天晚上 20 时先排尽当时余尿后再开始留取，收集直至第二天早晨 8 时之内的全部尿液，主要用于尿中有形成分计数；24 小时尿标本的采集方法同 12 小时尿，主要用于蛋白、糖、肌酐、尿酸、尿 17- 羟皮质类固醇、电解质等化学物质的检验。④中段尿：用清洁、无菌容器收集中段尿，主要用于细菌培养和药物敏感试验。

5. 标本保存　如不能及时检验，需做适当保存，否则各种物质易破坏。常用方法有：①冷藏：以 4℃较好，注意避免结冰，否则尿中的盐类结晶容易析出沉淀，干扰检验结果；②化学法：根据检测内容，可选用甲醛、甲苯、浓盐酸、冰乙酸等防腐剂。

尿标本成分如发生分解或明显腐败时，外观可发生改变：①尿颜色加深：由于尿中代谢物氧化还原所致；②尿混浊度增加：多为尿中细菌繁殖或（和）结晶沉淀；③尿臭味加重：为尿中细菌繁殖，分解尿素产生氨所致。

二、一般性状检查

【参考值】

1. 尿量　成人 1000～2000mL/24h。

2. 颜色　正常新鲜的尿液呈淡黄至深黄色，清澈透明，尿颜色受尿色素、尿胆原、尿胆素、酸碱度、食物或药物的影响。

3. 气味　正常尿液气味来自尿内挥发性酸性物质，久置后有氨臭味。

4. 酸碱度　正常新鲜尿液多呈弱酸性，晨尿 pH 为 6.0～6.5，新鲜随机尿波动在 4.5～8。

肉食为主者尿液偏酸，素食者尿液则偏碱。久置后，尿液呈碱性。

5. 尿液比密（specific gravity，SG） 晨尿 1.015～1.025，随机尿 1.003～1.035。

【临床意义】

1. 尿量

（1）尿量增多：24 小时尿量超出 2.5L 称为多尿（polyuria）。见于：①大量饮水、输液、应用利尿剂等所致暂时性多尿；②垂体抗利尿激素（ADH）分泌不足或肾小管对 ADH 反应性减低所致低比密多尿；③糖尿病尿糖过多引起的溶质性利尿，尿比密增高。

（2）尿量减少：24 小时尿量少于 400mL 或每小时尿量持续少于 17mL 称为少尿（oliguria）；24 小时尿量少于 100mL 称为无尿（anuria）。见于：①肾前性少尿：各种原因所致的休克、严重脱水、心力衰竭等；②肾性少尿：各种肾实质性病变；③肾后性少尿：各种原因所致的尿路梗阻，如尿路结石、肿瘤、尿路狭窄等。

2. 颜色

（1）血尿（hematuria）：尿内含有一定量的红细胞时称为血尿。出血量不多时可呈淡红色云雾状、淡洗肉水样；出血量多时呈鲜血样，甚至混有凝血块。每升尿中含血量超过 1mL 即可出现淡红色，称肉眼血尿（gross hematuria）；如尿液外观变化不明显，而离心沉淀后进行显微镜检查，每高倍镜视野下红细胞数＞3 个称为镜下血尿。主要见于急性肾小球肾炎、肾和尿路结石、肾结核、泌尿系统肿瘤或感染及出血性疾病等。

（2）血红蛋白尿（hemoglobinuria）：正常尿隐血试验阴性，为淡黄色。血管内溶血时，出现血红蛋白尿，呈浓茶色或酱油色，见于蚕豆病、血型不合的输血反应及恶性疟疾等。

（3）胆红素尿（bilirubinuria）：尿内含有大量结合胆红素，呈深黄色，振荡后泡沫亦呈黄色。若在空气中久置，可因胆红素被氧化为胆绿素而使尿液外观呈棕绿色，见于阻塞性黄疸及肝细胞性黄疸。

（4）乳糜尿（chyluria）：因乳糜液逆流入尿中所致，尿液外观呈不同程度的乳白色，有时含有血液，称为乳糜血尿，多见于丝虫病、肿瘤等。

（5）脓尿（pyuria）和菌尿（bacteriuria）：尿液中含有大量脓细胞或细菌等炎性渗出物时，外观可呈白色混浊（脓尿）或云雾状（菌尿），加热、加酸其混浊均不消失，见于泌尿系统感染如肾盂肾炎、膀胱炎、尿道炎或前列腺炎等。

（6）脂肪尿（lipiduria）：尿中出现脂肪小滴则称为脂肪尿，见于肾病、挤压伤、骨折、肾病综合征、肾小管变性等。

（7）无色尿：见于尿量增多，如尿崩症、糖尿病或饮水、输液过多。

3. 气味 新鲜尿即有氨臭味多见于慢性膀胱炎及慢性尿潴留；腐臭味见于泌尿系统化脓性感染；粪臭味见于膀胱 – 直肠瘘；烂苹果味见于糖尿病酮症酸中毒；鼠臭味见于苯丙酮酸尿；蒜臭味见于有机磷中毒。

4. 酸碱度

（1）尿 pH 降低：见于酸中毒、高热、严重缺钾、痛风，服用氯化铵、维生素 C，低钾性代谢性碱中毒等。

（2）尿 pH 增高：见于碱中毒、尿潴留、膀胱炎、肾小管酸中毒，服用碳酸氢钠、噻嗪类利尿剂等。

5. 尿液比密是指在 4℃时尿液与同体积纯水重量之比,可粗略判断肾小管的浓缩稀释功能。

(1)尿液比密增高:见于高热、脱水、出汗过多、周围循环衰竭等致血容量不足的肾前性少尿;尿量多而比密高见于糖尿病。

(2)尿液比密减低:见于大量饮水、急性肾小管坏死、急性肾衰竭少尿期及多尿期、慢性肾衰竭、尿崩症等。

三、化学检查

【参考值】

1. 尿蛋白　定性试验:阴性;定量试验:24 小时尿 0～80mg。尿蛋白定性阳性或定量 24 小时尿蛋白超过 150mg 称为蛋白尿(proteinuria)。

2. 尿糖　定性试验:阴性;定量试验:0.56～5.0mmol/24h。

3. 尿酮体　定性试验:阴性。

4. 尿胆红素与尿胆原　①尿胆红素定性:阴性;定量: $\leqslant$ 2mg/L。②尿胆原定性:阴性或弱阳性(尿 1:20 稀释后应为阴性);定量: $\leqslant$ 10mg/L。

【临床意义】

1. 尿蛋白

(1)生理性蛋白尿:又称功能性蛋白尿。见于发热、紧张、剧烈运动或劳动后,以及体位性蛋白尿。尿蛋白定性多不超过(+),定量 24 小时尿超过 0.5g。

(2)病理性蛋白尿:因各种肾脏及肾外疾病所致的蛋白尿,多为持续性蛋白尿。

1)肾小球性蛋白尿(glomerular proteinuria)见于:①原发性肾小球疾病:如肾小球肾炎、肾病综合征;②继发性肾小球疾病:糖尿病肾病、狼疮性肾炎等。

2)肾小管性蛋白尿(tubular proteinuria):见于肾盂肾炎、重金属(汞、镉、铋)中毒、大量使用氨基苷类抗生素、肾移植术后。

3)混合性蛋白尿(mixed proteinuria):同时累及肾小球和肾小管所产生的蛋白尿,见于慢性肾炎、慢性肾盂肾炎、糖尿病肾病、狼疮性肾炎等。

4)溢出性蛋白尿(overflow proteinuria):由于血浆中低分子量蛋白异常增多,超过肾小管重吸收阈值所致,见于:①多发性骨髓瘤、巨球蛋白血症形成的本-周蛋白尿;②急性血管内溶血产生的血红蛋白尿;③急性肌肉损伤所致的肌红蛋白尿。

2. 尿糖　当血中葡萄糖量超过肾阈值时,出现糖尿(glucosuria)。

(1)血糖增高性糖尿:常见于原发性糖尿病和内分泌疾病,如库欣综合征、甲状腺功能亢进症、肢端肥大症、嗜铬细胞瘤等,还可见于肝功能不全、胰腺癌、胰腺炎等。

(2)血糖正常性糖尿:血糖含量虽正常,但由于肾阈值下降,近曲小管对葡萄糖重吸收能力下降,出现糖尿,又称肾性糖尿,见于慢性肾小球肾炎、肾病综合征、间质性肾炎或家族性糖尿病等。

(3)暂时性糖尿:①摄入性糖尿:短时间内摄入大量糖类所致;②应激性糖尿:见于强烈的精神刺激、颅脑外伤、脑血管意外;③新生儿糖尿;④妊娠性糖尿;⑤药物性糖尿:如应用肾上腺糖皮质激素、茶碱、大剂量阿司匹林等。

(4)非葡萄糖性糖尿:乳糖、半乳糖、果糖、戊糖等非葡萄糖摄入过多或代谢紊乱时,可出现相应的糖尿，可见于肝硬化、哺乳期妇女、大量进食水果后。

3. 尿酮体（ketone body）　包括乙酰乙酸、β- 羟丁酸及丙酮。尿中出现酮体称为酮体尿（ketonuria），简称酮尿。

（1）糖尿病性酮尿：糖尿病时由于脂肪动员，酮体生成增加，引起血酮过多而出现酮尿。尿酮体测定是糖尿病酮症酸中毒昏迷的早期指标，此时多伴有高糖血症和糖尿。

（2）非糖尿病性酮尿：见于剧烈呕吐、高热、腹泻、饥饿、酒精性肝炎、肝硬化、重症子痫等，因糖代谢障碍而出现酮尿。

4. 尿胆红素与尿胆原　尿胆红素、尿胆原检查可协助鉴别黄疸病因。尿胆红素阳性见于肝细胞性黄疸或阻塞性黄疸；尿胆原阳性见于肝细胞性黄疸或溶血性黄疸。

四、显微镜检查

【参考值】

1. 红细胞　玻片法平均 0～3 个 /HP，定量检查 0～5 个 /μL。

2. 白细胞　玻片法平均 0～5 个 /HP，定量检查 0～10 个 /μL。

3. 上皮细胞　少量或无。

4. 透明管型　0～1 个 /HP。

5. 生理性结晶　偶见磷酸盐、草酸钙、尿酸等结晶。

【临床意义】

1. 细胞

（1）红细胞：尿沉渣镜检红细胞＞ 3 个 /HP，称为镜下血尿。红细胞形态对鉴别肾小球源性和非肾小球源性血尿有重要价值。肾小球滤出的红细胞呈多形性改变，如荆棘形红细胞、环形红细胞等，而非肾小球滤出的红细胞形态较一致。肾性红细胞常见于急、慢性肾小球肾炎和急性肾盂肾炎等，非肾性红细胞常见于肾结石、输尿管结石及泌尿系肿瘤等。

（2）白细胞：尿中以中性粒细胞较多见，炎症时白细胞发生变异，通常成团，形态多变。白细胞增多见于肾盂肾炎、膀胱炎、尿道炎症或肾结核。成年女性生殖系统有炎症时，常有阴道分泌物混入尿内，除有成团脓细胞外，并伴有多量扁平上皮细胞。

（3）上皮细胞

1）肾小管上皮细胞：来自远曲和近曲小管，尿中出现肾小管上皮细胞表示肾小管病变，如成团出现，则多见于肾小管坏死性病变，如急性肾小管坏死、肾病综合征、肾小管间质性炎症等；肾小管上皮细胞发生脂肪变性时，胞质中充满脂肪颗粒，称为脂肪颗粒细胞，见于慢性肾小球肾炎；肾小管上皮细胞中出现含铁血黄素颗粒，见于心力衰竭、肾梗死。此外，肾移植后若肾小管上皮细胞持续增多或重新出现，则为排斥反应的表现。

2）移行上皮细胞：因部位不同其形态可有较大差别。表层移行上皮细胞，主要来自膀胱，体积为白细胞的 4～5 倍，多为不规则的类圆形，胞核居中，又称大圆上皮细胞。中层移行上皮细胞，主要来自肾盂，为大小不一的梨形、尾形，故又称尾形上皮细胞，核较大，呈圆形或椭圆形。底层移行上皮细胞，来自输尿管、膀胱和尿道，形态圆形，胞核较小。正常尿中无或偶见移行上皮细胞，在输尿管、膀胱、尿道有炎症时可出现。

3）复层扁平上皮细胞：亦称鳞状上皮细胞，呈大而扁平的多角形，胞核小，圆形或椭圆形，来自尿道前段。女性尿道有时混有来自阴道的复层扁平上皮细胞。生理情况下，男性尿中偶见，女性 0～5 个 /HP，多无临床意义。尿中大量出现或片状脱落且伴有白细胞、脓细胞，见于尿道炎。

2. 管型（cast） 是蛋白质细胞或细胞碎片在肾小管、集合管中凝结而成的圆柱状蛋白聚合体。常见管型的特征及临床意义如下：

（1）透明管型（hyaline cast）：主要由管型基质构成。剧烈运动后、高热、心衰等可见少量增加。大量出现见于肾小球肾炎、肾病综合征、肾盂肾炎、恶性高血压、应用氨基苷类抗生素等所致肾实质性病变。

（2）颗粒管型（granular cast）：可分为细颗粒和粗颗粒管型。粗颗粒主要为白细胞碎片，细颗粒则多为上皮细胞碎片。少量细颗粒管型可见于运动后、发热或脱水时；大量出现见于肾小球肾炎、肾病综合征及药物毒性等所致肾脏病变，并提示病变较重，为肾实质损害的最可靠的实验诊断依据之一。

（3）细胞管型（cellular cast）：管型基质内含有细胞，其数量超过 1/3 的管型体积则称为细胞管型。按细胞种类可进一步分为上皮细胞管型、红细胞管型、白细胞管型、混合管型，为肾实质损害的最可靠的试验诊断依据之一。

（4）蜡样管型（waxy cast）：常呈浅灰色或蜡黄色，为颗粒管型、细胞管型进一步衍化，或直接由淀粉样变性的上皮细胞溶解后形成。其出现提示肾小管的严重病变，预后差。见于慢性肾小球肾炎晚期、肾功能不全及肾淀粉样变性。

3. 尿结晶体 尿结晶体的形成与各种物质溶解度、尿 pH 值、温度及胶体浓度有关，当促进与抑制结晶析出的种种因素失衡时，可见结晶析出。

（1）生理性尿结晶：①磷酸盐结晶：少量出现无临床意义，持续大量出现应排除甲状旁腺功能亢进、肾小管性酸中毒、骨脱钙等致磷酸盐大量丢失的病理情况，并警惕形成磷酸盐结石的可能。②碳酸钙晶体：无特殊临床意义。③尿酸盐结晶：无特殊临床意义。④尿酸结晶：正常人尤其是食入富含嘌呤的食物后，尿中可偶见；若新鲜尿中持续出现尿酸结晶，应警惕形成尿酸结石。⑤草酸钙结晶：正常人尤其是进食植物性食物后尿中可出现；如持续出现在新鲜尿中，应警惕形成结石。

（2）病理性尿结晶：指在正常人尿中不存在的结晶。①胱氨酸结晶：为蛋白质分解产物，见于遗传性胱氨酸尿症。②亮氨酸与酪氨酸结晶：为蛋白质分解产物，见于有大量组织坏死的疾病，如急性肝坏死、白血病、急性磷中毒等。③胆固醇结晶：临床上少见，可见于肾淀粉样变性、尿路感染及乳糜尿患者。④胆红素结晶：见于阻塞性黄疸和肝细胞性黄疸。⑤磺胺类药结晶：见于大量服用磺胺类药物，如大量磺胺结晶伴有红细胞或管型同时出现，多表示肾脏已经受损，应立即停药。⑥解热镇痛药结晶：见于大量服用阿司匹林、水杨酸。

4. 尿沉渣定量检查 留取一定时间的尿液，取定量尿液离心沉淀，用血细胞计数板计数红细胞、白细胞和管型数，再换算成单位时间内的数量。动态观察比较，可以了解肾损害的情况。传统的 Addis 计数：需收集 12 小时尿，既耗时又因尿放置过久易致有形成分破坏或结晶形成而影响测定准确性，现已少用。现多采用"1 小时尿有形成分计数法"检测，适合于门诊和住院患者。标本采集可在正常饮食下留取尿液。1 小时尿有形成分计数通常准确留取早晨 6:00～9:00，3 小时内全部尿液，也可留取任意而固定的时间段内的尿液，及时送检；注意不能大量饮水；尿中不必加防腐剂。

【参考值】

男性：红细胞＜3万/小时，白细胞＜7万/小时；女性：红细胞＜4万/小时，白细胞＜14万/小时。男性、女性：管型＜3400个/小时。

【临床意义】

白细胞增高为主者，主要见于泌尿系统感染如急性肾盂肾炎；红细胞、管型增高为主者，主要见于急、慢性肾小球肾炎。

第四节　粪便检查

正常粪便主要由消化后未被吸收的食物残渣、消化道分泌物、大量细菌和无机盐及水等组成。粪便检查的主要目的是：①了解消化道有无炎症、出血、寄生虫感染、恶性肿瘤等疾患；②判断胃肠、胰腺、肝胆系统的功能状况。

一、标本采集

1. 容器　一般检查用干燥洁净的一次性容器；做细菌学检查，应使用加盖无菌容器。

2. 采样部位　采集时应首选含有黏液、脓血的部分，若无明显脓血、黏液，应在粪便的多个部位各取一点后再混合以提高检出率。

3. 标本量

（1）一般检查：留取粪便以拇指头大小即可（稀便5mL）。

（2）血吸虫毛蚴孵化、寄生虫或虫卵计数时留取一次全部粪便。

4. 避免污染　留取新鲜标本，不得混有尿液或其他物质，尤其是化学药品。

5. 避免干扰因素　做粪便隐血试验检测时，患者应禁食肉类、血类食品，并停用维生素C及铁剂3天，以免影响检验结果。

6. 三送三检　对某些寄生虫及虫卵的初筛检测，应采取三送三检，因为许多肠道原虫和某些蠕虫卵都有周期性排出现象。

7. 特殊标本及时送检　从粪便中检测阿米巴滋养体等寄生原虫，收集的标本应于25℃下保温并立即（30分钟内）送镜检，以免滋养体因失去活动力而难以检出。

8. 标本来源　一般自然排便法采集。无粪便但又必须检查时，可用肛门指检或采用便管采集，不可用灌肠后的标本；检查蛲虫应于清晨排便前用薄膜拭子在肛门周围皱襞处采样，并立即送检。

9. 送检时间　粪便标本采集后应尽早送检，一般不应超过1小时。

二、一般性状检查

（一）颜色与性状

【参考值】

1. 颜色与性状　成人粪便为棕黄色、成形软便；婴儿粪便呈黄色或金黄色。

2. 寄生虫体　无。

3. 气味　有臭味。正常人食肉者粪便有强烈臭味，食蔬菜者臭味较轻。

【临床意义】

1. 稀糊状便或水样便　见于各种感染性或非感染性腹泻，尤其是急性肠炎。小儿肠炎时胆绿素来不及转变为粪胆素而呈绿色稀糊状。伪膜性肠炎为大量黄色稀糊状便（3000mL 或更多）并含有膜状物。艾滋病伴发肠道隐孢子虫感染时可排出大量稀水样便。出血坏死性肠炎可见红豆汤样便。

2. 黏液脓血便　见于肠道下段病变，如细菌性痢疾、溃疡性结肠炎、阿米巴痢疾等。脓或血的多少取决于炎症的类型及其程度。阿米巴痢疾以血为主，血中带脓，粪便可呈暗红色果酱样。细菌性痢疾以黏液和脓为主，脓中带血。

3. 柏油样便　见于上消化道出血，且出血量达 50～70mL，粪便呈褐色或黑色，质软，富有光泽，如柏油，粪便隐血试验阳性。服用活性炭、铋、铁剂等之后也可排出黑便，但无光泽且隐血试验阴性。

4. 鲜血便　见于肠道下部出血，如痔疮、肛裂、直肠息肉、结肠癌等。痔疮时常在排便之后有鲜血滴落，而其他疾病则鲜血附着于粪便表面。

5. 米泔样便　粪便呈白色淘米水样，见于霍乱、副霍乱。

6. 白陶土样便　粪便呈灰白色，见于阻塞性黄疸、钡餐造影术后。

7. 异常形状便　便秘可见球形硬便；直肠或肛门狭窄可见扁平带状便，见于直肠癌、直肠息肉等。

8. 乳凝块　婴儿粪便中见有黄白色乳凝块，亦可见蛋花汤样便，常见于婴儿消化不良、婴儿腹泻。

（二）寄生虫

蛔虫、蛲虫、绦虫等较大虫体或其片段肉眼即可分辨，钩虫虫体需将粪便冲洗过筛后方可看到。服驱虫剂后应查找有无虫体。

三、化学检查

（一）隐血试验（occult blood test，OBT）

隐血指消化道出血时，粪便外观分辨不出出血改变，且显微镜下也未见红细胞的微量出血。此方法简单易行，但缺乏特异性。近年来多用免疫学检测方法，免疫学方法是采用人血红蛋白或红细胞基质的单克隆抗体检测，灵敏度高、特异性好，一般血红蛋白为 0.2mg/L 或 0.03mg/g 粪便就可得到阳性结果，并不受动物血红蛋白影响，不需控制饮食。

【参考值】

阴性。

【临床意义】

隐血试验对消化道出血鉴别诊断有一定意义，可用于消化道出血、恶性肿瘤的筛查。消化性溃疡阳性率为 40%～70%，呈间歇阳性；消化道恶性肿瘤（胃癌、结肠癌）阳性率可达 95%，呈持续性阳性；急性胃黏膜病变、肠结核、炎症性肠病、钩虫病、血友病、血小板减少性紫癜等常为阳性。

（二）粪胆红素、粪胆素试验

【参考值】

粪胆红素：阴性。

粪胆素：阳性。

【临床意义】

粪胆素减少或消失见于胆道梗阻，不完全梗阻时呈弱阳性，完全梗阻时呈阴性。粪胆红素阳性见于婴幼儿、成人腹泻。

四、显微镜检查

通过粪便直接涂片可以发现各种病理成分，如各种细胞、寄生虫卵、真菌、细菌和原虫等，以及食物残渣，用于了解消化吸收功能。

（一）细胞检查

【参考值】

红细胞：无；白细胞：无或偶见；巨噬细胞：无；肠黏膜上皮细胞：无；肿瘤细胞：无。

【临床意义】

1. 红细胞　见于下消化道出血、痢疾、溃疡性结肠炎、结肠和直肠癌时，粪便中可见到红细胞。细菌性痢疾时红细胞少于白细胞，散在分布，形态正常。阿米巴痢疾时红细胞多于白细胞，多成堆出现并有残碎现象。

2. 白细胞　粒细胞增多常见于细菌性痢疾、溃疡性结肠炎；嗜酸性粒细胞增多可见于过敏性肠炎、肠道寄生虫病。

3. 吞噬细胞　见于细菌性痢疾、溃疡性结肠炎。

4. 肠黏膜上皮细胞　见于肠道炎症。

5. 肿瘤细胞　见于乙状结肠癌、直肠癌，常为鳞状细胞癌或腺癌。

（二）食物残渣检查

【参考值】

正常粪便中的食物残渣均是已充分消化后的无定形细小颗粒，偶见淀粉颗粒和脂肪小滴等未经充分消化的食物残渣。

【临床意义】

1. 淀粉颗粒　正常人偶见，腹泻者的粪便中常易见到。在慢性胰腺炎、胰腺功能不全、碳水化合物消化不良时可在粪便中大量出现。

2. 脂肪颗粒　大量存在时，提示胰腺功能不全，因缺乏脂肪酶而使脂肪水解不全所致。见于急、慢性胰腺炎，胰头癌，吸收不良综合征，小儿腹泻等。

3. 其他　胰腺外分泌功能不全时可见少量肌纤维，肠蠕动亢进可见植物纤维增加。

（三）结晶检查

【参考值】

正常粪便可见到少量磷酸盐、草酸钙、碳酸钙结晶。

【临床意义】

夏科 - 莱登（Charcot-Leyden）结晶，常见于阿米巴痢疾、钩虫病及过敏性肠炎。

（四）寄生虫卵或原虫检查

【参考值】

正常人粪便中无虫卵或原虫。

【临床意义】

1. 寄生虫卵　粪便中常见的寄生虫卵有蛔虫卵、钩虫卵、鞭虫卵、蛲虫卵、华枝睾吸虫卵、血吸虫卵、姜片虫卵等。粪便中找到寄生虫卵是诊断寄生虫感染的最可靠、最直接的依据。

2. 肠道寄生原虫　主要有阿米巴滋养体和包囊、隐孢子原虫等。

五、细菌学检查

【参考值】

正常人粪便中正常菌群：健康婴幼儿粪便中主要为双歧杆菌、肠杆菌、肠球菌，少量芽孢菌、葡萄球菌等。成人粪便中以双歧杆菌、大肠埃希菌、厌氧菌和肠球菌为主要菌群，约占80%；产气杆菌、变形杆菌、铜绿假单胞菌等多为过路菌，不超过10%；此外，尚有少量芽孢菌和酵母菌。正常人粪便中菌量和菌谱处于相对稳定状态，保持着细菌与宿主间的生态平衡。

【临床意义】

若正常菌群突然消失或比例失调，临床上称为肠道菌群失调症，主要见于长期使用广谱抗生素、免疫抑制剂、慢性消耗性疾病及伪膜型肠炎，此时，粪便中除球菌 / 杆菌比值变大外，有时还可见白色假丝酵母菌。

第五节　痰液检查

正常人一般痰液（sputum）极少。病理情况下，当呼吸道黏膜和肺泡受到刺激时痰量增加，其性状也发生改变。痰液一般性状检查和显微镜检查对协助诊断急慢性支气管炎、支气管哮喘、支气管扩张、肺炎、肺结核、肺癌及肺寄生虫病等呼吸系统疾病有重要参考价值，但近年来支气管肺泡灌洗术、免疫学检查也逐渐在痰液检查中得到应用。

【标本采集】

一般采用自然咳痰法，以清晨第一口痰为宜，留取痰液标本时，先用清水充分漱口，用力咳出呼吸道深部的痰，用内壁无吸水性的洁净容器存放，室温 2 小时内或冷藏 24 小时内送检。用于特殊检验的标本收集方法包括：①细胞学检查，取上午 9～10 点新鲜痰液；②细菌学检查，需用无菌容器留取，做漂浮或浓集法检查结核杆菌，应留 24 小时痰液；③检查 24 小时痰量，应将痰咳于无色广口瓶中，并加少许苯酚防腐；④对痰少或咳痰困难者，可用咽拭子、化痰药物等方法取痰；⑤昏迷患者可于清理口腔后，用负压吸引法吸取痰液；⑥若采用纤维支气管镜检查，可直接从病灶处采集标本。

一、一般性状检查

【参考值】

正常人无痰或仅有少量泡沫痰或粘液黏液痰，呈无色透明或灰白色，新鲜痰无特殊气味。

【临床意义】

（一）痰量

当呼吸道有病变时痰量增多（＞50mL/24h），慢性呼吸道炎症的痰量较急性为多，细菌性炎症的痰量较病毒感染为多。痰量增多见于慢性支气管炎、支气管扩张、肺脓肿、肺水肿、支气管哮喘及肺结核等。痰量突然增加并呈脓性见于肺脓肿或脓胸破入支气管腔。

（二）颜色

黄色痰见于化脓性感染；黄绿色痰见于铜绿假单胞菌感染或干酪性肺炎；血性痰见于肺癌、肺结核、支气管扩张；铁锈色痰见于大叶性肺炎；红棕色胶冻样痰见于克雷伯杆菌克雷白杆菌肺炎；粉红色泡沫样痰见于急性肺水肿；咖啡色（棕褐色）痰见于阿米巴肺脓肿或肺淤血；灰色或黑色痰见于煤矿工人或长期吸烟者。

（三）气味

血腥味见于肺结核、肺癌等；恶臭见于肺脓肿、支气管扩张合并感染；粪臭味见于膈下脓肿与肺相通时；特殊臭味见于晚期肺癌。

（四）性状

1. 粘液黏液性痰　痰黏稠、无色透明或灰白色，量多时见于支气管炎、支气管哮喘等。

2. 脓性痰　呈黄色、黄绿色或黄褐色脓性混浊痰，有时奇臭，见于肺脓肿、支气管扩张等。

3. 浆液性痰　痰稀薄，常带有泡沫，见于慢性支气管炎；或略带粉红色，见于肺水肿。

4. 血性痰　痰内带血丝或血块，或为大量鲜红色泡沫样血痰，见于肺结核、支气管扩张、肺癌、肺吸虫等。

5. 混合性痰　由两种以上性状痰混合，如浆液脓性痰、黏液脓性痰等，见于肺内炎性疾病。

二、显微镜检查

【参考值】

正常痰液内可有少量白细胞及上皮细胞，无红细胞。

【临床意义】

（一）非染色检查

1. 红细胞　见于呼吸道疾病和出血性疾病，如支气管扩张、肺结核、肺癌。

2. 白细胞　一般无临床意义。脓细胞提示呼吸道有化脓性感染。

3. 上皮细胞　常见于慢性支气管炎。

4. 肺泡吞噬细胞　吞噬含铁血黄素颗粒者称含铁血黄素细胞，又称心力衰竭细胞，见于心力衰竭引起的肺淤血等；吞噬炭末颗粒者称炭末细胞，见于各种尘肺或吸入大量烟尘者。

5. 寄生虫及寄生虫卵　痰中找到肺吸虫卵提示肺吸虫病，找到阿米巴滋养体可诊断阿米巴肺脓肿。

（二）染色检查

1. 脱落细胞检查　癌细胞检查最好用巴氏染色法，应连续检查3～5次，可提高阳性率。肺癌癌细胞易脱落排出，中央型肺癌阳性率为70%～80%，周围型肺癌阳性率40%～50%。

2. 细菌检查　一般细菌检查常用革兰染色，可见到的致病菌种类很多，如葡萄球菌、链球菌等。分枝杆菌检查使用抗酸染色法检查，多次送检晨痰结核菌阳性率较高，浓缩法找抗酸杆菌应留取 12～24 小时痰。抗酸染色阳性见于肺结核。

三、细菌培养

【参考值】

上呼吸道的正常菌群。

【临床意义】

肺部感染时，需进行痰细菌培养并加做药物敏感试验，对判定病因和指导用药很有价值。当定量培养细菌量 ≥ 107cfu/mL 时可判定为致病菌。

第六节   脑脊液检查

脑脊液（cerebrospinal fluid，CSF）主要由脑室系统内脉络丛产生，循环和流动于脑室及蛛网膜下腔内，大部分通过脑穹隆面的蛛网膜粒绒毛吸收，通过上矢状窦返回静脉。健康成人脑脊液容量为 90～150mL，新生儿为 10～60mL。脑脊液主要功能为缓冲外力震荡、调节颅内压、供应营养物质与排泄代谢产物，以及维持酸碱平衡。生理状态下，血液及脑脊液之间的血－脑脊液屏障对血浆中各种物质的通透性具有选择性：钠、氯、镁离子等最容易通过；白蛋白、葡萄糖、尿素和肌酐次之；大分子的纤维蛋白原、结合胆红素及胆固醇不容易通过。选择性地通过某些物质，可维持神经系统内环境的相对稳定。病理状态下，血－脑屏障破坏，通透性增加，导致脑脊液性状、成分等发生改变，因此，脑脊液检查对神经系统疾病的诊断、病情观察、用药指导等具有重要意义。

【适应证】

有脑膜刺激症状而诊断未明者；疑有颅内出血；有剧烈头痛、昏迷、抽搐及瘫痪等表现而原因未明者；疑有中枢神经系统恶性肿瘤；中枢神经系统疾病需椎管内给药或手术前检查。

【禁忌证】

颅内高压或伴显著视乳头水肿视盘水肿者；疑颅内占位性病变者；开放性颅脑损伤者；有脑疝先兆者。

【标本采集】

脑脊液标本由腰椎穿刺采集。腰椎穿刺成功后应立即测定脑脊液压力，然后留取脑脊液分别置于已编序的 3 只无菌试管内，每管 1～2mL，第 1 管做细菌学检查，第 2 管做化学和免疫学检查，第 3 管做一般检查和显微镜检查。标本采集后必须立即送检，一般不能超过 1 小时，以免放置过久细胞破坏或葡萄糖分解形成凝块等影响检查结果。

患者于腰椎穿刺采集脑脊液后，应去枕俯卧或仰卧 4～6 小时，以免术后低颅压引起头痛。

一、一般性状检查

【参考值】

正常成人侧卧位脑脊液压力为 80～180mmH$_2$O（0.78～1.76kPa）或 40～50 滴 / 分钟，儿童为 40～100mmH$_2$O（0.4～1.0kPa）。正常脑脊液为无色透明液体，静置 24 小时不凝固。

【临床意义】

（一）压力

脑脊液压力＜ 60mmH$_2$O 为低颅压，＞ 189mmH$_2$O 为高颅压。

1. 脑脊液压力增高 见于：①化脓性脑膜炎、结核性脑膜炎等颅内各种炎症性病变；②脑肿瘤、脑出血、脑积水等颅内非炎症性病变；③高血压、动脉硬化等颅外因素；④其他，如咳嗽、哭泣、低渗溶液的静脉注射等。

2. 脑脊液压力减低 主要见于脑脊液循环受阻、脑脊液流失过多、脑脊液分泌减少等。

（二）颜色

正常脑脊液为无色透明液体，穿刺损伤可致最初数滴为血性。

1. 红色 主要见于穿刺损伤出血，蛛网膜下腔出血或脑室出血。

2. 黄色 见于脑实质或蛛网膜下腔陈旧性出血、黄疸。

3. 白色 见于化脓性脑膜炎。

4. 褐色 见于脑膜黑色素瘤。

（三）透明度

脑脊液的透明度与脑脊液所含的细胞数量和细菌多少有关，当脑脊液中白细胞＞300×10^6/L 时，可呈浑浊；脑脊液中蛋白质明显增高或含有大量细菌、真菌时，也可使脑脊液浑浊。结核性脑膜炎时，脑脊液内细胞数中度增加，可呈毛玻璃样混浊；化脓性脑膜炎时，脑脊液内细胞数、蛋白含量明显增加，外观混浊呈脓性甚至出现凝块。

（四）凝固性

结核性脑膜炎时，静置 12～24 小时，表面可见膜状物或纤维凝块形成，取此膜涂片查结核分枝杆菌阳性率较高；化脓性脑膜炎时，静置 1～2 小时即可出现凝块；蛛网膜下腔梗阻时，其远端部位的脑脊液因蛋白含量高呈黄色胶冻状。若脑脊液同时存在胶样凝固、黄变症及蛋白 – 细胞分离现象（蛋白明显增加而细胞数仅轻度增高或正常）三个特征，称 Froin-Nonne 综合征，这是蛛网膜下腔梗阻的脑脊液特点。

二、化学检查

（一）蛋白质测定

【参考值】

蛋白定性试验（Pandy 试验）：阴性；蛋白定量：腰椎穿刺为 200～400mg/L，小脑延髓池穿刺为 100～250mg/L，脑室穿刺为 50～150mg/L。

【临床意义】

脑脊液中蛋白质含量增加见于中枢神经系统感染性疾病，如化脓性脑膜炎为高度增加，结核性脑膜炎为中度增加，病毒性脑膜炎、流行性乙型脑炎、疱疹病毒性脑炎呈轻度增加；其他如脑出血、蛛网膜下腔出血或梗阻、颅内占位性病变、神经梅毒等均可使蛋白质含量增加。

（二）葡萄糖测定

【参考值】

成人：2.5～4.4mmol/L（腰池）；儿童：2.8～4.5mmol/L。

【临床意义】

化脓性脑膜炎的早期因大量细菌分解葡萄糖，脑脊液葡萄糖含量可显著减少或缺如；结核性脑膜炎、真菌性脑膜炎时亦多减低，但不如化脓性脑膜炎时显著，多发生在病程的中晚期；颅内肿瘤也可致脑脊液葡萄糖含量减少；病毒性脑膜炎、脑脓肿（未破裂时）及其他中枢神经系统疾患则多正常。

（三）氯化物测定

脑脊液中氯化物常受血清中氯化物含量、脑脊液中蛋白质含量的影响。由于脑脊液中蛋白质含量较少，为维持脑脊液和血浆渗透压的平衡，健康人脑脊液中氯化物的含量常较血中为高，此即为 Donman 平衡。当脑脊液中蛋白质含量增加时氯化物常减少。

【参考值】

120～130mmol/L。

【临床意义】

脑脊液中氯化物含量减低常见于细菌性脑膜炎，特别是结核性脑膜炎更显著，可降至102mmol/L 以下。其他中枢神经系统疾患，如病毒性脑炎、脑脓肿等多正常。此外，大量呕吐、腹泻、脱水等情况下，血中氯化物减低，脑脊液中氯化物亦随之减少。

（四）酶学检查

正常脑脊液中含有多种酶，但因血－脑脊液屏障的存在，其活性明显低于血清。在神经系统疾病时，由于脑组织受损或缺氧，脑细胞内酶逸出，血－脑脊液屏障通透性增加及脑脊液酶清除下降等，均可使脑脊液中酶的活性增高。恶性肿瘤时，与肿瘤有关的酶的逸出，亦可使脑脊液中酶活性增高。

【参考值】

1. 乳酸脱氢酶及其同工酶　成人＜40U/L。

2. 肌酸激酶　0.5～2U/L。

3. 天门冬氨酸氨基转移酶　5～20U/L。

4. 溶菌酶　含量甚微或缺如。

5. 腺苷脱氢酶　0～8U/L。

【临床意义】

1. 乳酸脱氢酶（lactate dehydrogenase，LDH）及其同工酶

（1）鉴别中枢神经系统炎症的性质：细菌性脑膜炎脑脊液中 LDH 活性增高，同工酶以 LDH_4 和 LDH_5 为主，主要来自粒细胞；病毒性脑膜炎 LDH 活性多正常，少数可以轻度升高，以 LDH_1 和 LDH_2 为主，来自受损的脑细胞。

（2）鉴别颅脑外伤与脑血管疾病：颅脑外伤时脑脊液中 LDH 活性正常；脑血管疾病时 LDH 活性多明显增高。

（3）鉴别中枢神经系统恶性肿瘤、脱髓鞘病的病期：进展期脑脊液中 LDH 活性增高，缓解期下降。

2. 肌酸激酶（creatine kinase，CK）　化脓性脑膜炎 CK-BB 明显增高；结核性脑膜炎次之；病毒性脑膜炎常不高或轻度增高。因此，CK-BB 是鉴别细菌性与病毒性感染的良好指标。

3. 天门冬氨酸氨基转移酶（aspartate aminotransferase，AST）　其临床意义同 CK 检查，

另外在流行性乙型脑炎、脑肿瘤时 AST 活性也增高。

4. 溶菌酶（lysozyme，LZM）　脑脊液中溶菌酶活性增高，主要见于结核性脑膜炎，化脓性脑膜炎也增高。

5. 腺苷脱氢酶（adenosine deaminase，ADA）　结核性脑膜炎时显著升高，可作为该病与其他化脓性脑膜炎的鉴别指标之一。

三、显微镜检查

【参考值】

1. 细胞计数　正常脑脊液中无红细胞；白细胞极少：成人（0～8）×10^6/L，儿童（0～15）×10^6/L。

2. 细胞分类　正常脑脊液中主要为淋巴细胞和单核细胞，二者之比为 7：3。

【临床意义】

1. 神经系统感染　白细胞增多是中枢神经系统感染的重要指标。化脓性脑膜炎时，脑脊液的白细胞数显著增加，可达 1000×10^6/L 以上，以中性粒细胞为主；结核性脑膜炎时，白细胞数增加，但多不超过 500×10^6/L，早期以中性粒细胞为主，以后以淋巴细胞增多为主，中性粒细胞、淋巴细胞及浆细胞同时存在是本病的特征；真菌性脑膜炎、病毒性脑膜炎或脑炎，细胞总数轻度增多而以淋巴细胞为主。

2. 脑室和蛛网膜下腔出血　脑室和蛛网膜下腔出血可见大量红细胞，出血时间超过 2～3 天，可发现含铁血黄素细胞。

3. 中枢神经系统肿瘤　细胞数可正常或轻度增加，以淋巴细胞为主，但以找到肿瘤细胞为诊断依据。

四、细菌学检查

【参考值】

阴性。

【临床意义】

阳性可确诊中枢神经系统微生物感染。如细菌性脑膜炎，可发现葡萄球菌、脑膜炎双球菌、结核杆菌等。一般采用脑脊液直接涂片法，诊断化脓性、结核性、新型隐球菌性脑膜炎可分别采用革兰染色、抗酸染色及墨汁染色。也可用细菌培养法检查。

五、免疫学检查

（一）免疫球蛋白检测

正常脑脊液中免疫球蛋白极少，主要含有 IgG。感染时合成量可增加数倍，脑脊液中也可见增加。

【参考值】

IgG：0.01～0.04g/L；IgA：0.001～0.006g/L；IgM：0.00011～0.00022g/L。

【临床意义】

1. IgG 增加　见于多发性硬化、亚急性硬化性全脑炎和梅毒性脑膜炎等。

2. IgA 增加　见于各种脑膜炎及脑血管疾病。

3. IgM 增加　提示中枢神经系统近期感染及活动性变态反应性疾病。

（二）抗结核抗体检测

通常应用 ELISA 法检测结核性脑膜炎患者血清及脑脊液中抗结核杆菌的特异性 IgG 抗体。若脑脊液中抗体水平高于自身血清，有助于结核性脑膜炎的诊断。聚合酶链反应（PCR）可检出脑脊液中微量结核杆菌，是目前最敏感的方法。

（三）乙型脑炎病毒抗原检测

用荧光素标记的特异性抗体，检测细胞内乙型脑炎病毒抗原，可用于乙型脑炎的早期诊断，但阳性率不高。

第七节　浆膜腔积液检查

人体浆膜腔主要包括胸腔、腹腔、心包腔等。生理状态下，腔内有少量液体，正常成人胸腔液< 20mL，腹腔液< 50mL，心包腔液 10～50mL，在腔内起润滑作用。病理情况下，腔内液体增多并积聚时，称浆膜腔积液（serous membrane fluid），分别为胸腔积液、腹腔积液和心包腔积液。根据积液的形成原因及性质不同，可分为漏出液和渗出液两大类。区别积液的性质对某些疾病的诊断和治疗有重要意义。

（一）漏出液

漏出液（transudate）为非炎性积液。其形成的原因主要有：①血浆胶体渗透压减低，常见于肾病综合征、重度营养不良、晚期肝硬化等；②毛细血管内流体静脉压升高，常见于慢性充血性心力衰竭；③淋巴管阻塞，常见于肿瘤压迫或丝虫病引起的淋巴回流受阻。

（二）渗出液

渗出液（exudate）为炎性积液。其形成的原因主要为：①感染性，如细菌、病毒或支原体感染等；②非感染性，如外伤、恶性肿瘤、化学性刺激（血液、胰液、胃液）等。

【标本采集】

标本由医生经无菌胸穿、腹穿或心包穿刺获得。主要用于判断积液的性质，如鉴别炎症性或非炎症性、良性或恶性，检查是否有病原体并识别其种类。经无菌穿刺采集的浆膜腔积液标本分管留取，每管 1～2mL，第 1 管做细菌学检查，第 2 管做化学及免疫学检查，第 3 管做细胞学检查，第 4 管不加抗凝剂，以观察有无凝集现象。

渗出液因含纤维蛋白原较高易发生凝固，采集后应立即送检。如做生化检查，应同时采血做相应项目测定，以资对照。采集关节滑膜液前，患者应禁食 6 小时，使血液与滑膜液之间葡萄糖成分得以平衡。

一、一般性状检查

（一）颜色

漏出液多为淡黄色。渗出液的颜色随病因而变化，红色见于恶性肿瘤、结核病急性期及出血性疾病等；黄色脓样见于化脓性细菌感染；乳白色多系淋巴管阻塞；绿色多为铜绿假单胞菌感染所致。

（二）透明度

漏出液多清晰透明，渗出液因含有大量细胞、细菌而呈不同程度混浊。

（三）比重

漏出液比重多< 1.018；渗出液因含有多量蛋白和细胞，比重多> 1.018。

（四）凝固性

漏出液一般不凝固；渗出液因含有纤维蛋白原及组织细胞裂解产物，易于自行凝固或有凝块出现。

二、化学检查

（一）黏蛋白定性试验

浆膜上皮细胞受炎症刺激后，可产生大量浆膜黏蛋白。漏出液黏蛋白含量很少，多为阴性；渗出液中因含有大量黏蛋白，多为阳性。

（二）蛋白定量测定

漏出液蛋白总量< 25g/L，渗出液蛋白总量> 30g/L。蛋白质在 25～30g/L，则没有意义。

（三）葡萄糖测定

漏出液葡萄糖含量与血糖接近；渗出液中葡萄糖常因细菌分解而减少；癌性积液中葡萄糖若明显减低，提示肿瘤广泛浸润，预后不良。

（四）酶活性测定

1. 乳酸脱氢酶（LDH）　漏出液 LDH 活性与正常血清相近。渗出液 LDH 活性增高，其活性越高，表明炎症越明显。化脓性积液 LDH 活性显著增高，可达正常血清的 30 倍；癌性积液中度增高；结核性积液略高于正常。

2. 淀粉酶（amyiase，AMS）　急性胰腺炎或胰腺创伤引起的腹水 AMS 活性明显增高；食管破裂或肺腺癌所致的胸腔积液中的 AMS 活性亦可显著增高。

3. 溶菌酶（LZM）　正常胸、腹水中 LZM 含量为 0～5mg/L。炎症时，单核细胞、中性粒细胞及类上皮细胞中的溶酶体释放 LZM 而使浆膜腔积液的 LZM 活性增加。结核性积液、化脓性积液中的 LZM 含量明显升高。

4. 腺苷脱氨酶（ADA）　在红细胞和 T 细胞中 ADA 含量最丰富。浆膜腔积液中 ADA 的升高，对结核性积液的诊断及疗效观察具有重要价值，当 ADA > 40U/L 时应考虑为结核性，治疗有效时则其活性下降。

（五）癌胚抗原（carcinoembryonic antigen，CEA）测定

CEA 正常人< 2.5μg/L。胸、腹腔癌性积液时 CEA 多> 5μg/L，良性积液时多< 5μg/L。

三、显微镜检查

（一）细胞计数

红细胞计数对鉴别漏出液和渗出液意义不大，白细胞增高对诊断积液的性质有一定的帮助，漏出液白细胞数多< 100×10^6/L，渗出液白细胞常> 500×10^6/L，化脓性积液可达 1000×10^6/L 以上。

（二）有核细胞分类

漏出液细胞较少，以淋巴细胞和间皮细胞为主。渗出液细胞较多，若以中性粒细胞增加为主，多见于化脓性或结核性积液早期；以淋巴细胞为主，多见于结核、梅毒或癌性积液；以嗜酸性粒细胞为主，见于过敏性疾病或寄生虫感染；以红细胞为主，常见于恶性肿瘤、结核、创伤等。

（三）脱落细胞检查

可用巴氏染色或 HE 染色，必要时可加免疫组织化学染色进行浆膜腔积液肿瘤细胞检查，对胸腔、腹腔原发性或继发性肿瘤的诊断有重要价值。

四、细菌学检查

疑为渗出液，则应经无菌操作离心沉淀，取沉淀物涂片镜检，查病原菌，必要时可进行细菌培养，同时加做药物敏感试验。

第八节 肝脏功能检查

肝脏是人体内最大的腺体器官，有丰富的血窦及双重血液供应，具有对蛋白质、糖、脂类、维生素、激素等物质的代谢功能，同时肝还有分泌、排泄、生物转化及胆红素代谢等方面的功能。检查肝功能状态的实验室检查即肝功能检查。

【标本采集】

空腹不抗凝静脉血 2mL。采集时要防止标本溶血，避免阳光直接照射标本，及时送检。

一、蛋白质代谢检查

（一）血清总蛋白和白蛋白、球蛋白比值测定

血清总蛋白（serum total protein，STP）为血清各种蛋白质的总称，包括白蛋白（albumin，A）和球蛋白（globulin，G）。白蛋白又称清蛋白，由肝脏合成，为正常人体血液中主要的蛋白质。白蛋白是单一组分，而球蛋白包括免疫球蛋白和补体、多种糖蛋白、脂蛋白、金属结合蛋白和酶类等。血清总蛋白减去白蛋白即为球蛋白含量，根据白蛋白和球蛋白的量，可计算出白蛋白与球蛋白的比值（A/G）。

【参考值】

1. 血清总蛋白（双缩脲法） 成人为 60～80g/L；新生儿为 40～70g/L。

2. 白蛋白（溴甲酚绿法） 成人 40～55g/L；新生儿为 28～44g/L。

3. 球蛋白   20～30g/L。

4. A/G 比值   正常成人为 1.5～2.5：1。

【临床意义】

肝代偿能力强，而白蛋白半衰期较长，为 15～19 天。因此，只有当肝损害达到一定程度后，才出现血清总蛋白和白蛋白的变化，白蛋白降低的同时多伴有球蛋白增高。在急性或局灶性肝损害时，总蛋白和白蛋白多正常；血清总蛋白和白蛋白检测主要反映慢性肝损害。血清总

蛋白减低与白蛋白减少相平行，而总蛋白升高常同时有球蛋白的增高。

1. 血清总蛋白及白蛋白降低 当血清总蛋白＜60g/L或白蛋白＜25g/L时，称为低蛋白血症。常见于：①肝脏损害，如亚急性重症肝炎、慢性肝炎、肝癌等；②营养不良；③蛋白质丢失过多，如肾病综合征、严重烧伤等；④慢性消耗性疾病，如结核、甲状腺功能亢进症、恶性肿瘤等；⑤血液稀释。

2. 血清总蛋白及球蛋白增高 当血清总蛋白＞80g/L或球蛋白＞35g/L时，称为高蛋白血症。主要由球蛋白增高引起，见于：①慢性肝脏疾病，如慢性活动性肝炎、肝硬化等；②M蛋白血症，如多发性骨髓瘤、恶性淋巴瘤等；③自身免疫性疾病，如系统性红斑狼疮、类风湿性关节炎等；④慢性炎症，如结核、疟疾、血吸虫病等。

3. 白蛋白增高 常由于严重失水，血液浓缩所致，并非白蛋白绝对量的增多，临床上尚未发现单纯白蛋白浓度增高的疾病。

4. 球蛋白减低 见于婴幼儿、免疫功能抑制、先天性低 γ- 球蛋白血症。

5. A/G 倒置 是指 A/G ＜ 1，见于严重肝功能损害，如重度慢性肝炎、肝硬化。病情好转时白蛋白则可回升，A/G 比值也趋于正常。

（二）血清蛋白电泳

血清中的蛋白质均带有负电荷。在电场中各种蛋白质泳动速度不同，分子量小、带负电荷多的蛋白质向阳极泳动速度快，分子量大、带负电荷少的蛋白质向阳极泳动速度慢。电泳后，从阳极至阴极依次为白蛋白和 α_1 球蛋白、α_2 球蛋白、β 球蛋白及 γ 球蛋白。

【参考值】

醋酸纤维素膜法：白蛋白 62%～71%，α_1 球蛋白 3%～4%，α_2 球蛋白 6%～10%，β 球蛋白 7%～11%，γ 球蛋白 9%～18%。

【临床意义】

1. 肝脏疾病 白蛋白减低，α_1、α_2 和 β 球蛋白有减少倾向，γ 球蛋白增高，见于慢性肝炎、肝硬化、肝细胞癌，且球蛋白增加的程度与肝炎的严重程度相平行；急性肝炎血清蛋白电泳可无变化。

2. M 蛋白血症 白蛋白轻度减低，单克隆 γ 球蛋白明显增高，γ 区带、β 区带或 β 与 γ 区带之间出现一结构均一、基底窄、峰高尖的 M 蛋白区带，见于浆细胞病如多发性骨髓瘤、原发性巨球蛋白血症等。

3. 肾病 白蛋白及 γ 球蛋白减低，α_2 及 β 球蛋白增高，见于肾病综合征、糖尿病肾病。

4. 炎症 α_1、α_2、β 三种球蛋白均增高，见于各种急、慢性炎症或应激反应。

5. 其他 结缔组织病常伴有 γ 球蛋白增高；先天性低 γ 球蛋白血症时 γ 球蛋白减低。

二、胆红素代谢检查

血液循环中衰老的红细胞在肝、脾及骨髓的单核 – 吞噬细胞系统中分解、破坏而形成的产物是胆红素的主要来源，少量来自肌蛋白、游离血红素等。血液中的胆红素在进入肝细胞前为非结合胆红素（unconjugated bilirubin，UCB），在水中的溶解度低，不能通过肾小球滤过随尿液排出。非结合胆红素随血流进入肝脏，被肝细胞摄取并与葡萄糖醛酸结合形成结合胆红素（conjugated bilirubin，CB），随胆汁排入肠道，被肠道细菌还原成尿胆原，后者大部分在肠道细菌的作用下氧化成粪胆素并随粪便排出，少部分被肠道重吸收入门静脉；进入肝的尿胆原大部分又被肝细胞摄取重新转变为结合胆红素，即进入胆红素的肠肝循环，另一部分自门静脉入体循环，经肾脏随尿排出。血清总胆红素（serum total bilirubin，STB）是 UCB 和 CB 的总和。

（一）血清胆红素测定

【参考值】

成人血清总胆红素：3.4～17.1μmol/L。

血清结合胆红素：0.6～0.8μmol/L。

血清非结合胆红素：1.7～10.2μmol/L。

CB/STB：0.2～0.4。

【临床意义】

血清胆红素测定主要用于黄疸的诊断及其鉴别。

1. 判断有无黄疸及其程度　隐性黄疸 STB 为 17.1～34.2μmol/L；轻度黄疸 STB 为 34.2～171μmol/L；中度黄疸 STB 为 171～342μmol/L；重度黄疸 STB > 342μmol/L。

2. 鉴别黄疸的类型　溶血性黄疸 STB 增高伴 UCB 明显增高，CB/STB < 0.2；肝细胞性黄疸 STB、CB 及 UCB 均增加，CB/STB 在 0.2～0.5；阻塞性黄疸 STB 增高伴 CB 明显增高，CB/STB > 0.5。

（二）尿胆红素（urine bilirubin）检查

【参考值】

阴性。

【临床意义】

尿胆红素试验阳性提示血中结合胆红素增加，是鉴别黄疸的重要检查，阻塞性黄疸时可明显增高，肝细胞性黄疸时中度增高，而在溶血性黄疸时常呈阴性。

（三）尿胆原（urobilinogen）检查

【参考值】

定量：0.84～4.2μmol/（L·24h）。

定性：阴性或弱阳性。

【临床意义】

1. 尿胆原增多　见于：①肝细胞损伤：如病毒性肝炎，药物或中毒性肝损害及某些门脉性肝硬化患者。②溶血性疾病：如溶血性贫血。③肠道回吸收增加：如肠梗阻、顽固性便秘。④其他：内出血时由于胆红素生成增加，尿胆原排出随之增加；充血性心力衰竭伴肝淤血时，影响胆汁中尿胆原转运及再分泌，进入血中的尿胆原增加。

2. 尿胆原减少或缺如　见于：①胆道梗阻，如胆石症、胆管肿瘤、胰头癌等；完全梗阻时尿胆原缺如，不完全梗阻时则减少，同时伴有尿胆红素增加。②新生儿及长期服用广谱抗生素的患者，由于肠道细菌缺乏或受到药物抑制，使尿胆原生成减少。

三、血清总胆汁酸测定

胆汁酸（bile acid，BA）在肝脏中由胆固醇合成，随胆汁排入肠道，约 95% 入肠肝循环。因此，胆汁酸的测定不仅能反映肝细胞的合成、摄取及排泌功能，而且可反映胆道的排泄功能。BA 具有促进脂类消化吸收、调节胆固醇代谢、促进胆汁分泌等重要生理功能。总胆汁酸（TBA）是各种胆酸的总称。当肝细胞损害或有肝内外胆道阻塞时，TBA 代谢出现异常，血清中 TBA 增高，是一项较敏感的肝功能试验。

【参考值】

酶法：0～10μmol/L。

【临床意义】

进食后血清 TBA 可出现一过性生理性增高。病理性 TBA 增高主要见于：

1. 肝脏疾病 见于急性肝炎、慢性活动性肝炎、肝硬化和肝癌。

2. 胆道阻塞性疾病 见于胆石症、胆道肿瘤等肝内、肝外胆管阻塞。

3. 其他疾病 如门脉分流、肠道疾病。

四、血清酶学检查

肝脏是人体含酶最丰富的器官。肝脏病变时，血液中与肝脏有关的酶活性或浓度可发生变化，如存在于肝细胞内的血清氨基转移酶、乳酸脱氢酶等在肝细胞损伤时释放入血，使血清中这些酶的活性增高；凝血酶等由肝细胞合成，肝病时这些酶活性降低；一些经胆道排泄的酶，当胆道阻塞时其活性升高。因此，测定血清酶变化可反映肝脏的病理状态，是诊断肝脏疾病的重要指标。

（一）血清氨基转移酶测定

氨基转移酶是一组催化氨基酸与 α– 酮酸之间的氨基转移反应的酶。用于肝功能检查的转氨酶主要有丙氨酸氨基转移酶（alanine aminotransferase，ALT）和天门冬氨酸氨基转移酶（aspartate aminotransferase，AST）。ALT 主要分布在肝脏（主要存在于肝细胞中的非线粒体中，肝内活性较血清高 100 倍），其次为心肌、脑和肾脏组织。AST 主要分布于心肌，其次为肝脏（80% 以上存在于线粒体中）、骨骼肌和肾脏等组织。ALT 与 AST 均为非特异性细胞内功能酶，正常时血清的含量很低，但当肝细胞损伤时，肝细胞膜通透性增加或破坏，胞浆内的 ALT 与 AST 释放入血，致使血清中 AST 与 ALT 增高，以 ALT 增高明显。

【参考值】

连续监测法（37℃）：ALT 5～40U/L，AST 5～40U/L，ALT/AST ≤ 1。

【临床意义】

1. 急性病毒性肝炎 ALT 与 AST 均显著增高，常可达参考值上限的 20～50 倍，甚至 100 倍，以 ALT 增高更明显，ALT/AST > 1。通常在肝炎病毒感染后 1～2 周转氨酶达高峰，3～5 周逐渐下降，ALT/AST 比值恢复正常。如急性病毒性肝炎恢复期 ALT 和 AST 仍不能恢复正常或再次增高，提示急性肝炎转为慢性。急性重症肝炎，病程初期即表现出 AST 增高较 ALT 增高更明显，表明肝细胞严重损伤。急性重症肝炎，肝细胞严重坏死，黄疸进行性加深，可出现胆红素明显增高、转氨酶活性不增高甚至减低的"胆 – 酶分离"现象，提示预后不良。

2. 慢性病毒性肝炎 血清转氨酶轻度增高（100～200U）或正常，ALT/AST > 1；如果 AST 增高较 ALT 明显，则提示慢性肝炎可能转为活动期。

3. 肝内、外胆汁淤积 药物性肝炎、脂肪肝和肝癌等非病毒性肝病时，转氨酶轻度增高或正常，ALT/AST < 1。

4. 肝硬化 转氨酶活性取决于肝细胞进行性坏死和肝脏纤维化程度，终末期肝硬化转氨酶活性正常或降低。

5. 急性心肌梗死 发病后6～8小时，AST开始增高，18～24小时达高峰，其值可达参考值上限的4～10倍，3～5天后可恢复正常；如AST减低后又再次增高，提示梗死范围扩大或出现新的梗死。

6. 其他 转氨酶活性轻度增高还可见于皮肌炎、进行性肌萎缩、肺梗死、肾梗死、胰腺炎、传染性单核细胞增多症。

（二）碱性磷酸酶测定

碱性磷酸酶（alkaline phosphatase，ALP）是一组在碱性环境下能水解多种磷酸单酯化合物的酶。主要分布于肝脏、骨骼、肾脏、小肠和胎盘中。血清中的ALP主要来源于肝脏和成骨细胞。肝脏的ALP经胆汁排入小肠，当胆汁排泄受阻，毛细胆管内压增高时，血清ALP增多，为胆汁淤积的酶学指标。

【参考值】

连续监测法（37℃）：成人40～110U/L；儿童＜350U/L。

【临床意义】

1. 肝胆疾病 肝内、肝外胆管阻塞性疾病，ALP明显增高，且增高程度与血清胆红素升高相平行；肝炎等累及肝实质细胞的肝胆疾病，ALP仅轻度增高。

2. 黄疸的鉴别诊断 ALP与血清胆红素、转氨酶同时测定有助于黄疸的鉴别诊断（表6-7）。

表6-7 黄疸的鉴别诊断

	阻塞性黄疸	肝细胞性黄疸	溶血性黄疸
碱性磷酸酶	明显增高	正常或增高	正常
血清胆红素	明显增高	明显增高	明显增高
丙氨酸氨基转移酶	轻度增高	明显增高	正常

3. 骨骼疾病 ALP增高见于纤维性骨炎、骨软化症、骨肉瘤、骨转移癌、骨折愈合期等。

4. 其他 ALP增高见于佝偻病、甲状旁腺功能亢进、妊娠后期及儿童生长期。

（三）γ-谷氨酰转移酶测定

γ-谷氨酰转移酶（γ-glutamyl transferase，γ-GT或GGT）是催化谷胱苷肽上γ-谷氨酰基转移到另一个肽或另一个氨基酸上的酶。主要分布于肾脏、肝脏、胰腺。血清中γ-GT主要来源于肝胆系统。肝中的γ-GT广泛分布于肝细胞的毛细胆管一侧和整个胆管系统，当肝内γ-GT合成增多或胆汁排泄受阻时，可引起血清γ-GT增高。

【参考值】

硝基苯酚连续监测法（37℃）：＜50U/L。

【临床意义】

血清γ-GT增高主要见于：

1. 原发性与继发性肝癌 肝癌时由于肝内阻塞，诱使肝细胞产生多量γ-GT，同时癌细胞也合成γ-GT，故γ-GT明显升高，可达参考值上限的10倍以上。当肿瘤切除后，γ-GT可降至正常，复发时又升高，可作为动态观察病情、判断预后、是否复发的指标。

2. 阻塞性黄疸　阻塞越重，γ–GT 越高。

3. 肝炎、肝硬化　在急性肝炎恢复期 γ–GT 仍高于正常，提示肝炎未痊愈；慢性肝炎正常；肝硬化轻、中度升高。

4. 其他　酒精性或药物性肝炎 γ–GT 可明显或中度以上增高（300～1000U/L）。γ–GT 轻度增高亦见于胰腺癌、胰腺炎、前列腺癌、脂肪肝等。

（四）单胺氧化酶测定

单胺氧化酶（monoamine oxidase，MAO）是一组在有氧条件下催化各种单胺类化合物的氧化脱氨反应的酶。体内 MAO 以肝、肾、胰、心、脑组织中含量最多，主要存在于线粒体中。MAO 能促进结缔组织的成熟，因此测定 MAO 能反映肝纤维化的程度。

【参考值】

速率法（37℃）：0～3U/L。

【临床意义】

1. 肝脏疾病　血清中 MAO 活性的高低能反映肝纤维化的程度，是诊断肝硬化的一项传统指标。重症肝硬化及肝硬化伴肝癌时，MAO 活性明显增高；早期肝硬化 MAO 增高不明显；急性肝坏死时 MAO 增高；中、重度慢性肝炎近半数 MAO 增高。

2. 其他疾病　慢性充血性心力衰竭、糖尿病合并脂肪肝可因肝淤血继发肝纤维化，甲状腺功能亢进症因纤维组织分解与合成旺盛，肢端肥大症因纤维组织过度合成等原因，血清 MAO 活性也可增高。

第九节　肾脏功能检查

肾脏具有排泄代谢产物及调节水电解质酸碱平衡的生理功能，在维持机体内环境稳定方面起着重要的作用。

肾病常用实验室检查有尿液检查和肾功能检查，其血液标本采集方法为：红色管帽无添加剂真空采血管，采晨起空腹静脉血 2～3mL，β_2–MG 检测需禁食 12 小时以上。

一、肾小球功能检查

（一）内生肌酐清除率测定

肌酐是肌酸的代谢产物，包括外源性和内源性两种，内源性肌酐生成恒定，因此，在严格控制饮食和肌肉活动相对稳定的情况下，单位时间内肾脏将若干毫升血浆中的内生肌酐全部清除出去，称为内生肌酐清除率（endogenous creatinine clearance rate，Ccr）。

【参考值】

成人 Ccr：80～120mL/min。

矫正 Ccr=Ccr×1.73（标准体表面积，m^2）/ 受试者体表面积（m^2）。

受试者体表面积（m^2）=0.0061× 身高（cm）+0.0128× 体重（kg）–0.1529。

【临床意义】

1. 判断肾小球滤过功能受损程度　肾小球滤过率（GFR）降低至正常值的 50%，血清肌酐、血清尿素氮测定结果还在正常范围时，Ccr 可降低至 50mL/min，因此，Ccr 是判断肾小球滤过功能损害的早期敏感指标。

2. 评估肾功能 肾功能代偿期 Ccr 51～80mL/min；肾功能失代偿期 Ccr 20～50mL/min；肾衰竭期 Ccr 10～19mL/min；尿毒症期 Ccr < 10mL/min。

3. 指导治疗 Ccr 30～40mL/min，应限制蛋白质的摄入；Ccr < 30mL/min，噻嗪类利尿剂治疗常无效；Ccr < 10mL/min，祥利尿剂治疗无效，应做透析治疗。

（二）血清肌酐测定

血清肌酐（serum creatinine，Scr）主要由肾小球滤过排出体外，在外源性肌酐摄入量稳定的情况下，测定血肌酐浓度可以反映肾小球的滤过功能，当肾实质损害时血肌酐浓度可上升。

【参考值】

苦味酸法或酶法：成人男性 Scr 44～132μmol/L，成人女性 Scr 70～106μmol/L。

【临床意义】

1. Scr 升高 见于各种原因引起的肾小球滤过功能减退，如急、慢性肾衰竭。

2. 器质性肾衰竭时 Scr 和血尿素氮（BUN）同时增高，且 Scr 常超过 200μmol/L，若超过 400μmol/L，则预后较差。

（三）血清尿素氮测定

血尿素氮（blood urea nitrogen，BUN）是体内蛋白质代谢的终末产物，主要经肾小球滤过，30%～40% 在肾小管被重吸收。

【参考值】

尿素酶法：成人 BUN 3.2～7.1mmol/L；儿童 BUN 1.8～6.5mmol/L。

【临床意义】

BUN 升高见于：

1. 高蛋白饮食。

2. 严重脱水、心功能不全、大量腹水等肾前性少尿。

3. 器质性肾功能损害 BUN 增高的程度与病情的严重程度成正比：肾功能代偿期 BUN < 9mmol/L；肾功能失代偿期 BUN > 9mmol/L；肾衰竭期 BUN > 20mmol/L。

（四）β_2- 微球蛋白测定

正常人 β_2- 微球蛋白（β_2-microglobulin，β_2-MG）生成量较稳定，可自由经肾小球滤过，在近端肾小管 99.9% 被重吸收，仅微量从尿液排出。

【参考值】

免疫比浊法：成人血 β_2-MG1～2mg/L；尿 β_2-MG < 0.3mg/L。

【临床意义】

1. 肾小球病变早期血或尿 β_2-MG 均不增高；若血、尿 β_2-MG 同时升高则表明肾小球和肾小管功能均受损。

2. IgG 肾病、恶性肿瘤、肝炎等疾病血 β_2-MG 也可增高。

（五）血清胱抑素 C 测定

胱抑素 C（cystatin C，Cys-C）是半胱氨酸蛋白酶抑制蛋白 C 的简称，原尿中的 Cys-C 在近曲小管几乎被重吸收并降解，故血清 Cys-C 水平是反映肾小球滤过功能的灵敏且特异的指标。

【参考值】

免疫比浊法：成人 Cys-C 0.6～1.03mmol/L。

【临床意义】

Cys-C 的敏感性和特异性均优于血清肌酐和尿素，主要用于监测肾小球滤过功能，Cys-C 水平升高，提示肾小球功能受损。

二、肾小管功能检查

（一）肾脏浓缩和稀释功能试验

包括 3 小时尿比密试验和昼夜尿比密试验。生理情况下，夜间水摄入及生成减少，肾小球滤过率较白昼低，而浓缩稀释功能仍继续进行，故夜尿较昼尿量少而比密较高。

【参考值】

1. 尿量 1000～2000mL/d。

2. 3 小时尿比密 昼尿量与夜尿量之比为 3～4：1，其中至少有一次尿比密＞1.020，一次尿比密＜1.003。

3. 昼夜尿比密 夜尿量＜750mL，昼尿量与夜尿量之比为 3～4：1，至少有 1 次尿比密＞1.018，昼尿中最高与最低尿比密差值＞0.009。

【临床意义】

用于诊断肾小管浓缩稀释功能。

1. 夜尿量超过 750mL，低比密尿，昼尿最高与最低比密之差＜0.009 或比密恒定在 1.010 左右，均提示肾浓缩稀释功能不全。

2. 尿量少而比密增高见于肾前性少尿。

3. 24 小时尿量＞4L，尿比密均＜1.006，见于尿崩症。

（二）尿渗量测定

尿渗量（urine osmol，Uosm）是尿中具有渗透活性溶质微粒的总数，是评价肾浓缩功能的指标。

【标本采集】

晚餐后禁饮 8 小时，取晨起第一次清洁尿 10～20mL（不加防腐剂），同时采集肝素抗凝静脉血用于检测血浆渗量（plasma osmol，Posm）。

【参考值】

成人：Uosm 为 600～1000mOsm/kg H_2O；Posm 为 275～305mOsm/kg H_2O；Uosm/Posm 为 3～4.5：1。

【临床意义】

1. 判断肾浓缩功能 Uosm 在 300mOsm/kg H_2O 左右称等渗尿；若＜300mOsm/kg H_2O 称低渗尿；Uosm＜600mOsm/kg H_2O，且 Uosm/Posm 比值等于或小于 1，提示肾浓缩功能障碍，见于慢性肾盂肾炎、多囊肾及慢性肾小球肾炎晚期。

2. 鉴别肾前性和肾性少尿 肾前性少尿 Uosm 常＞450mOsm/kg H_2O；肾性少尿 Uosm 常＜350mOsm/kg H_2O。

第十节 临床常用生物化学检查

一、血糖及其代谢物检查

（一）空腹血糖测定

空腹血糖（fasting blood glucose，FBG）是指在夜间空腹至少8~10小时（未进食任何食物，饮水除外）后，早餐前采血所测定的血糖值，是诊断糖代谢紊乱最常用和最重要的指标，以空腹血浆葡萄糖（fasting plasma glucose，FPG）检测结果最为可靠。

【标本采集】

推荐采用含氟化钠的灰色管帽真空管采空腹静脉血2mL，采集过程中防止标本溶血，采集后0.5小时内送检。采血前8~10小时内禁止进食、吸烟，停用胰岛素和降血糖药物，避免精神紧张、剧烈运动等。

【参考值】

酶法：血清3.9~6.1mmol/L；血浆3.3~5.6mmol/L。

【临床意义】

1. 血糖增高 FBG > 7.0mmol/L 时称高血糖症。

（1）生理性：餐后1~2小时、高糖饮食及情绪激动等。

（2）病理性：各型糖尿病；甲状腺功能亢进症等内分泌疾病；颅脑损伤、心肌梗死等应激状态；药物影响及严重肝病、胰腺病变、缺氧等。

2. 血糖减低 FBG < 3.9mmol/L 时称为血糖减低，当 FBG < 2.8mmol/L 时称为低血糖症。

（1）生理性：饥饿、剧烈运动等。

（2）病理性：见于胰岛素用量过多、胰岛细胞瘤、缺乏对抗胰岛素的激素、重症肝炎、肝硬化、肝癌、长期营养不良、不能进食等。

（二）口服葡萄糖耐量试验 (oral glucose tolerance test，OGTT)

正常人口服一定量葡萄糖后，暂时升高的血糖于短时间内即恢复至空腹水平，此现象称为耐糖现象。当糖代谢紊乱时，口服一定量葡萄糖后，血糖急剧增高，但短时间内不能恢复至空腹水平，此即糖耐量降低或异常（IGT）。服用葡萄糖后2小时血浆葡萄糖（2h-PG）是诊断糖尿病的重要依据。

【参考值】

FPG3.9~6.1mmol/L。服糖后0.5~1小时血糖上升达高峰，一般为7.8~9.0mmol/L，峰值< 11.1mmol/L；2h-PG < 7.8mmol/L；3小时应恢复至空腹血糖水平。

【临床意义】

1. 诊断糖尿病 ①有糖尿病症状，FPG ≥ 7.0mmol/L；②2h-PG ≥ 11.1mmol/L；③随机血糖 ≥ 11.1mmol/L，且有糖尿病症状。临床上有以上条件之一者可诊断为糖尿病。

2. 判断 IGT FPG < 7.0mmol/L，2h-PG 为 7.8~11.1mmol/L，血糖达高峰时间延至1小时后，血糖恢复正常时间延至2~3小时后，且有尿糖阳性为 IGT，多见于2型糖尿病、甲状

腺功能亢进症等。

3. 糖耐量曲线低平 见于胰岛 β 细胞瘤、垂体功能减退症等。

4. 功能性低血糖 见于特发性低糖血症等，表现为 FPG 正常，服糖后血糖高峰时间及峰值在正常范围内，但 2～3 小时后出现低血糖。

5. 肝源性低血糖 见于广泛性肝损害、病毒性肝炎等，表现为 FPG 低于正常，服糖后的血糖高峰提前并高于正常，2 小时后血糖仍处于高水平，尿糖阳性。

（三）血清胰岛素测定和胰岛素释放试验

胰岛素（insulin）的分泌形式包括基础分泌和刺激后分泌，葡萄糖刺激可直接激发胰岛 β 细胞释放胰岛素，因此，葡萄糖激发胰岛素释放试验是了解胰岛 β 细胞功能的重要方法。

【标本采集】

同 OGTT。

【参考值】

空腹胰岛素：10～20mU/L（RIA 法）；胰岛素释放试验：服糖后 0.5～1 小时为空腹时的 5～10 倍；2 小时胰岛素 < 30mU/L；3 小时后达空腹水平。

【临床意义】

1. 糖尿病 1 型糖尿病空腹胰岛素明显降低，服糖后仍很低；2 型糖尿病空腹胰岛素水平可正常、稍高或稍低，服糖后胰岛素呈延迟释放反应。

2. 胰岛 β 细胞瘤 常出现高胰岛素血症，胰岛素呈高水平曲线，但血糖降低。

3. 其他 胰岛素升高见于肥胖、肝肾功能衰竭等。胰岛素降低见于腺垂体功能低下、饥饿状态等。

（四）血清 C- 肽测定和 C- 肽释放试验

C- 肽（connective peptide）是胰岛素原转变为胰岛素时裂解的肽类。测定血清 C- 肽水平能反映胰岛 β 细胞合成和释放胰岛素的功能。

【标本采集】

同 OGTT。

【参考值】

放射免疫分析（RIA）法：空腹 C- 肽 0.3～0.6nmol/L；C- 肽释放试验：服糖后 0.5～1 小时为空腹值的 5～6 倍（峰值）。

【临床意义】

1. C- 肽水平增高 空腹血清 C- 肽增高、C- 肽释放试验呈高水平曲线见于胰腺 β 细胞瘤；血清 C- 肽增高、C- 肽 / 胰岛素比值降低见于肝硬化。

2. C- 肽水平减低 空腹血清 C- 肽降低见于糖尿病。C- 肽释放试验服糖后 1 小时，血清 C- 肽降低，提示胰岛 β 细胞储备功能不足；释放曲线低平提示 1 型糖尿病；释放延迟或呈低水平见于 2 型糖尿病；血清 C- 肽水平不升高，胰岛素增高，见于胰岛素用量过大。

（五）糖化血红蛋白测定

糖化血红蛋白（glycosylated hemoglobin，GHb）又由可分为 HbA1$_a$、HbA1$_b$、HbA1$_c$。其中 HbA1$_c$ 占 60%～80%，故临床上常测 HbA1$_c$，作为监控糖尿病患者血糖水平的有效指标。

【标本采集】

EDTA 抗凝全血，用紫色管帽真空采血管，采晨起空腹静脉血 2mL。

【参考值】

按 HbA1$_c$ 占总 Hb 的百分比计算。高效液相色谱（HPLC）法：1HbA1$_c$ 为 4%～6%；HbA1 为 5～8%。

【临床意义】

1. 评价糖尿病控制程度　HbA1$_c$ 可反映检测前 6～8 周的平均血糖水平。糖尿病患者血糖控制不良时，HbA1$_c$ 是正常的 2 倍以上。

2. 鉴别高血糖类型　糖尿病性高血糖 HbA1$_c$ 水平多增高，应激性高血糖 HbA1$_c$ 则正常。

3. 筛检糖尿病　HbA1 < 8% 可排除糖尿病；HbA1 > 9%，预测糖尿病的准确性、特异性均较高。

4. 预测血管并发症　HbA1 > 10%，提示并发症严重，预后较差。

二、血清脂质及脂蛋白检查

血清脂质包括总胆固醇（total cholesterol，TC），其中 30% 是游离胆固醇，70% 是胆固醇酯、三酰甘油（triglyceride，TG）、磷脂（phospholipid，PL）、游离脂肪酸（free fatty acid，FFA）。

95% 以上脂质以脂蛋白（lipoprotein，Lp）的形式存在，根据不同密度可将脂蛋白分为乳糜微粒（CM）、极低密度脂蛋白（VLDL）、中间密度脂蛋白（IDL）、低密度脂蛋白（LDL）和高密度脂蛋白（HDL）。

【标本采集】

1. 素食或低脂饮食 3 天，采血前 24 小时内禁酒、避免剧烈运动。

2. 红色管帽无添加剂真空采血管，采晨起空腹静脉血 3～5mL。

3. 采血过程中扎止血带时间不宜过长，防止标本溶血。

（一）血清总胆固醇（TC）测定

【参考值】

< 5.20mmol/L 为合适水平；5.23～5.69mmol/L 为边缘水平；≥ 5.72mmol/L 为升高。

【临床意义】

1. TC 升高　见于动脉粥样硬化所致的心、脑血管疾病；各种高脂蛋白血症、糖尿病、肾病综合征等；长期吸烟、饮酒、精神紧张和血液浓缩等。

2. TC 降低　见于严重的肝脏疾病、甲状腺功能亢进症、严重营养不良、严重贫血等。

（二）三酰甘油（TG）测定

【参考值】

酶法：0.56～1.70mmol/L。

【临床意义】

1. TG 升高　见于冠心病、高脂血症、动脉粥样硬化症、肥胖症、糖尿病、肾病综合征等。

2. TG 降低　见于甲状腺功能亢进症、肾上腺皮质功能不全及严重肝病。

（三）高密度脂蛋白胆固醇测定（HDL-C）

【参考值】

直接测定匀相法：男性 1.16~1.42mmol/L；女性 1.29~1.55mmol/L。合适水平：≥ 1.04mmol/L；降低：≤ 0.91mmol/L。

【临床意义】

HDL-C 具有抗动脉粥样硬化作用，与 TG 呈负相关，也与冠心病发病呈负相关。HDL-C 水平 > 1.55mmol/L 被证实是冠心病一个独立的低风险因子；HDL-C < 0.91mmol/L 为明显降低，多见于动脉粥样硬化、糖尿病、肾病综合征等。

（四）低密度脂蛋白胆固醇测定（LDL-C）

【参考值】

直接测定匀相法：2.07~3.11mmol/L。合适水平：≤ 3.10mmol/L；边缘水平：3.13~3.59mmol/L；升高：≥ 3.62mmol/L。心血管疾病高危人群应控制在 < 2.59mmol/L。

【临床意义】

LDL-C 是动脉粥样硬化的危险因素，与冠心病呈正相关，LDL-C 水平每降低 1.00mmol/L，冠心病的风险将降低 25%，是血脂异常防治的首要靶标。LDL-C 升高见于高脂蛋白血症、甲状腺功能减退症、肾病综合征等；降低见于无 β- 脂蛋白血症、甲状腺功能亢进症、肝硬化等。

（五）血清载脂蛋白测定

主要的血浆载脂蛋白有 Apo-A Ⅰ、A Ⅱ、B、C Ⅰ、C Ⅱ、C Ⅲ和 E。其中 Apo-A Ⅰ 和 Apo-B 是临床常用检测指标。

【参考值】

免疫比浊法：Apo-A Ⅰ 1.20~1.60g/L；Apo-B 0.80~1.05g/L。

【临床意义】

1. Apo-A Ⅰ 水平

（1）增高是诊断冠心病的敏感指标，可预测和评价冠心病的危险性，其血清水平与冠心病发病率呈负相关。

（2）降低见于急性心肌梗死、糖尿病、肾病综合征、脑血管病等。

2. Apo-B 水平

（1）增高与动脉粥样硬化、冠心病发病呈正相关，见于高 β- 脂蛋白血症、糖尿病、肾病、甲状腺功能减退等。

（2）降低见于低 β- 脂蛋白血症、Apo-B 缺乏症、恶性肿瘤、甲状腺功能亢进症、营养不良等。

三、血清电解质检查

电解质为体液中无机物与部分以电解质形式存在的有机物的统称，如钠、氯、钾、磷、碳酸氢盐等。

【标本采集】

红色管帽无添加剂真空采血管，采晨起空腹静脉血 3~5mL。采集血清钾测定标本时严格避免溶血。

（一）血清钾测定

钾是细胞内液的主要阳离子，约98%存在于细胞内，参与蛋白质和糖代谢，维持心肌和神经肌肉正常的应激性，调节水、电解质、酸碱平衡。

【参考值】

3.5～5.5mmol/L。

【临床意义】

1. 血清钾降低　血清钾低于3.5mmol/L为低钾血症（hypokalemia），见于：①摄入不足：长期无钾饮食、手术后长期禁食等；②丢失过度：严重呕吐、长期腹泻、胃肠引流、长期使用排钾利尿剂等。

2. 血清钾升高　高于5.5mmol/L为高钾血症（hyperkalemia），见于：①摄入过多：补钾过多过快等；②排泄障碍：肾功能不全少尿期、长期大量使用保钾利尿剂等；③细胞内钾大量移出：严重溶血、输入大量库存血、挤压综合征、大面积烧伤、缺氧和酸中毒等。

（二）血清钠测定

钠是细胞外液的主要阳离子，其主要功能是维持体液的正常渗透压及酸碱平衡，维持肌肉和神经的正常应激性。

【参考值】

135～145mmol/L。

【临床意义】

1. 血清钠降低　低于135mmol/L为低钠血症（hyponatremia），临床上较常见。见于：①摄入不足：长期低盐饮食、饥饿、营养不良等；②胃肠道失钠：严重呕吐、腹泻，以及肠、胆、胰瘘等；③肾失钠：慢性肾衰竭多尿期、反复利用利尿剂；④皮肤失钠：大面积烧伤、大量出汗。

2. 血清钠升高　高于145mmol/L为高钠血症（hypernatremia），临床上较少见。见于：①摄入过多：进食过量钠盐或注射高渗盐水，心脏复苏时输入过多碳酸氢钠等；②摄入水分过少、高热、大汗而致失水；③肾上腺皮质功能亢进、原发性醛固酮增多症等。

（三）血清氯测定

氯是细胞外液中的主要阴离子，其主要功能为调节机体的酸碱平衡、渗透压及水电解质的平衡，并参与胃液中胃酸的生成。

【参考值】

95～105mmol/L。

【临床意义】

1. 血清氯降低　低于95mmol/L为低氯血症（hypochloremia）。见于：

（1）摄入不足：饥饿、营养不良、出汗过多、低盐治疗后。

（2）丢失过多：①严重呕吐、腹泻、胃肠引流等；②糖尿病、慢性肾衰竭等；③慢性肾上腺皮质功能减退。

（3）呼吸性酸中毒，血中HCO_3^-增高，使氯的重吸收减少。

2. 血清氯升高　高于105mmol/L为高血氯症（hyperchloremia）。见于：

（1）摄入过多：过量补充含Cl溶液。

（2）排泄减少：急慢性肾衰竭少尿期、尿路梗阻、心功能不全等。

（3）脱水：腹泻、呕吐、出汗等所致血液浓缩。

（4）过度换气：呼吸性碱中毒时，血氯代偿性增高。

（5）肾上腺皮质功能亢进，肾小管对 NaCl 重吸收增加。

（四）血清钙测定

人体钙99%以上存在于骨骼及牙齿中，其余存在于血清中。钙离子的主要生理功能为降低毛细血管及细胞膜的通透性、降低神经肌肉的兴奋性、维持心肌传导系统的兴奋性和节律性、参与肌肉收缩及神经传导、参与凝血过程等。

【参考值】

总钙：2.25～2.58mmol/L；离子钙：1.12～1.23mmol/L。

【临床意义】

1. 血清钙升高 总钙高于 2.58mmol/L 为高钙血症（hypercalcemia），见于原发性甲状旁腺功能亢进症、多发性骨髓瘤和淋巴瘤等。

2. 血清钙降低 总钙低于 2.25mmol/L 为低钙血症（hypocalcemia），临床较多见，常见于甲状旁腺功能减退、恶性肿瘤骨转移、佝偻病、骨质软化病、急慢性肾衰竭、肾病综合征、妊娠后期等。

四、血清铁及其代谢物检查

【标本采集】

红色管帽无添加剂真空采血管，采晨起空腹静脉血 3～5mL，采血后 0.5 小时内送检。

（一）血清铁测定

血清铁（serum iron，SI）即与转铁蛋白结合的铁，是人体含量最多的微量元素。

【参考值】

男性：11～30μmol/L；女性：9～27μmol/L；儿童：9～22μmol/L。

【临床意义】

1. 血清铁升高 见于再生障碍性贫血、巨幼细胞性贫血、铅中毒、维生素 B_6 缺乏、溶血性贫血、白血病、反复输血、急性病毒性肝炎、肝硬化、铁剂治疗过量等。

2. 血清铁降低 见于缺血性贫血、慢性炎症、月经过多等。

（二）血清总铁结合力测定

血清总铁结合力（total iron binding capacity，TIBC）是指能与 100mL 血清中全部转铁蛋白结合的最大铁量。

【参考值】

亚铁嗪比色法：男性 50～77μmol/L；女性 54～77μmol/L。

【临床意义】

1. TIBC 降低 见于慢性炎症、消化性溃疡、肾病综合征、肝硬化等。

2. TIBC 升高 见于缺血性贫血、妊娠后期、急性病毒性肝炎、肝细胞坏死。

（三）血清转铁蛋白测定

转铁蛋白（transferrin，Tf）是一种能结合 Fe^{3+} 的糖蛋白，主要起转运铁的作用，1mg 的

Tf 约可结合 1.25mg 的铁。

【参考值】

28.6μmol/L～51.9μmol/L。

【临床意义】

1. Tf 升高　见于妊娠中、晚期，以及反复出血、缺铁性贫血等。

2. Tf 降低　见于营养不良、严重蛋白质缺乏、腹泻、肾病综合征、肝病等。

（四）血清铁蛋白测定

血清铁蛋白（serum ferritin，SF）是由蛋白质外壳即去铁蛋白（apoferritin）和铁核心即 Fe^{3+} 形成的复合物，是铁的贮存形式。

【参考值】

男性：15～200μmol/L；女性：12～150μmol/L。

【临床意义】

1. SF 升高　见于原发性血色病、炎症、白血病、肿瘤、甲状腺功能亢进症、肝坏死、慢性肝病、贫血等。

2. SF 降低　见于缺铁性贫血、大量失血、营养不良、妊娠等。

五、心肌酶和心肌蛋白检查

当心肌缺血损伤时，心肌酶和心肌蛋白等生物化学指标发生变化，检查这些指标的变化可了解心肌损伤的程度。

【标本采集】

红色管帽无添加剂真空采血管，采晨起空腹静脉血 3～5mL，避免标本发生溶血。

（一）血清肌酸激酶及其同工酶测定

肌酸激酶（creatine kinase，CK），又称肌酸磷酸激酶（creatine phosphokinase kinase，CPK），有三种同工酶：① CK-BB（CK_1）：主要分布于脑、前列腺、肠和肺等组织；② CK-MB（CK_2）：主要分布于心肌；③ CK-MM（CK_3）：主要分布于骨骼肌和心肌。测定 CK 总活性及分析 CK 同工酶的类型，对判断是否存在急性心肌梗死（AMI）有一定意义。AMI 时各种心肌酶的变化特性见表 6-8。

表 6-8　急性心肌梗死血清酶变化的比较

	开始增高时间（h）	达峰值时间（h）	恢复正常时间（d）
CK	4～10	12～36	3～4
CK-MB	3～6	12～24	2～3
LD	12～24	48～72	10～12

【参考值】

CK 总活性（酶耦联法，37℃）：男性 38～174U/L，女性 26～140U/L。CK 同工酶（琼脂糖凝胶电泳法）：CK-MM 94%～96%；CK-MB ＜ 5%；CK-BB 0 或极少；$CK-MB_1$ ＜ 0.71U/L；$CK-MB_2$ ＜ 1.01U/L；MB_2/MB_1 ＜ 1.4。

【临床意义】

1. CK 总活力升高 见于：①急性心肌梗死：CK 是急性心肌梗死早期诊断的较敏感的指标，如病程中 CK 再次升高，常表示有新的心肌梗死发生；②病毒性心肌炎；③多发性肌炎、骨骼肌损伤等。

2. CK-MB 升高 见于：①急性心肌梗死：对 AMI 早期诊断，CK-MB 敏感性高于总 CK。如发病后 CK-MB 持续升高不减低，提示心肌在继续梗死；若降低后又升高，表明原梗死部位在扩展或又有新的梗死出现。②其他心肌损伤：心绞痛、慢性心房纤颤、冠状动脉造影等。③肌病和骨骼肌损伤：肌营养不良、多发性肌炎、挤压综合征等。

3. 异型 CK-MB 异型 CK-MB 对诊断急性心肌梗死的灵敏度和特异性明显高于 CK-MB。以 $CK-MB_2 > 1.01U/L$、$MB_2/MB_1 > 1.5$ 为临界值，则急性心肌梗死发生后 2～4 小时，诊断敏感性为 59%，4～6 小时，诊断敏感性为 92%。

（二）乳酸脱氢酶及其同工酶测定

乳酸脱氢酶（lactate dehydrogenase，LD）是一种糖酵解酶，主要存在于心肌、骨骼肌和肾脏等组织中。由 H 亚单位和 M 亚单位构成 5 种同工酶即 LD_1（H_4）、LD_2（H_3M）、LD_3（H_2M_2）、LD_4（HM_3）和 LD_5（M_4）。AMI 等心肌病变时 LD_1 和 LD_2 升高最明显，且早于总 LD。

【参考值】

LD 总活性（速率法，30℃）：95～200U/L。

LD 同工酶（圆盘电泳法）：LD_1 为（32.70±4.60）%；LD_2 为（45.10±3.53）%；LD_3 为（18.50±2.96）%；LD_4 为（2.90±0.89）%；LD_5 为（0.85±0.55）%。定性：$LD_2 > LD_1 > LD_3 > LD_4 > LD_5$，部分正常儿童 $LD_1 > LD_2$。

【临床意义】

1. LD 升高 见于：①心肌梗死：急性心肌梗死时，LD 活性升高比 CK、CK-MB 出现晚，但持续时间长。如 LD 持续升高或再次升高，提示心肌梗死面积扩大或出现新的梗死。②急性病毒性肝炎、肝硬化、骨骼肌损伤、恶性肿瘤、肺梗死等。

2. LD 同工酶升高 见于：①急性心肌梗死：发病后 LD_1 及 LD_2 增高均早于总 LD，尤以 LD_1 增高更早、更显著；②肝胆疾病：LD_5 增高是诊断肝细胞坏死的敏感指标；③肿瘤：恶性肿瘤 LD 升高，肝癌 LD_4 和 LD_5 明显升高，白血病以 LD_3 和 LD_4 升高为主。

（三）心肌肌钙蛋白测定

心肌肌钙蛋白（cardiac troponin，CTn）是一组与心肌收缩功能有关的蛋白，有肌钙蛋白 T（CTnT）、肌钙蛋白 I（CTnI）和肌钙蛋白 C（CTnC）3 种亚单位。CTn 既有 CK-MB 升高时间早，又有 LD_1 诊断时间长的优点。因此，检测 CTn 对诊断 AMI 等疾病的诊断、监测、预后评估等有重要价值。

【参考值】

化学发光法（以贝克曼厂家为例）：CTnT < 0.04ng/mL，诊断临界值为 > 0.1ng/mL；CTnI < 0.04ng/mL，诊断临界值为 > 0.5ng/mL。（注意：不同厂家的诊断界值不同。）

【临床意义】

CTnT、CTnI 对急性心肌梗死、不稳定性心绞痛、围手术期心肌损伤等疾病的诊断、病情监测、疗效观察及预后评估，具有较高的临床价值。心肌肌钙蛋白血清水平在急性心肌梗死时的变化见表6-9。

表6-9　急性心肌梗死 CTnT 和 CTnI 的动态变化

	开始升高时间（h）	达峰值时间（h）	恢复正常时间（d）	灵敏度（%）	特异度（%）
CTnT	3～6	10～24	10～15	50～59	74～96
CTnI	3～6	14～20	5～7	6～44	93～99

（四）肌红蛋白测定

肌红蛋白（myoglobulin，Mb）是一种含氧结合蛋白，正常时 Mb 主要存在于心肌和骨骼肌中，当心肌和骨骼肌损害时，血中 Mb 水平升高可达正常值的 10 倍以上。

【参考值】

酶联免疫吸附测定（ELISA）法：50～85μg/L；RIA 法：6～85μg/L。诊断临界值为 > 75μg/L。

【临床意义】

1. 诊断 AMI　AMI 发病后 0.5～2 小时 Mb 开始升高，5～12 小时达峰值，18～30 小时恢复到正常水平，诊断 AMI 敏感性为 50%～59%，特异性为 77%～95%。

2. 判断 AMI 病情　Mb 持续增高或反复波动，提示心肌梗死持续存在，或再发，或范围扩展。

3. 其他疾病　挤压综合征、肾衰竭、某些肌病等。

第十一节　临床常用免疫学检查

临床免疫学检查常用于感染性疾病、自身免疫性疾病、变态反应性疾病、免疫缺陷病、肿瘤等疾病的诊断与疗效监测。

【标本采集】

红色管帽无添加剂真空采血管，采晨起空腹静脉血 3mL。其中，免疫球蛋白测定要求禁食 12 小时以上，补体测定标本应严格避免溶血，并及时送检。

一、免疫球蛋白检查

免疫球蛋白（immunoglobulin，Ig）是由浆细胞合成与分泌的一组具有抗体活性的球蛋白，共 5 类，即 IgG、IgA、IgM、IgD 和 IgE。

（一）IgG、IgA、IgM 测定

IgG 是血清中主要的抗体成分，约占血清免疫球蛋白的 75%，是唯一能通过胎盘的免疫球蛋白；IgA 可分为血清型 IgA 与分泌型 IgA（SIgA）两种，SIgA 在抗呼吸道、消化道和泌尿生殖道的感染中起重要作用；IgM 是机体受到抗原刺激后最早出现的抗体，其杀菌、溶菌、溶血、促吞噬及凝集作用比 IgG 高 500～1000 倍。

【参考值】

IgG：7.0～16.6g/L；IgA：0.7～3.5g/L；IgM：0.5～2.6g/L。

【临床意义】

1. IgG、IgM、IgA 均升高 见于各种慢性感染、肝癌、淋巴瘤和系统性红斑狼疮（SLE）、类风湿性关节炎等自身免疫性疾病。

2. 单一免疫球蛋白升高 主要见于免疫增殖性疾病，如多发性骨髓瘤等。

3. 免疫球蛋白降低 见于各类先天性免疫缺陷病、获得性免疫缺陷病、联合免疫缺陷病及长期使用免疫抑制剂的患者。

（二）IgE 测定

IgE 主要由上呼吸道、消化道等黏膜固有层的浆细胞分泌，是亲细胞抗体，在 I 型变态反应性疾病的发病中具有重要的作用。

【参考值】

ELISA 法：0.1～0.9mg/L。

【临床意义】

1. IgE 升高 见于过敏性哮喘、特异性皮炎、过敏性鼻炎、荨麻疹、寄生虫感染、IgE 型多发性骨髓瘤、肝病、类风湿性关节炎等。

2. IgE 降低 见于先天性或获得性丙种球蛋白缺乏症、恶性肿瘤、长期使用免疫抑制剂等。

二、血清补体检查

补体（complement，C）是血清中具有酶原活性的糖蛋白，与调节因子、相关膜蛋白组成补体系统，参与机体抗感染及免疫调节。

（一）总补体溶血活性测定

总补体溶血活性（total hemolytic complement activity，CH50）主要反映补体经典激活途径（C1～C9）活化的活性程度。补体活性与溶血程度之间在一定范围内（20%～80% 溶血活性）呈正相关系，故一般以 50% 的溶血活性（CH50）作为检测终点。

【参考值】

试管法：50～100KU/L。

【临床意义】

1. CH50 增高 见于急性炎症、组织损伤、恶性肿瘤等。

2. CH50 降低 见于肾小球肾炎、SLE、类风湿性关节炎、慢性肝病、肝硬化、重度营养不良等。

（二）血清补体 3 测定

血清补体 3（complement 3，C3）是一种由肝脏合成的 β_2 球蛋白，是补体经典激活途径与旁路激活途径中的关键物质，也是急性时相反应蛋白。

【参考值】

免疫比浊法：0.8～1.5g/L。

【临床意义】

1. C3 增高 见于急性炎症、传染病早期、急性组织损伤、恶性肿瘤、移植物排斥反应等。

2. C3 降低 见于慢性肝病、肝坏死、SLE 和类风湿性关节炎活动期、狼疮性肾炎等。

（三）血清补体 4 测定

血清补体 4（complement 4，C4）是一种多功能 β₁ 球蛋白，参与补体的经典激活途径，在补体活化、促进吞噬、防止免疫复合物沉着和中和病毒等方面发挥作用。

【参考值】

免疫比浊法：0.20～0.60g/L。

【临床意义】

1. C4 增高　见于各种传染病、急性风湿热、皮肌炎、急性组织损伤、关节炎等。

2. C4 降低　见于 SLE、狼疮性肾炎、IgA 肾病、多发性硬化症、类风湿性关节炎、遗传性 IgA 缺乏症等。

三、病毒性肝炎血清标志物检查

病毒性肝炎的病原体有甲型肝炎病毒（hepatitis A virus，HAV）、乙型肝炎病毒（hepatitis B virus，HBV）、丙型肝炎病毒（hepatitis C virus，HCV）、丁型肝炎病毒（hepatitis D virus，HDV）和戊型肝炎病毒（hepatitis E virus，HEV）5 种。我国 HAV、HBV、HCV 感染较多见。肝炎病毒标志物主要包括各型肝炎病毒相关抗原、抗体和核酸。

（一）甲型肝炎病毒抗体检查

甲型肝炎病毒属嗜肝 RNA 病毒，主要通过粪 - 口途径传播。目前主要检测抗 -HAV IgM 和抗 -HAV IgG 两种血清标志物。

【参考值】

各类方法均为阴性。

【临床意义】

1. 抗 -HAV IgA 阳性　可诊断为甲型肝炎早期或急性期。

2. 抗 -HAV IgM 阳性　说明正在感染 HAV，发病后 2 周阳性率达 100%，是早期诊断甲型肝炎的特异性指标。

3. 抗 -HAV IgG 阳性　是获得免疫的标志，可终身存在，表示既往感染，可用于甲肝的流行病学调查。

（二）乙型肝炎病毒血清标志物检查

乙型肝炎病毒属嗜肝 DNA 病毒，分为包膜与核心两部分，HBV 主要通过血液途径传播，机体感染 HBV 后产生相应 HBV 血清学标志物，包括：乙型肝炎病毒表面抗原（HBsAg）和乙型肝炎病毒表面抗体（抗 -HBs）、乙型肝炎病毒 e 抗原（HBeAg）和乙型肝炎病毒 e 抗体（抗 -HBe）、乙型肝炎病毒核心抗原（HBcAg）和乙型肝炎病毒核心抗体（抗 -HBc）。临床常用检测方法有聚合酶链反应法（PCR）、荧光定量 PCR 等，HBV-DNA 是 HBV 感染最直接、最灵敏和最特异的检测指标。

【参考值】

各项指标均为阴性。

【临床意义】

1. HBsAg 测定　HBsAg 具有抗原性，而无传染性，HBsAg 常被作为感染 HBV 的标志之一。HBsAg 阳性见于：①乙型肝炎潜伏期和急性期；②慢性迁延性肝炎、慢性活动性肝炎；

③慢性 HBsAg 携带者。

2. 抗 -HBs 测定　是保护性抗体，可阻止 HBV 穿过细胞膜进入新的肝细胞。抗 –HBs 阳性见于：①既往感染，现有一定的免疫力；②注射乙肝疫苗或免疫球蛋白者，抗 –HBs 可出现阳性反应。

3. HBeAg 测定　阳性见于 HBsAg 阳性的患者，是病毒复制、传染性强的指标；HBeAg 持续阳性表明肝细胞损害较重，易转变为慢性肝炎；孕妇阳性引起病毒垂直传播，新生儿 HBeAg 阳性率达 90% 以上。

4. 抗 -HBe 测定　抗 –HBe 阳性见于：① HBeAg 转阴的患者，提示病毒复制减少，传染性减低；②部分慢性乙型肝炎、肝硬化、肝癌患者。

5. 抗 -HBc 测定　为 HBcAg 的抗体，是反映肝细胞受到 HBV 侵害的可靠指标，包括 IgM、IgG 和 IgA 等 3 型，目前常检测总抗 –HBc，也可分别检测抗 –HBc IgM、抗 –HBc IgG 或抗 –HBc IgA。

（1）抗 -HBc IgM：是感染 HBV 后血液中最早出现的特异性抗体，在急性期滴度高，是诊断急性乙型肝炎和判断病毒复制活跃的指标，并提示患者血液有强传染性。

（2）抗 -HBc IgG：在感染 HBV 后 1 个月左右抗 –HBc IgG 开始升高，能反映抗 –HBc 总抗体的情况。其高滴度表明患有乙型肝炎且 HBV 正在复制；低滴度表示既往感染过 HBV，可在体内长期存在。

6. HBV-DNA 定性和定量测定　HBV–DNA 定性（聚合酶链式反应 PCR 法）阴性；定量检测范围为 $10^2 \sim 10^8$ 拷贝 / 毫升（cps/mL）。HBV–DNA 阳性是急性乙型肝炎病毒感染可靠的诊断指标。HBV–DNA 转阴是病毒消除的明确指标。

7. 乙型肝炎 5 项血清标志物联合检测与分析　见表 6–10。

表 6–10　HBV 血清标志物联合检测结果与分析

临床意义	HBsAg	抗 –HBs	HBeAg	抗 –HBe	抗 –HBc
急、慢性乙肝，高传染性	+	－	+	－	+
急、慢性乙肝或慢性 HBsAg 携带者	+	－	－	－	+
急性乙肝趋向恢复或慢性乙肝，弱传染性	+	－	－	+	+
HBV 感染康复期或既往感染史，目前保持免疫力	－	+	－	－	+
乙肝恢复期，弱传染性	－	－	－	+	+
急性 HBV 感染 "窗口期" 或既往曾感染过乙肝，有流行病学意义	－	－	－	－	+
疫苗接种后或 HBV 感染后康复	－	+	－	－	－
急性乙肝康复期，开始产生免疫力	－	+	－	+	+
非乙肝感染	－	－	－	－	－

（三）丙型肝炎病毒标志物检查

HCV 主要通过血液传播，临床上诊断 HCV 感染的主要依据为抗 –HCV IgM、抗 –HCV IgG 和 HCV–RNA 测定。

【参考值】

1. 抗 -HCV 测定　ELISA 法为阴性。

2. HCV-RNA 定性、定量测定　逆转录反转录巢式 PCR 法、荧光定量 PCR 法均为阴性。

【临床意义】

1. 抗 –HCV 测定　为非保护性抗体，阳性结果是诊断 HCV 感染的重要依据。

（1）抗 -HCV IgM：阳性见于急性 HCV 感染，是诊断丙型肝炎的早期敏感指标，发病后 2～4 天出现，6 个月内不能转阴者提示转为慢性丙型肝炎。

（2）抗 -HCV IgG：阳性表明体内已有 HCV 感染，输血后肝炎有 80%～90% 的患者抗 –HCV IgG 阳性。

2. HCV-RNA 定性、定量测定　HCV–RNA 阳性是 HCV 感染最直接、最灵敏和最特异的检测指标。

（1）HCV-RNA 定性：阳性提示 HCV 复制活跃，传染性强；HCV–RNA 和抗 –HCV 同时阳性，提示活动性感染；HCV–RNA 阴性而抗 –HCV IgG 阳性，提示既往感染可能性大。

（2）HCV-RNA 定量：可连续观察 HCV–RNA 的动态变化，对判断病情、监测药物疗效及血制品的安全性有重要意义。

四、感染免疫检查

（一）细菌感染免疫检测

1. 抗链球菌溶血素 "O" 测定　溶血素 "O"（streptolysin "O"）是 A 族溶血性链球菌的代谢产物，具有一定的抗原性，能刺激机体产生相应抗体，称为抗链球菌溶血素 "O"（anti-streptolysin "O"，抗 "O" 或 ASO）。

【参考值】

乳胶凝集试验（LAT）法：阴性。

【临床意义】

阳性表示近期内有 A 族溶血性链球菌感染，见于活动性风湿热、急性肾小球肾炎、风湿性心脏病等。

2. 肥达反应（Widal reaction，WR）　伤寒、副伤寒沙门菌含有菌体 "O" 抗原和鞭毛 "H" 抗原，副伤寒沙门菌甲、乙、丙的 "H" 抗原分别为 A、B、C 3 种。机体感染伤寒、副伤寒沙门菌后，使机体产生相应的抗体。肥达反应是以伤寒和副伤寒沙门菌菌液为抗原，检测患者血清中有无相应抗体的一种凝集试验。

【参考值】

伤寒：O < 1∶80；H < 1∶160；副伤寒：甲、乙、丙 < 1∶80。

【临床意义】

单份血清抗体效价 O > 1∶80，H > 1∶160 有诊断价值；若双份血清效价增高 > 4 倍，则诊断价值较大。

（1）O 增高，H 正常：可能是伤寒早期或其他沙门菌感染的交叉反应。

（2）O 正常，H 增高：伤寒疫苗接种后，或非特异性回忆反应。

（3）O、H 均增高：伤寒可能性大。

（4）O 增高，A、B、C 任何一项增高：可能分别为副伤寒甲、乙、丙。

3. 结核分枝杆菌抗体和 DNA 测定　用人型结核分枝杆菌包膜蛋白作为抗原，检测血清中抗结核 IgG 抗体，可快速诊断结核；用 PCR 方法可检测痰液中结核分枝杆菌的 DNA。

【参考值】

ELISA 法：结核抗体为阴性；PCR 法：结核分枝杆菌 DNA 为阴性。

【临床意义】

抗体阳性表示结核分枝杆菌感染；PCR 方法检测结核分枝杆菌 DNA 的敏感性更高和特异性更强，而且速度快。

（二）病毒感染免疫检测

1. 流行性乙型脑炎病毒抗体 IgM 测定 流行性乙型脑炎病毒（epidemic encephalitis B virus，EPBV）是披膜病毒科黄病毒属中的一种 RNA 病毒，蚊虫是乙脑病毒的主要传播媒介。

【参考值】

ELISA 法：阴性。

【临床意义】

特异性 IgM 抗体于感染后第 3～4 天出现，2～3 周达到高峰，阳性率可达 70%～90%，可用于早期诊断乙型脑炎。

2. 弓形虫抗体测定 弓形虫（toxoplasma gondii）感染是一种人畜共患疾病，弓形虫特异性抗体有 IgM 和 IgG 两型。

【参考值】

间接免疫荧光技术（IFA）法、ELISA 法：阴性。

【临床意义】

弓形虫特异性抗体 IgM 增高是近期感染的指标；特异性抗体 IgG 增高是既往感染的指标。

（三）性传播疾病免疫检测

1. 梅毒螺旋体抗体测定 感染梅毒螺旋体后，在血清中产生特异性抗体和非特异性抗体（反应素）。血清学试验有两种类型：①反应素检测为筛查试验；②特异性抗体检测为确诊试验。

【参考值】

（1）反应素定性试验：快速血浆反应素试验（RPR）、不加热血清反应素试验（USR）、性病研究实验室试验（VDRL）均为阴性。

（2）特异性抗体确诊试验：梅毒螺旋体血凝试验（TPHA）、荧光螺旋体抗体吸收试验（FTA-ABS）、梅毒螺旋体制动试验（TPI）均为阴性。

【临床意义】

（1）定性试验用于梅毒的筛查，一期梅毒阳性率约为 70%，二期梅毒阳性率可达 99%，三期梅毒阳性率较低。

（2）在定性试验阳性的前提下，特异性抗体试验阳性即可确诊为梅毒。

2. 人类免疫缺陷病毒抗体及 RNA 测定 人类免疫缺陷性病毒（human immunodeficiency virus，HIV）是艾滋病（AIDS）的病原体，机体感染 HIV 数周至半年后，多数患者体内可出现抗 -HIV 抗体。

【参考值】

筛选试验：ELISA 法、快速蛋白印迹法（RWB）均为阴性；确诊试验：蛋白印迹法（WB）、RT-PCR 法检测 HIV-RNA 均为阴性。

【临床意义】

（1）筛选试验常用 ELISA 法，第一次阳性必须做第二次试验，以免出现假阳性（常因 HLA-DR 抗原污染出现假阳性结果）。

（2）确诊试验有利于 AIDS 的确诊和早期诊断。初筛试验重复 2 次以上阳性者，需做 WB 试验，阳性可确诊为 HIV 感染。

五、自身抗体检查

当机体的自身免疫耐受减低或破坏时，机体免疫系统就会对自身组织或成分发生免疫应答而产生自身免疫病。诊断自身免疫病的重要方法是做自身抗体检测。

（一）类风湿因子检测

类风湿因子（rheumatoid factor，RF）是变性 IgG 刺激机体产生的一种自身抗体，包括 IgG、IgA、IgM、IgD、IgE 5 型，其中 IgM 为主要类型。

【参考值】

乳胶凝集法、浊度分析法、ELISA 法均阴性。

【临床意义】

1. RF 阳性见于类风湿性关节炎，阳性率约 70%，也可见于 SLE、硬化症、干燥综合征等。

2. IgA-RF 与骨质破坏有关，早期 IgA-RF 增高常提示病情严重，预后不良。

3. IgE-RF 增高时，已属病情晚期。

（二）抗核抗体检测

抗核抗体（anti-nuclear antibody，ANA）是以自身真核细胞的核成分为靶抗原的一组自身抗体的总称。包括抗双链 DNA 抗体（dsDNA）、抗单链 DNA 抗体（ssDNA）、抗 Z-DNA 抗体、抗 Sm 抗体即抗 Smith 抗体、抗组蛋白抗体（AHA）。

【参考值】

IFA 法：阴性；血清滴度 < 1 : 40。

【临床意义】

1. 抗 dsDNA 抗体阳性见于 SLE 活动期，阳性率 70%～90%。是诊断 SLE 的标准，特异性达 95%。

2. 抗 Sm 抗体为 SLE 所特有，诊断 SLE 的特异性为 99%，能反映疾病活动程度，但敏感性较低。

3. 抗 AHA 抗体阳性见于 50%～70% 的 SLE 及 95% 的药物性狼疮（DIL）。

（三）抗胞质抗体及抗组织细胞抗体检测

1. 抗线粒体抗体测定　抗线粒体抗体（anti-mitochondrial antibody，AMA）是一组以线粒体内膜和外膜蛋白为靶抗原的自身抗体，主要是 IgG。

2. 抗甲状腺球蛋白抗体测定　抗甲状腺球蛋白抗体（anti-thyroid globulin antibody，TGA）主要是 IgG。

3. 抗中性粒细胞胞质抗体测定　抗中性粒细胞胞浆抗体（anti-neutrophil cytoplasmic antibodies，ANCA）是以中性粒细胞胞质为靶抗原的抗体，与临床多种小血管炎性疾病的发生密切相关。

【参考值】

1. AMA 测定　ELISA 法阴性；血清滴度＜ 1∶10。

2. TGA 测定　ELISA 法、RIA 法阴性；间接血凝法：滴度≤ 1∶32。

3. ANCA 测定　ELISA 法、RIA 法阴性；间接血凝法：阴性。

【临床意义】

1. AMA　AMA 检测主要用于肝自身免疫病的诊断，阳性见于原发性胆汁性肝硬化、慢性活动性肝炎，阳性率可达 90% 以上。

2. TGA　是诊断甲状腺自身免疫性疾病的一个特异性指标，阳性多见于桥本甲状腺炎及甲状腺功能亢进症等。

3. ANCA　阳性多见于韦格纳肉芽肿、显微镜下多血管炎、变应性肉芽肿性血管炎，统称为 ANCA 相关性血管炎。

六、肿瘤标志物检查

肿瘤标志物（tumor marker，TM）是指由肿瘤细胞产生、反映肿瘤存在和生长的一类物质，主要包括蛋白质类、糖蛋白类、酶类肿瘤标志物。

（一）蛋白质类肿瘤标志物检测

1. 甲胎蛋白测定　甲胎蛋白（alpha fetoprotein，AFP）是胎儿发育早期由肝和卵黄囊合成的一种血清糖蛋白，出生后 AFP 很快受到抑制，当肝细胞或生殖腺胚胎组织发生恶变时，重新开始合成 AFP，使血 AFP 增高。检测血 AFP 浓度是诊断肝细胞癌的重要指标。

【参考值】

RIA 法、ELISA 法：AFP ＜ 25μg/L。

【临床意义】

（1）AFP 是目前诊断肝细胞癌最特异的标志物，AFP ＞ 300μg/L 有诊断意义，阳性率 80% 以上。

（2）病毒性肝炎、肝硬化患者 AFP 有不同程度的升高，但其水平常＜ 300μg/L。

（3）睾丸癌、畸胎瘤、卵巢癌等，血中 AFP 也可升高。

（4）妊娠 3 个月后，AFP 开始上升，7～8 个月达高峰（＜ 200μg/L），分娩后 3 周恢复正常。

2. 癌胚抗原测定　癌胚抗原（carcinoembryonic antigen，CEA）是一种广谱肿瘤标志物，特异性虽不强，但在恶性肿瘤的鉴别诊断、病情监测、疗效评价方面有重要临床意义。

【参考值】

ELISA 法、RIA 法：CEA ＜ 5μg/L。

【临床意义】

（1）诊断恶性肿瘤　CEA 升高主要见于结肠癌、直肠癌、乳腺癌、胃癌、肺癌、胰腺癌等。

（2）观察肿瘤治疗效果　CEA 连续随访检测，可用于恶性肿瘤手术或化疗后的疗效观察及预后判断。如 CEA 下降则病情好转，CEA 上升则提示肿瘤有残存或复发。

（3）直肠息肉、结肠炎、肝硬化、肝炎等 CEA 也可轻度升高。

3. 前列腺特异性抗原测定　前列腺特异性抗原（prostate specific antigen，PSA）是一种由前列腺上皮细胞分泌的单链糖蛋白。血清总 PSA（T-PSA）中 80% 为复合 PSA（C-PSA），20% 为游离 PSA（F-PSA）。

【参考值】

RIA 法、ELISA 法：血清 T-PSA < 4.0μg/L；F-PSA < 0.8μg/L；F-PSA/T-PSA 比值 > 0.25。

【临床意义】

（1）前列腺癌患者血清 PSA 明显升高。若 T-PSA 和 F-PSA 升高，而 F-PSA/T-PSA 比值降低，则可考虑诊断前列腺癌；若手术后 T-PSA 浓度不降或降低后再次升高，应考虑肿瘤转移或复发。

（2）前列腺肥大、前列腺炎等良性疾病也可见血清 PSA 轻度升高。若 F-PSA/T-PSA 比值 > 0.25 提示可能为前列腺增生。

（二）糖蛋白类肿瘤标志物检测

1. 癌抗原 153 测定　癌抗原 153（cancer antigen153，CA153）是一种抗原决定簇、糖和多肽组成的糖蛋白。

【参考值】

ELISA 法：CA153 < 25U/mL。

【临床意义】

（1）乳腺癌最重要的标志物　乳腺癌时 30%～50% 的患者可见 CA153 明显升高，转移性乳腺癌阳性率可达 80%。

（2）肺癌、结肠癌、胰腺癌、卵巢癌、原发性肝癌等 CA153 也有不同程度的升高。

2. 癌抗原 125 测定　癌抗原 125（cancer antigen 125，CA125）是重要的卵巢癌相关抗原，主要用于辅助诊断恶性浆液性卵巢癌、上皮性卵巢癌。

【参考值】

ELISA 法：CA125 < 35U/mL。

【临床意义】

（1）卵巢癌患者血清 CA125 水平明显升高，阳性率可达 90%。手术和化疗有效者 CA125 水平迅速减低；若复发，CA125 增高比临床症状出现早。

（2）乳腺癌、胰腺癌、胃癌等也有一定的阳性率，一般不超过 50%。

（3）子宫内膜异位症、盆腔炎、卵巢囊肿、胰腺炎、肝炎、肝硬化等，血清 CA125 水平也会升高，但多数不超过 100U/mL。

3. 糖链抗原 199 测定　糖链抗原 199（carbohydrate antigen 199，CA199）是一种糖蛋白，与胰腺癌、胆囊癌、结肠癌和胃癌相关。

【参考值】

RIA 法、ELISA 法：CA199 < 37 U/mL。

【临床意义】

（1）CA199 是胰腺癌首选肿瘤标志物，早期特异性为 95%，敏感性可达 80%～90%。

（2）诊断胆囊癌、胆管壶腹癌阳性率为 85%，胃癌、结肠癌为 40%，直肠癌为 30%～50%。

（3）急性胰腺炎、胆囊炎、肝硬化、急性肝炎等 CA199 也有轻度升高。

（4）结合 ECA 检测，对胃癌诊断符合率达 85%。

第十二节　血液气体分析和酸碱平衡检查

血液气体和酸碱平衡正常是体液内环境稳定、机体赖以正常生存的重要条件之一。动脉血液气体分析（arterial blood gas analysis）通常指分析动脉血液中所含的氧和二氧化碳气体的分压，以及酸碱平衡如氢离子、碳酸氢盐、缓冲碱、剩余碱浓度等，是判断患者呼吸、氧化及酸碱平衡状态的必需指标，对临床急危重症患者的抢救和监护尤为重要。

动脉血气分析标本采集的要求：①采血部位：桡动脉、肱动脉、股动脉；②在安静状态、海平面大气压101.3kPa（760mmHg）下，采集肝素抗凝血，并严格隔绝空气；③标本采集后立即送检，若血标本不能及时送检，应将其保存在4C°环境中，但不能超过2小时；④吸氧者若病情许可允许应停止吸氧30分钟后再采血送检，否则应标记给氧浓度与流量。

一、动脉血氧分压测定

动脉血氧分压（PaO_2）是指动脉血液中物理溶解的氧分子所产生的压力。正常成人随年龄增高而降低。计算公式为$PaO_2=100-（0.33×年龄）±5mmHg$。

【参考值】

$95\sim100mmHg$（$12.6\sim13.3kPa$）。

【临床意义】

1. PaO_2测定的主要临床意义是判断机体有无缺氧及其程度。低氧血症根据PaO_2高低，分为轻、中、重三度：轻度80～60mmHg；中度60～40mmHg；重度＜40mmHg。若在海平面附近、安静状态下，呼吸空气时$PaO_2＜60mmHg$，并排除其他原因（如心脏内分流等）所致低氧血症，为诊断呼吸衰竭的主要标准。

2. PaO_2下降的原因有：①吸入气体氧分压过低，如高原缺氧等；②通气功能障碍，如COPD、严重气胸、大量胸腔积液、支气管哮喘发作、严重胸廓畸形等；③换气功能障碍，如肺纤维化、ARDS等；④通气/血流比例失调，如大叶性肺炎、肺栓塞等；⑤静脉血分流入动脉血，如右向左分流的先天性心脏病等。

二、动脉血氧饱和度测定

动脉血氧饱和度（SaO_2）是动脉血中Hb的氧含量（实际氧含量）与氧容量（Hb所能结合的最大氧容量）的比值，即：

$$SaO_2=HbO_2/全部Hb×100\%=血氧含量/血氧容量×100\%。$$

正常情况下，每克Hb实际结合0.06mmol（1.34mL）氧，如Hb为140g/L，全部与氧结合，则血氧结合量为140×0.06=8.4mmol/L（14×1.34=17.76mL/dL）。但并非全部的Hb都能氧合，而且血液中还存在如高铁Hb、正铁Hb和其他变性Hb等，故SaO_2难以达到100%。

【参考值】

95%～98%。

NOTE

【临床意义】

1. SaO_2 反映动脉血中氧与血红蛋白（Hb）结合的程度，主要受血氧分压影响。SaO_2 与 PaO_2 测定的意义相同，均是反映机体有无缺氧的指标。不同的是，前者受血液血红蛋白量的影响，如贫血、红细胞增多、血红蛋白变性等，而后者不受影响。SaO_2 反映缺氧并不敏感，而且有可能掩盖缺氧。主要由于 SaO_2 与 PaO_2 的相关曲线，即氧合血红蛋白解离曲线（ODC）呈 S 形，PaO_2 在 60mmHg 以上时，曲线平坦，在此段 PaO_2 即使有较大变化，SaO_2 的增减变化也很小，即使 PaO_2 降至 57mmHg，SaO_2 仍可接近 90%；只有在 PaO_2 < 57mmHg 时，曲线呈陡直，PaO_2 稍降低，SaO_2 即明显下降。因此，在轻度缺氧时，即使 PaO_2 有明显下降，SaO_2 也可无明显变化。

2. ODC 受 pH 值、$PaCO_2$、温度和红细胞内 2，3- 二磷酸甘油酸（2，3-DPG）的影响，进而影响 Hb 与氧结合的速度、数量。pH 值下降、$PaCO_2$ 增加、温度升高、2，3-DPG 增加，则曲线右移，即氧合血红蛋白易释放氧以保证细胞有氧代谢正常进行；反之，曲线左移，氧合血红蛋白不易释放氧，故可使缺氧者的组织缺氧加重。

三、动脉血二氧化碳分压测定

动脉血二氧化碳分压（$PaCO_2$）是指动脉血液中物理溶解的 CO_2（正常时每 100mL 中溶解 2.7mL）所产生的压力。CO_2 在血液中以三种形式存在：物理溶解、化学结合和水合形成碳酸。由于 CO_2 的弥散系数是氧的 20 倍，因此，一般不会因为 CO_2 的弥散障碍而导致 $PaCO_2$ 升高。$PaCO_2$ 只反映肺泡通气状况，与肺泡通气量成反比：通气不足时，$PaCO_2$ 升高；通气过度时，$PaCO_2$ 下降。

【参考值】

35～45mmHg（4.7～6.0kPa），平均 40mmHg（5.33kPa）。

【临床意义】

1. **结合 PaO_2 判断呼吸衰竭的类型与程度**　PaO_2 < 60mmHg，$PaCO_2$ 正常或略降低，为 Ⅰ 型呼吸衰竭，或称换气障碍型呼吸衰竭、低氧血症型呼吸衰竭；PaO_2 < 60mmHg，$PaCO_2$ > 50mmHg，为 Ⅱ 型呼吸衰竭，或称通气功能衰竭；肺性脑病时，$PaCO_2$ 一般超过 70mmHg。

2. **判断有无呼吸性酸碱失衡**　$PaCO_2$ > 45mmHg，提示呼吸性酸中毒或代偿后的代谢性碱中毒；$PaCO_2$ < 35mmHg，提示通气过度，存在呼吸性碱中毒或代偿后的代谢性酸中毒。$PaCO_2$ 升高可由通气量不足引起，如慢性阻塞性肺病、哮喘、呼吸肌麻痹等；呼吸性碱中毒表示通气量增加，见于各种原因所致的通气量增加。

3. **判断肺泡通气状况**　因 CO_2 弥散能力很强，动脉血 $PaCO_2$ 与肺泡 $PaCO_2$ 接近，可反映 $PaCO_2$ 的平均值，$PaCO_2$ 增高提示肺泡通气不足，$PaCO_2$ 减低提示肺泡通气过度，见于呼吸性碱中毒或代偿后的代谢性酸中毒。

4. **判断代谢性酸碱平衡失调的代偿反应**　代谢性酸中毒时，经肺代偿后 $PaCO_2$ 降低，最大代偿极限为 $PaCO_2$ 降至 10mmHg；代谢性碱中毒时，经肺代偿后 $PaCO_2$ 升高，其最大代偿极限为 $PaCO_2$ 达 55mmHg。

四、碳酸氢盐测定

碳酸氢盐（bicarbonate，HCO_3^-）指血浆中 HCO_3^- 含量，是反映机体酸碱代谢状况的指标。包括实际碳酸氢（actual bicarbonate，AB）和标准碳酸氢（standard bicarbonate，SB）。

1. AB 是指隔绝空气的动脉血标本，在实际温度、$PaCO_2$ 和血氧饱和度条件下所测得的血浆中 HCO_3^- 浓度，其值在一定程度上受呼吸因素的影响，代谢性碱中毒和代偿性呼吸性酸中毒时，AB 可增高；代谢性酸中毒和代偿性呼吸性碱中毒时，AB 可减低。

2. SB 是指动脉血在体温 38℃、$SaO_2$100%、经 $PaCO_2$40mmHg 的气体平衡后的标准条件下所测得的血浆 HCO_3^- 浓度，一般不受呼吸因素影响，为血液碱储备，受肾脏调节，为反映代谢性酸碱平衡的指标。

【参考值】

AB：22～27mmol/L；SB：22～27mmol/L，平均 24mmol/L。

【临床意义】

临床上常将 AB 与 SB 两个指标结合起来分析，判断有无血液酸碱失衡。正常人不存在二氧化碳排出过多及潴留，因此 AB=SB= 正常值。呼吸性酸中毒时，因肾脏的代偿性调节影响，HCO_3^- 增加，AB ＞ SB；呼吸性碱中毒时，经肾脏代偿调节后，HCO_3^- 减低，AB ＜ SB。相反，代谢性酸中毒时，HCO_3^- 减少，AB=SB ＜ 正常值；代谢性碱中毒时，HCO_3^- 增加，AB=SB ＞正常。

五、缓冲碱测定

缓冲碱（buffer base，BB）是血液中所有具有缓冲作用的碱性物质（负离子碱）的总和，包括血浆和红细胞中的 HCO_3^-、Hb^-、HbO_2^-、血浆蛋白和 HPO_4^{2-}。HCO_3^- 是 BB 的主要成分，约占 50%。BB 是反映代谢性因素的指标，能反映机体对酸碱平衡紊乱时总的缓冲能力，通常在标准状态下测定，它不受呼吸因素和 CO_2 的影响。

【参考值】

45～55mmol/L，平均 50mmol/L。

【临床意义】

BB 增高时，提示有代谢性碱中毒；反之有代谢性酸中毒。

六、剩余碱测定

剩余碱（bases excess，BE）是指在 38℃、$SaO_2$100%、经 $PaCO_2$40mmHg 的气体平衡后的标准状态下，将血液标本滴定至 pH7.40 时所消耗的酸或碱的量，表示全血或血浆中碱储备增加或减少的情况。需加酸者 BE 为正值，表示血液中有多余的碱；反之，需加碱者 BE 为负值，表明血中碱缺失。

【参考值】

0±2.3mmol/L。

【临床意义】

BE 为正值增加时，说明缓冲碱增加，提示代谢性碱中毒；BE 为负值增加时，则缓冲碱减少，提示代谢性酸中毒。

七、血液酸碱度测定

血液酸碱度（pH 值）是表示血液中氢离子浓度 [H⁺] 的负对数值，是反映机体酸碱平衡的重要指标。pH 值必须维持在一定范围内，才能维持细胞的正常代谢。血液中碳酸氢盐缓冲对 HCO_3^- 与 H_2CO_3 的比值是决定血液 pH 值的主要因素，其中任何一个因素的改变均可影响 pH 值，两者之间可代偿性增高或减低。动脉血 pH 值是判断酸碱平衡调节中机体代偿程度最重要的指标。

【参考值】

pH 值 7.35～7.45，平均 7.40；[H⁺]35～45mmol/L，平均 40mmol/L。

【临床意义】

此为判断酸碱失调中机体代偿程度的重要指标。pH 值 < 7.35，为酸血症，见于失代偿性酸中毒；pH 值 > 7.45 为碱血症，见于失代偿性碱中毒。pH 值正常有 3 种情况：无酸碱失衡、代偿性酸碱失衡或混合性酸碱失衡，遇此应结合其他酸碱平衡检测指标，才可进行综合判断。

八、血浆二氧化碳结合力测定

二氧化碳结合力（carbon dioxide combining power，CO_2CP）指血浆中 HCO_3^- 中的 CO_2 的含量，反映体内的碱储备量，所以临床意义基本与标准碳酸氢（SB）相当。

【参考值】

22～31mmol/L。

【临床意义】

CO_2CP 减少提示代谢性酸中毒或呼吸性碱中毒，增加则可能是代谢性碱中毒。

九、血浆二氧化碳总量测定

血浆二氧化碳总量（total plasma CO_2 content，$T-CO_2$）指存在于血浆中各种形式的 CO_2 的总和，主要包括结合形式的 HCO_3^- 和少量物理溶解的 CO_2 总量。其中 HCO_3^- 占总量的 95% 以上，故 $T-CO_2$ 基本反映 HCO_3^- 的含量。

【参考值】

25.2mmol/L。

【临床意义】

$T-CO_2$ 因受呼吸影响，故在判断混合性酸碱失调时，其应用受到限制。$T-CO_2$ 增高，见于呼吸性酸中毒、呼吸中枢抑制、代谢性碱中毒；$T-CO_2$ 减低，见于呼吸性碱中毒、代谢性酸中毒。

十、阴离子间隙测定

阴离子间隙（anion gap，AG）是指血浆中未测定的阴离子（undetermined anion，UA，如乳酸、酮体、SO_4^{2-}、HPO_4^{2-}、蛋白质等）与未测定的阳离子（undetermined cation，UC，如 K^+、Ca^{2+}、Mg^{2+}）的差值。因细胞外液阴离子与阳离子总数相等，AG 可由血 Na^+ 减去血 Cl^-

和 HCO_3^- 算出，即 $AG=Na^+-（Cl^-+HCO_3^-）$。

【参考值】

$8\sim16mmol/L$。

【临床意义】

$AG>30mmol/L$ 时，肯定有酸中毒；AG 在 $20\sim30mmol/L$ 时，酸中毒可能性很大；AG 在 $17\sim19mmol/L$ 时，可能有酸中毒。AG 增高见于乳酸酸中毒、尿毒症、酮症酸中毒、水杨酸中毒；也可见于与代谢性酸中毒无关的情况，如脱水、使用大量含钠盐的药物。

AG 降低在诊断酸碱失衡方面意义不大，见于低蛋白血症。

第十三节　内分泌功能检查

一、甲状腺功能检查

（一）血清总甲状腺素和游离甲状腺素测定

甲状腺素（thyroxine，TH）是含有四碘的甲状腺原氨酸，即 3，5，3′，5′- 甲状腺素（3，5，3′，5′-tet-raiodothyronine，T_4），由甲状腺分泌，大部分与血清甲状腺素结合球蛋白（TBG）结合，极少部分以游离型甲状腺素（FT_4）存在，两者之和为总 T_4（TT_4）。TT_4 和 FT_4 是反映甲状腺功能状态的最基本指标。T_4 只有转变为 FT_4 后才能进入外周组织发挥作用。结合型 T_4 受 TBG 含量和结合力的影响，FT_4 不受血浆 TBG 的影响，反映甲状腺功能的灵敏度明显优于 TT_4。

【参考值】

TT_4：$65\sim155nmol/L$；FT_4：$10.3\sim25.7pmol/L$。

【临床意义】

1. 增高　①甲亢、某些急性甲状腺炎、多发性结节性甲状腺肿；②原发性胆汁性肝硬化、甲状腺激素不敏感综合征、先天性甲状腺素结合球蛋白增多症、妊娠及口服避孕药或雌激素等，因 TBG 增高导致 TT_4 增高；③严重感染、心功能不全、肝脏疾病、肾脏疾病等。

2. 减低　①甲减、缺碘性甲状腺肿、慢性淋巴细胞性甲状腺炎、低甲状腺素结合球蛋白血症等；②抗甲状腺治疗、甲状腺外科手术后、恶性肿瘤等；③服用某些药物：当甲状腺功能正常时，服用苯妥英钠、卡马西平、糖皮质激素或多巴胺等可使 TT_4 降低 30%；④肾病综合征、糖尿病酮症酸中毒、心力衰竭等。

（二）血清总三碘甲状腺原氨酸和游离三碘甲状腺原氨酸测定

血清中 3，5，3′- 三碘甲状腺原氨酸（3，5，3′-triiodothyronine，T_3），20% 由甲状腺产生，80% 由 T_4 在肝脏和肾脏中脱碘转变而来，其含量为 T_4 的 1/10，但其生理活性为 T_4 的 $3\sim4$ 倍，故 T_3 是诊断甲亢最灵敏的指标。与 TBG 结合的 T_3 和游离的 T_3（FT_3）之和为总 T_3（TT_3），FT_3 仅占 T_3 的 0.025%。

【参考值】

TT_3：$1.6\sim3.0nmol/L$；FT_3：$6.0\sim11.4pmol/L$。

【临床意义】

1. 增高 ①甲亢最灵敏；②甲亢危象、甲状腺激素不敏感综合征等；③ T_3 型甲亢的特异性指标；④原发性胆汁性肝硬化、妊娠及口服避孕药或雌激素等，因 TBG 增高而致 TT_3 增高。

2. 减低 ①甲减时 TT_3 可减低，但不是诊断甲减的灵敏指标；②低 T_3 综合征；③慢性淋巴细胞性甲状腺炎晚期；④肾病综合征、肢端肥大症或应用糖皮质激素等，因 TBG 减低导致 T_3 减少。

（三）反三碘甲状腺原氨酸测定

血清 3，3′，5′- 三碘甲状腺原氨酸即反三碘甲状腺原氨酸（reverse triiodothyronine，rT_3），由 T_4 在外周组织脱碘生成。生理情况下，血清 rT_3 含量极少，其活性仅为 T_4 的 10%，也是反映甲状腺功能的指标之一。

【参考值】

0.2～0.8nmol/L。

【临床意义】

1. 增高 ①诊断甲亢符合率 100%；②急性心肌梗死、尿毒症、肝硬化、糖尿病、脑血管病、心力衰竭等；③药物影响：地塞米松、普萘洛尔、丙硫嘧啶等；④甲减应用甲状腺激素替代治疗时，rT_3、T_3 正常说明用药量合适，若 rT_3、T_3 增高，而 T_4 正常或偏高，提示用药过量；⑤其他：老年人、TBG 增高者。

2. 减低 ①甲减时 rT_3 明显减低，对轻型或亚临床型甲减诊断的准确性优于 T_3、T_4；②慢性淋巴细胞性甲状腺炎；③药物影响：应用抗甲状腺药物治疗时，rT_3 减低较 T_3 缓慢，当 rT_3、T_4 低于参考值时，提示用药过量。

（四）甲状腺素结合球蛋白测定

甲状腺素结合球蛋白（thyroxine-binding globulin，TBG）是一种由肝脏合成的酸性糖蛋白，甲状腺激素多与之结合。

【参考值】

15～34mg/L。

【临床意义】

1. 增高 ①甲减；②病毒性肝炎、肝硬化等，TBG 显著增高，可能与肝脏间质细胞合成、分泌 TBG 增多有关；③应用雌激素、避孕药等；④其他：Graves 病、甲状腺癌、先天性 TBG 增多症、风湿病等。

2. 减低 ①甲亢、遗传性 TBG 减少症、肾病综合征、恶性肿瘤、肢端肥大症、严重感染等；②大量应用糖皮质激素和雄激素等。

（五）促甲状腺激素测定

促甲状腺激素（thyroid stimulating hormone，TSH）由腺垂体分泌，其作用是刺激甲状腺细胞的发育、合成与分泌甲状腺激素，并受下丘脑分泌的促甲状腺素释放激素（thyrotropin releasing hormone，TRH）的兴奋性和生长抑素（somatostatin）的抑制性的影响及甲状腺素的负反馈调节。TSH 是诊断原发性和继发性甲减的最重要指标，与 FT_3、FT_4 共为评价甲状腺功能的首选指标。

【参考值】

2～10mU/L。

【临床意义】

1. 增高　①原发性甲减、单纯性甲状腺肿、亚急性及慢性淋巴细胞性甲状腺炎、异源性 TSH 分泌综合征、垂体 TSH 不恰当分泌综合征、腺垂体功能亢进等；②应用多巴胺拮抗剂、含碘药物等；③甲状腺素替代治疗的疗效观察指标。

2. 减低　①甲亢、继发性甲减（TRH 分泌不足）、腺垂体功能减退、皮质醇增多症、肢端肥大症等；②过量应用糖皮质激素。

二、肾上腺皮质功能检查

（一）尿 17- 羟皮质类固醇测定

尿 17- 羟皮质类固醇（urine 17-hydroxyl corticosteroids，17-OHCS）是主要来自肾上腺糖皮质激素和盐皮质激素的代谢产物，因盐皮质激素分泌量很少，故尿 17-OHCS 浓度反映了糖皮质激素的分泌功能。因糖皮质激素的分泌有昼夜节律性变化，故测定 24 小时尿中 17-OHCS 水平以显示肾上腺糖皮质激素的变化。

【参考值】

男性：13.8～41.4μmol/24h；女性：11.0～27.6μmol/24h。

【临床意义】

1. 增高　①肾上腺皮质功能亢进症，如库欣综合征、异源性 ACTH 综合征、原发性色素性结节性肾上腺病（PP-NAD），以及原发性肾上腺皮质肿瘤等；②甲亢、肥胖症、腺垂体功能亢进、女性男性化等。

2. 减低　①原发性肾上腺皮质功能减退症（如 Addison 病）、腺垂体功能减退症等；②甲减、肝硬化等。

（二）尿 17- 酮皮质类固醇测定

17- 酮皮质类固醇（17-ketosteroids，17-KS）是雄激素代谢产物的总称。女性、儿童尿液 17-KS 主要来自肾上腺皮质，反映肾上腺皮质的内分泌功能，而男性 17-KS 约 2/3 来自肾上腺皮质，1/3 来自睾丸，反映肾上腺和睾丸功能状态。

【参考值】

男性：34.7～69.4μmol/24h；女性：17.5～52.5μmol/24h。

【临床意义】

1. 增高　①肾上腺皮质功能亢进症、腺垂体功能亢进、睾丸癌、女性多毛症等；②如 17-KS 明显增高，多提示肾上腺皮质肿瘤及异源性 ACTH 综合征等。

2. 减低　①肾上腺皮质功能减退症、腺垂体功能减退、睾丸功能低下等；②肝硬化、糖尿病等慢性消耗性疾病等。

（三）血清皮质醇和尿游离皮质醇测定

皮质醇（cortisol）主要由肾上腺皮质束状带及网状带细胞分泌，其分泌呈昼夜节律性变化，检测上午 8 时和午夜 2 时的血清皮质醇浓度表示其峰浓度和谷浓度。24 小时尿液游离皮质醇（24h urine free cortisol，24hUFC）则不受昼夜节律性影响。故血清皮质醇和 24hUFC 是筛检肾上腺皮质功能异常的首选指标。

【参考值】

血清皮质醇：上午 8 时 140～630nmol/L，午夜 2 时 55～165nmol/L，昼夜皮质醇浓度比值＞2；24hUFC：30～276nmol/24h。

【临床意义】

1. 两者增高 ①肾上腺皮质功能亢进症、双侧肾上腺皮质增生或肿瘤、异源性 ACTH 综合征等，且血清浓度增高失去了昼夜变化规律。如 24hUFC 处于边缘增高水平，应进行低剂量地塞米松抑制试验。② 24hUFC 增高也可见于非肾上腺疾病，如慢性肝病、单纯性肥胖、应激状态、妊娠及雌激素治疗等。

2. 两者减低 ①肾上腺皮质功能减退症、腺垂体功能减退、全身消耗性疾病等，但其存在节律性变化；② 24h UFC 减低也可见于应用苯妥英钠、水杨酸等。

（四）血浆和尿液醛固酮测定

醛固酮（aldosterone，ALD）是肾上腺皮质球状带细胞分泌的盐皮质激素，作用于肾脏远曲小管，具有保钠排钾、调节水和电解质平衡的作用，其浓度有昼夜变化规律，并受体位、饮食及肾素水平的影响，故在普食（含钠 160mmol，钾 60mmol）7 天后，上午 8 时空腹卧位取血，然后起床立位 2 小时后再取血，并应立即分离血浆。

【参考值】

血浆：①普通饮食：卧位（238.6±104.0）pmol/L，立位（418.9±245.0）pmol/L；②低钠饮食：卧位（646.6±333.4）pmol/L，立位（945.6±491.0）pmol/L。

尿液：普通饮食 9.4～35.2nmol/24h，低钠饮食 47～122nmol/24h，高钠饮食 0～13.9nmol/24h。

【临床意义】

1. 增高 ①原发性醛固酮增多症：肾上腺皮质肿瘤或增生所致；②继发性醛固酮增多症：有效血容量减低、肾血流量减少所致；③长期服用避孕药等。

2. 减低 ①肾上腺皮质功能减退症、高钠饮食、垂体功能减退、妊娠高血压综合征、原发性单一性醛固酮减少症等；②应用利血平利血平、普萘洛尔、甲基多巴和甘草等。

（五）促肾上腺皮质激素测定

促肾上腺皮质激素（adrenocorticotropic hormone，ACTH）是腺垂体分泌的一种多肽激素，作用是刺激肾上腺皮质束状带及网状带的增生、合成与分泌肾上腺皮质激素，对 ALD 和性腺激素的分泌也有促进作用。其分泌受促肾上腺皮质激素释放激素（corticotropic hormone releasing hormone，CRH）的调节，并受血清皮质醇浓度的反馈调节。ACTH 分泌呈昼夜节律和脉冲式分泌，上午 6～8 时为分泌高峰，午夜 22～24 时为分泌低谷。血浆 ACTH 极不稳定，标本采集时，首先将 EDTA 化的塑料管或硅胶管置于冰内，保持 4℃，采血后旋即再置于冰内，并在 1 小时内低温离心，后低温保存至测定。

【参考值】

上午 8 时：25～100ng/L；下午 6 时：10～80ng/L。

【临床意义】

1. 增高 ①原发性肾上腺皮质功能减退症、先天性肾上腺皮质增生、异源性 ACTH 综合征、异源性 CRH 肿瘤等；② ACTH 还可作为异源性 ACTH 综合征的疗效观察、预后判断及转归的指标。

2. 减低　腺垂体功能减退症、原发性肾上腺皮质功能亢进症、医源性皮质醇增多症等。

三、生长激素测定

生长激素（growth hormone，GH）释放受下丘脑的生长激素释放激素（growth hormone releasing hormone，CHRH）和生长激素释放抑制激素（growth hormone releasing inhibitory hormone，CHIH；又称为生长抑素，somatostatin，SS）的控制。由于 GH 分泌具有脉冲式节律，每 1～4 小时出现 1 次脉冲峰，睡眠后 GH 分泌增高，在熟睡约 1 小时后达高峰。因而宜在午夜采血测定，单项指标测定的意义有限，应同时进行动态监测。

【参考值】

儿童 $< 20\mu g/L$；男性 $< 2\mu g/L$；女性 $< 10\mu g/L$。

【临床意义】

1. 增高　①垂体肿瘤所致的巨人症或肢端肥大症；②异源性 GHRH 或 GH 综合征；③外科手术、灼伤、低糖血症、糖尿病、肾衰竭等。

2. 减低　①垂体性侏儒症、垂体功能减退症、遗传性 GH 缺乏症、继发性 GH 缺乏症等；②高血糖、皮质醇增多症、应用糖皮质激素。

四、性激素检查

（一）血浆睾酮测定

睾酮（testosterone，T）是男性最重要的雄激素，主要由睾丸小叶曲精管之间的间质细胞产生，其次来自肾上腺皮质。脱氢异雄酮和雄烯二酮是女性的主要雄性激素，由肾上腺皮质和卵巢分泌。睾酮分泌呈昼夜节律性变化，上午 8 时达分泌高峰。故测定上午 8 时的睾酮浓度对评价男性睾丸分泌功能具有重要价值。

【参考值】

男性：青春期（后期）100～200ng/L，成人 300～1000ng/L；女性：青春期（后期）100～200ng/L，成人 200～800ng/L，绝经后 80～350ng/L。

【临床意义】

1. 增高　①睾丸间质细胞瘤、男性性早熟、先天性肾上腺皮质增生症、肾上腺皮质功能亢进症、多囊卵巢综合征等；②女性肥胖症、中晚期妊娠及应用雄激素等。

2. 减低　① Klinefelter 综合征（原发性小睾丸症）、睾丸不发育症、Kallmann 综合征（嗅神经 - 性发育不全综合征）、男性 Turner 综合征、性腺功能减退、垂体功能减退等；②睾丸炎症、肿瘤、外伤、放射性损伤等。

（二）血浆雌二醇测定

雌二醇（estradial，E_2）是雌激素的主要成分，由睾丸、卵巢和胎盘分泌，或由雌激素转化而来，其作用是促进女性生殖器官的发育和副性征的出现，并维持正常状态，对代谢也有明显的影响的影响。

【参考值】

男性：青春期前 7.3～36.7pmol/L，成人 50～200pmol/L；女性：青春期前 7.3～28.7pmol/

L，卵泡期 94～433pmol/L，黄体期 499～1580pmol/L，排卵期 704～2200pmol/L，绝经期 40～100pmol/L。

【临床意义】

1. 增高 ①女性性早熟、男性女性化、卵巢肿瘤及性腺母细胞瘤、垂体瘤等；②肝硬化、妊娠期；③男性随着年龄增长，E_2 水平也逐年增高。

2. 减低 ①各种原因所致的原发性性腺功能减退，如卵巢发育不全；②下丘脑和垂体病变所致的继发性性腺功能减退等；③卵巢切除、青春期延后、原发性或继发性闭经、绝经、口服避孕药等。

（三）血浆孕酮测定

女性孕酮（progesterone，P）主要由卵巢的黄体分泌，可使经雌激素作用的、已处于增殖期的子宫内膜继续发育增殖、增厚肥大、松软和分泌黏液，为受精卵着床做准备，并维持正常月经周期及正常妊娠。男性孕酮主要由肾上腺皮质产生的孕烯醇酮转化而来。所以，血浆孕酮含量的测定，对判断肾上腺皮质、黄体和胎盘的功能有重要意义。

【参考值】

男性：0.9～3.9mmol/L；女性：卵泡期（早）（0.7±0.1）μg/L，卵泡期（晚）（0.4±0.1）μg/L，排卵期（1.6±0.2）μg/L，黄体期（早）（11.6±1.5）μg/L，黄体期（晚）（5.7±1.1）μg/L。

【临床意义】

1. 增高 见于葡萄胎、卵巢肿瘤、排卵、多胎妊娠、妊娠高血压综合征、原发性高血压、先天性肾上腺皮质增生等。

2. 减低 见于黄体功能不全、多囊卵巢综合征、原发性或继发性闭经、胎盘功能低下、胎儿发育迟缓、流产、死胎、无排卵型子宫功能性出血等。

第十四节　生殖系统体液检查

一、阴道分泌物检查

阴道分泌物（vaginal discharge）是女性生殖系统分泌的液体，主要由宫颈腺体和前庭大腺分泌，以及由子宫内膜和阴道黏膜分泌，含有细菌、白细胞、宫颈及阴道黏膜的脱落细胞等，其检测可用于诊断女性生殖系统炎症、肿瘤及判断雌激素水平等。

（一）标本采集

采集阴道分泌物标本前 24 小时，应无性交、盆浴、阴道检查、阴道灌洗和局部用药等。一般用生理盐水浸湿的棉拭子，自阴道深部或后穹隆、宫颈管口等处采集，用生理盐水直接涂片，或以 95% 乙醇固定成薄涂片，再染色。

（二）一般性状检查

1. 外观 正常阴道分泌物为白色、无味、稀糊状，其量多少与雌激素水平高低和生殖器官是否感染有关。排卵期阴道分泌物增多，清澈透明、稀薄似鸡蛋清，而排卵期 2～3 天后分泌物减少、黏稠浑浊，行经前又增多；妊娠期分泌物也较多。病理性阴道分泌物可在颜色、性状及量方面有变化。

2. 酸碱度 生理情况下，女性的阴道具有自净作用（selfpurification）和自然的防御功能。受卵巢功能的影响，阴道上皮细胞周期性脱落、破坏并释放出糖原，阴道杆菌将糖原转化为乳酸，使阴道分泌物呈酸性，正常 pH 值 4.0~4.5。pH 值增高见于：①阴道炎：因病原微生物消耗糖原，阴道杆菌酵解糖原减少所致；②幼女和绝经期女性：由于缺乏雌激素，阴道上皮变薄，且上皮细胞不含糖元，阴道内无阴道杆菌而致；③胎膜早破时由于羊水呈碱性，则阴道分泌物 pH 值可＞7.0。

（三）阴道清洁度

阴道清洁度（cleaning degree of vagina）是指阴道清洁的等级程度。将阴道分泌物生理盐水直接涂片后，在高倍镜下观察，根据阴道分泌物中白细胞（或脓细胞）、上皮细胞、杆菌和球菌的多少分为 I～IV 度，是阴道炎症和育龄女性卵巢性激素分泌功能的判断指标。阴道清洁度的分度标准及临床意义见表 6-11。

表 6-11 阴道分泌物清洁度的分度及临床意义

清洁度	杆菌	球菌	上皮细胞	白细胞或脓细胞	临床意义
I	多量	无	满视野	0~5 个 /HP	正常
II	少量	少量	1/2 视野	5~15 个 /HP	基本正常
III	极少	多量	少量	15~30 个 /HP	提示阴道炎
IV	无	大量	无	＞30 个 /HP	较重阴道炎

（四）病原学检查

可直接涂片检查。阴道分泌物中常见的病原体有滴虫、真菌，以及性传播疾病病原体细菌、病毒等。

（五）宫颈（阴道）脱落细胞学检查

宫颈（阴道）脱落细胞绝大多数来自子宫颈及阴道上皮细胞，检查一般采用刮片法、刷取法或吸取法制片。近年采用基液细胞学检测制备细胞学涂片。阴道分泌物涂片常用 hematoxylin-eosin（HE）和 Papanicolaou 染色检查。临床上主要用于诊断妇科恶性肿瘤（如子宫颈癌）、判断预后及了解卵巢的功能。

二、精液检查

精液是男性生殖系统的分泌物，由精子和精浆组成。睾丸曲细精管内的生精细胞在促性腺激素的作用下，最后发育成为成熟的精子。精浆是精子生存的介质和能量来源，能保证精子的存活和生理运动功能正常。

（一）标本采集

精液标本采集前应禁欲 3~7 天。用清洁干燥广口塑料或玻璃小瓶收集精液，温度在 20℃~37℃，采样后立即送检。精子生成的日间变化较大，不能单凭 1 次检测结果做出诊断。如需重复检测，应间隔 7~14 天后再采集标本。以手淫法、安全套法、体外射精法、电振动法或前列腺按摩法采集标本。

（二）一般性状检查

1. 量 正常一次射精量 1.5～6mL。①精液减少：指已数日未射精而精液量少于 1.5mL 者，因不利于精子通过阴道进入子宫和输卵管，即使精子计数和精子活动力正常，也难受孕；②无精液症：指精液量减少至 1～2 滴，甚至排不出，见于生殖系统结核、淋病和非特异性炎症等；③精液过多：指一次射精的精液量超过 8mL，可导致精子数量相对减少而影响生育，见于垂体促性腺激素分泌功能亢进、雄激素水平增高，或长时间禁欲者。

2. 颜色和透明度 正常精液灰白色或乳白色，不透明，久未射精者可呈淡黄色，液化后为半透明样。①血性精液呈鲜红色、淡红色、暗红色或酱油色，并含有大量红细胞者，常见于生殖系统炎症、结核、肿瘤、结石，或生殖系统损伤等；②脓性精液呈黄色或棕色，常见于精囊炎、前列腺炎等。

3. 黏稠度和液化时间 刚射出的精液黏稠性高，呈胶胨样。精液离体后自行液化。精液由胶胨状态转变为流动状态所需要的时间称为精液液化时间（semen liquefaction time），正常 < 30 分钟。①精液黏稠度减低似米汤，见于先天性精囊缺如、精囊液流出受阻，或生殖系统炎症所致的精子数量减少或无精子症；②液化时间延长或不液化，可抑制精子的活动力而影响生育，常见于前列腺炎。

4. 气味 正常新鲜精液具有栗花或石楠花的特殊气味，是由前列腺分泌的精氨酸被氧化所致。

5. 酸碱度 正常精液呈弱碱性，pH 值 7.2～8.0，可中和阴道的酸性分泌物，以维持精子的活动力。① pH 值 > 8.0，见于前列腺、精囊腺、尿道球腺和附睾的炎症；②精液 pH 值 < 7.0，见于输精管阻塞、先天性精囊缺如、慢性附睾炎等。

（三）显微镜检查

显微镜下观察有无精子，若无精子，将精液离心后再检查，若仍无精子，则称为无精子症（azoospermia）；若仅见少量精子，称为精子缺乏（spermacrasia）。见于睾丸结核、淋病、先天性睾丸下降不全、先天性输精管发育不全、先天性睾丸附睾分离、睾丸炎后遗症等，或输精管结扎术 6 周后。

1. 精子活动率和活动力

（1）精子活动率（sperm activate rate）：或称精子存活率，是在显微镜下观察 100 个精子，计数有活动力精子的百分率，如果不活动精子 > 50%，应进行伊红体外活体染色检查。

（2）精子活动力（sperm motility）：是指精子向前运动的能力，即活动精子的质量。WHO 将精子活动力分为 3 级：①前向运动（progressive motility，PR）：精子运动积极，直线或大圈运动，速度快；②非前向运动（non-progressive motility，NP）：精子所有的运动方式都缺乏活跃胜，如小圈游动，鞭毛力量难以推动精子头部，或只有鞭毛的抖动；③无运动（immotility，IM）：精子没有运动。

【参考值】

射精 30～60 分钟内精子活动率为 80%～90%，至少 > 60%；伊红染色精子存活率 > 58%；总活动力（PR+NP）≥ 40%，前向运动（PR）≥ 32%。

【临床意义】

精子活动率 < 40%，且活动力低下，精子难以抵达输卵管与卵子结合而完成受精过程，是

男性不育症的主要原因之一，见于：①精索静脉曲张；②生殖系统感染；③应用某些抗代谢药物、抗疟药、雌激素、氮芥等。

2. 精子计数（sperm count） 有两种方式，一种指计数单位体积内的精子数量，即精子浓度；另一种是精子总数（即一次射精的精子的绝对数量），以精子浓度乘以本次的精液量，即得到一次射精的精子总数。

【参考值】

精子浓度 ≥ 15×10^9/L；精子总数 ≥ 39×10^6/ 一次射精。

【临床意义】

即使同一个体在不同的时间内，其精子数量也有较大的变化。精子浓度持续（连续 3 次或以上）< 15×10^9/L 时为少精子症（oliguzoospermia）；精液多次检查（连续 3 次或以上检查，离心后沉淀物中仍无精子）无精子时为无精子症。见于：①男性结扎术后；②睾丸病变：精索静脉曲张、睾丸畸形、炎症、结核、淋病、肿瘤及隐睾等；③输精管疾病：输精管阻塞、输精管先天性缺如和免疫性不育；④内分泌疾病：如垂体、甲状腺、性腺功能亢进或减退，肾上腺病变等；⑤食物影响：长期食用棉酚等；⑥其他：逆行射精、有害金属或放射性损害、环境因素、老年人、应用抗癌药物等。

3. 精子形态 正常精子外形似蝌蚪，由头部、体部和尾部组成，长度 50～60μm，精子头部、体部和尾部任何部位出现变化，都认为是异常精子（abnormal sperm）。正常人异常精子 < 20%，精液中异常形态精子 > 20% 为异常，如果正常形态精子 < 30%，称为畸形精子症（teratospermia）。异常形态精子增多见于：精索静脉曲张、睾丸或附睾功能异常、生殖系统感染、应用某些化学药物（卤素、乙二醇、重金属、雌激素等）、放射线损伤等。

4. 细胞学检查 精液中的细胞主要有生殖细胞和少量血细胞、上皮细胞。①未成熟生殖细胞：即生精细胞，正常人未成熟生殖细胞 < 1%。精液中出现较多的未成熟生殖细胞，见于睾丸曲细精管受到某些药物或其他因素影响或损害。②其他细胞：正常精液中可见到少量的白细胞、上皮细胞和极少红细胞。当白细胞 > 5 个 /HP 时为异常，常见于前列腺炎、精囊炎和附睾炎等。当精液中白细胞 > 1×10^9/L 时，称为脓精症或白细胞精子症（Leukocytospermialeukocytospermia），可导致男性不育。红细胞增多常见于睾丸肿瘤、前列腺癌等，此时精液中还可见肿瘤细胞。

（四）病原生物学检测

男性生殖系统任何部位的感染，均可从精液中检测到病原微生物，常见的病原微生物有葡萄球菌、链球菌、淋病奈瑟菌、类白喉杆菌、解脲支原体等。精液中的细菌毒素将严重影响精子的生成和精子的活动力，导致男性不育。

（五）其他检测

检测精液化学成分（如果糖、乳酸脱氢酶 –X、顶体酶等）和免疫学指标（抗精子抗体）的变化，以了解睾丸及附属性腺分泌功能。

三、前列腺液检查

前列腺液（prostatic fluid）是精液的重要组成成分，占精液的 15%～30%。其检测主要用于前列腺炎、结石、结核、肿瘤、前列腺增生及性病的诊断等。

1. 标本采集　检测前 3 天应禁止性生活。前列腺液标本通过前列腺按摩术（前列腺结核者不宜做）获得，将第一滴前列腺液弃去，然后再收集标本。前列腺液可直接将标本滴在载玻片上，量多时可将标本收集于洁净的试管内。

2. 一般性状检查

（1）量：正常成人经一次前列腺按摩可采集的前列腺液为数滴至 2mL，前列腺炎时前列腺液减少或缺如。

（2）颜色和形状：正常前列腺液呈淡乳白色、半透明的稀薄液体。黄色脓性或浑浊黏稠的前列腺液见于前列腺炎；血性前列腺液见于精囊炎、前列腺炎、前列腺结核、结石和肿瘤等。

（3）酸碱度：正常前列腺液呈弱酸性，pH 值为 6.3～6.5，pH 值增高见于前列腺液中混有较多精囊液时。

3. 显微镜检查

（1）磷脂酰胆碱小体：有折光性，大小不一、圆形或卵圆形，前列腺炎时减少或消失，且分布不均，并有成堆现象。

（2）细胞：正常前列腺液中，平均每高倍镜视野下白细胞小于 10 个、红细胞小于 5 个、上皮细胞少见。白细胞增多见于前列腺炎、前列腺脓肿；红细胞增多见于前列腺炎或肿瘤、结核、精囊炎、前列腺按摩过重；颗粒细胞增多伴有大量白细胞见于前列腺炎，或正常老年人。

（3）滴虫：多见于滴虫性前列腺炎。

（4）淀粉样小体（类圆形、微黄或褐色小体，含钙盐）、精子（按摩前列腺时精囊受挤压而排出）和少量结石一般无临床意义。

（5）细胞学检查：涂片经 Wright 染色、Papanicolaou 染色和 HE 染色后进行检查，以诊断前列腺癌，并与前列腺炎鉴别。但细胞学检查阴性不能排除前列腺癌，肿瘤细胞一般体积较大、核质比例高、胞核大而畸形、核仁大而明显、胞质量少而有明显的嗜碱性；肿瘤细胞分化不一、细胞边界不清，可成群出现。

4. 病原生物学检查　直接涂片染色检查的阳性率低，可做细菌培养。常见致病菌为葡萄球菌、链球菌、革兰阴性菌和淋病奈瑟菌。抗酸染色以检查结核菌。

【思考题】

1. 如何分析血液一般检查报告单?

2. 如何进行各类标本的采集?

NOTE

第七章　器械检查

第一节　心电图检查

心肌细胞在发生机械收缩之前，首先产生电激动。电激动沿心脏特殊传导系统下传，使心房和心室产生电活动变化，形成微弱的电流传到体表。将测量电极放置在体表的不同部位，利用心电图仪将心脏每一心动周期所产生的电活动变化描记成的曲线图，称为心电图（electrocardiogram，ECG）。心电图检查应用于临床已有100多年的历史，是诊断心血管疾病的重要方法，已成为临床诊断最常用的方法之一。

一、心电图基本知识

1. 心肌细胞生物电特性　心肌细胞在人体内被泡于体液中，细胞内液中的阳离子主要为钾离子（K^+），阴离子主要为氯离子（Cl^-）。细胞外液中阳离子主要为钠离子（Na^+），阴离子主要为氯离子（Cl^-）。

2. 心肌细胞的除极与复极　生命过程中心肌细胞一直处于节律性的静息、除极化和复极化状态中，从而产生相应的动作电位变化。动作电位的变化及其传导过程是产生心电图的基础。心电图反映了整个心脏电激动的综合过程，其产生的基础是单个心肌细胞的电激动，单个心肌细胞过程可分为极化、除极和复极3个阶段（图7-1）。

（1）极化阶段：心肌细胞在静息状态时，细胞膜外带正电荷，细胞膜内带负电荷，即细胞膜外分布一定数量的带正电荷的阳离子，

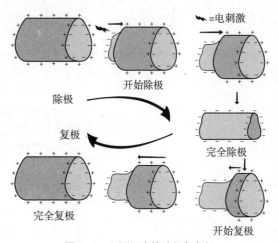

图7-1　心肌细胞的除极与复极

细胞膜内则分布相同数量的带负电荷的阴离子。因此，膜外的电位高于膜内的电位。在静息状态时，心肌细胞始终保持着稳定的状态而不产生电流，称为极化状态（polarization）。此时，假若在心肌细胞的两端连接导线至电流计，则描记出一条水平的等电位线。

（2）除极阶段：当心肌细胞某个部位受到一定强度的刺激时，细胞膜对离子的通透性发生改变，快 Na^+ 通道开放，K^+ 通道关闭，瞬间细胞膜外大量 Na^+ 迅速流入细胞内。这种离子的跨膜流动导致细胞膜内外的正、负离子分布发生逆转，使膜内的电位上升转为正电位，即极化阶段内负外正的状态转为内正外负的状态，这一转变就是心肌细胞的除极（depolarization）过

程，而此时心肌细胞内带正电荷，膜外带负电荷，称为除极状态。受刺激部位的心肌细胞膜除极化，与邻近处于静止状态的内负外正的细胞膜构成一对电偶，就会产生局部电流，邻近处于静止状态的心肌细胞会继续除极化，直至整个细胞除极化。

（3）复极阶段：心肌细胞除极之后，细胞膜会依靠 K^+–Na^+ 泵的作用，重新调整对 Na^+、K^+ 的通透性，于是细胞膜内外的正、负离子分布逐渐恢复到极化状态，即由除极化的外负内正的状态转变为静息状态的外正内负的状态，这一过程称为复极（repolarization）。就单个细胞而言，复极过程与除极相同，即先开始除极的部分先开始复极。

（4）单个心肌细胞的心电波形：在除极阶段，细胞膜外已除极部位与未除极部位的交界处就形成了一对电偶，电偶的电源（正电荷）在前，电穴（负电荷）在后，除极的方向就是电荷移动的方向。此时，如探查电极面对除极方向（即面对电源），则描记出向上的波形；如探查电极背对除极方向（即面对电穴），则描记出向下的波形；如探查电极置于细胞的中部，则描记出先正后负的双向波形。整个细胞除极完毕后，细胞膜外均带负电荷，无电位差，电流曲线回至等电位线。在复极过程中，已复极部分的细胞膜外重新带有正电荷，未复极的部分仍为负电荷，膜外形成电位差，产生电流，电流的方向是从已复极的部位流向未复极的部位，即电穴（负电荷）在前，电源（正电荷）在后，其方向正好与除极过程相反，故描记的复极波方向与除极波相反。因复极的过程比除极要慢，故除极波起伏陡峭、波形高尖，而复极波则起伏迟缓、振幅较低。复极完毕后，细胞膜外均带正电荷，电位差消失，电流曲线回至等电位线（图 7–2）。

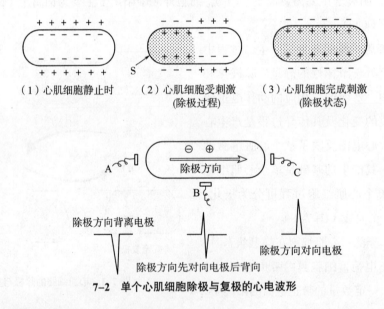

（1）心肌细胞静止时　　（2）心肌细胞受刺激　　（3）心肌细胞完成刺激
　　　　　　　　　　　　　　（除极过程）　　　　　　（除极状态）

除极方向背离电极

除极方向先对向电极后背向

除极方向对向电极

7–2　单个心肌细胞除极与复极的心电波形

3. 心电向量与心电图

（1）**心电向量**：向量又叫矢量，通常用箭头表示方向，用箭杆长短表示大小。心肌细胞除极或复极过程中可产生电偶，电偶的传播移动是有一定方向的。单个心肌细胞产生的电流既有大小又有方向，故称为心电向量（vector）。通常采用带箭头的线段表示心电向量，线段长短表示心电向量的大小，箭头所指的方向表示心电向量的方向。

（2）**瞬间综合心电向量**：心脏由许许多多心肌细胞组成，在心脏除极或复极的每一瞬间均有许多心肌细胞同时除极或复极，此时可产生许多大小不等、方向不尽相同的微小心电向量，将瞬间产生的若干微小心电向量综合成一个心电向量，即称为瞬间综合心电向量。

可按照物理学上计算合力的方法进行综合：①两个平行而方向相同的心电向量，采用两者相加的方法；②两个平行而方向相反的心电向量，采用两者相减的方法；③两个相互成一定角度的心电向量，采用平行四边形法则找对角线的方法，即得出此综合向量。利用上述综合方法，无论有多少心电向量均可依次反复综合，最后可形成一个综合心电向量。

（3）立体心电向量：心脏是位于体腔内的立体结构，心房或心室在除极与复极过程中，在每一瞬间均产生许多微小心电向量，可综合成一个瞬间综合心电向量，而且各瞬间综合心电向量的大小、方向也不尽相同，即分别指向整个立体结构的任何方向，如上、下、前、后、左、右等。一般将心脏除极与复极过程中实际存在的各瞬间综合心电向量这种立体结构，称为立体心电向量。

如将某阶段各瞬间综合心电向量保持原有的立体角度进行平行移动，使各瞬间综合心电向量的起始点集中到一个点上，然后按出现的时间先后为序，连接各瞬间综合心电向量箭头顶端，可画出一个空间立体环，即心电向量环（图7-3）。

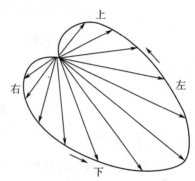

图7-3 摸拟模拟空间心电向量环

在一个心动周期中，主要的立体心电向量环有三个，即P向量环、QRS向量环、T向量环。它们具有一定的运行方向、空间方位和大小。

（4）心电向量环和心电图：心电图是立体心电向量环经过二次投影而形成的：第一次投影，用平行光线垂直地从立体心电向量环的前面、上面和侧面（多用右侧面）照射到环体上，在其背面、下面和侧面可形成形态不同的平面心电向量环，依次称为额面、横面和侧面心电向量环。

第二次投影，把平面心电向量环投影到导联轴，就形成该导联心电图。P向量环、QRS向量环、T向量环分别形成心电图的P波、QRS波群和T波。额面心电向量环向肢体导联轴投影，横面心电向量环向胸导联轴投影。

需要注意的是，在正常人的心电图中，记录到的复极波方向常与除极波主波方向一致，与单个心肌细胞不同。这是因为，正常人心室除极由心内膜向心外膜推进，而复极从心外膜开始向心内膜方向推进。故复极波方向与除极波主波方向一致。

二、心电图各波段的组成和命名

正常心电活动始于窦房结，经结间束、房间束、房室结、希氏束、左右束支、浦肯耶纤维传导，先后有序地激发各部分心房肌、心室肌，引起一系列电位变化，顺序产生具有一定方向和大小的心电向量，在心电图上表现为相应的波段，这些波段有统一的名称。每一个心动周期可在心电图纸上记录下一组变化的波形，依次为P波、QRS波、T波、U波；波与波之间又有PR段、ST段和PR间期、QT间期（图7-4）。

（一）P波

最早出现的幅度最小的波，反映心房除极过程。P波起始部代表右心房除极，终末部代表左心房除极，中间部代表右、左心房除极。

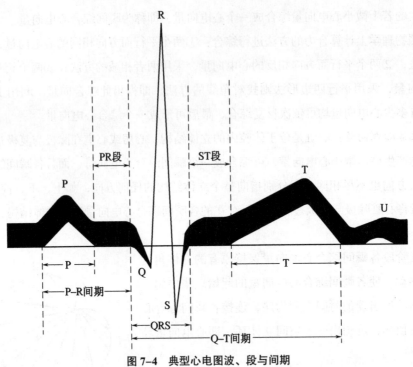

图 7-4　典型心电图波、段与间期

（二）PR 间期

从 P 波起点到 QRS 波群起点间的线段，包括了 P 波和 PR 段。PR 间期为心房开始除极到心室开始除极的时间。

（三）QRS 波群

心室除极产生的综合波称为 QRS 波群，反映左、右心室除极过程的电位和时间的变化。QRS 波群的命名原则是：第一个正向波称为 R 波。R 波之前的负向波称为 Q 波。R 波之后的负向波称为 S 波。S 波之后的正向波称为 R′波，R′波之后的负向波称为 S′波。只有一个负向波称为 QS 波。根据每个波的相对大小分别用大、小写英文字母来命名，如 Rs、qR、qRs 等（图 7-5）。

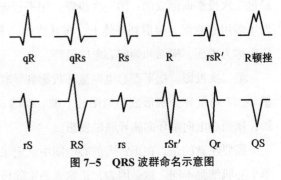

图 7-5　QRS 波群命名示意图

（四）J 点

QRS 波群的终末与 ST 段起始之交接点，用于 ST 段偏移的测量。

（五）ST 段

为 QRS 波群终点至 T 波起点之间的一段等电位线，反映心室除极结束后缓慢复极的电位变化。

（六）T 波

指 ST 段后一个较宽而平缓的波，反映心室快速复极过程的电位变化和时间长短。

（七）QT 间期

从 QRS 波群起点至 T 波终点的水平距离，反映心室肌开始除极至完全复极完毕的总时间。

（八）U波

T波后的一个小波。其产生机制尚不清楚。有学者认为它是乳头肌或浦肯耶纤维的复极波。

三、心电图的导联体系

心脏除极和复极过程中产生的心电向量，通过容积导电传至身体各部，并产生电位差，将两电极置于人体的任何两点并分别与心电图仪的正负极连接，就可描记出心电图，这种电路连接方式称为心电图导联（lead）。目前，临床上最普遍应用的是由 Einthoven 创设的国际通用导联体系（lead system），称为常规 12 导联体系。

（一）肢体导联

肢体导联（limb leads）包括 3 个标准导联和 3 个加压单极肢体导联。

1. 标准导联 标准导联是最早采用的导联，是一种双极导联。两个电极分别与心电图仪的正负极相连接，测定的为两个电极之间的电位差。其连接方式有以下 3 种（图 7-6）：

（1）Ⅰ导联：左上肢接正极，右上肢接负极。

（2）Ⅱ导联：左下肢接正极，右上肢接负极。

（3）Ⅲ导联：左下肢接正极，左上肢接负极。

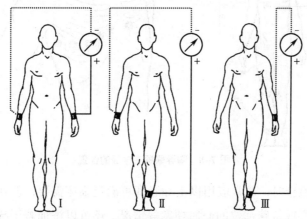

图 7-6 标准导联的连接方式示意图

2. 加压单级肢体导联 把左上肢、右上肢和左下肢的 3 个电极各通过 5000 欧姆电阻，然后用导线连接在一点，组成中心电端（central terminal），其在整个心脏激动过程中的每一瞬间始终稳定，接近于零。如果把心电图仪的负极接在中心电端，把正极即探测电极接在人体任一点上，就可以测得该点的电位变化，这种导联连接方式称为单极导联。将探测电极分别连接在人体的左上肢、右上肢、左下肢，就构成单极肢体导联，即左上肢单极导联（VL）、右上肢单极导联（VR）和左下肢单极导联（VF）。单极肢体导联的心电图形波幅较小，不便于观测，因此，在描记某一个肢体的单极导联心电图时，将该肢体与中心电端的连接线断开，这样就可使心电图波形的波幅增加 50%，这种导联方式称为加压单极肢体导联 aVR、aVL、aVF，连接方式如下（图 7-7）：

（1）加压单极右上肢导联（aVR）：探查电极置于右上肢，负极与中心电端相连。

（2）加压单极左上肢导联（aVL）：探查电极置于左上肢，负极与中心电端相连。

（3）加压单极左下肢导联（aVF）：探查电极置于左下肢，负极与中心电端相连。

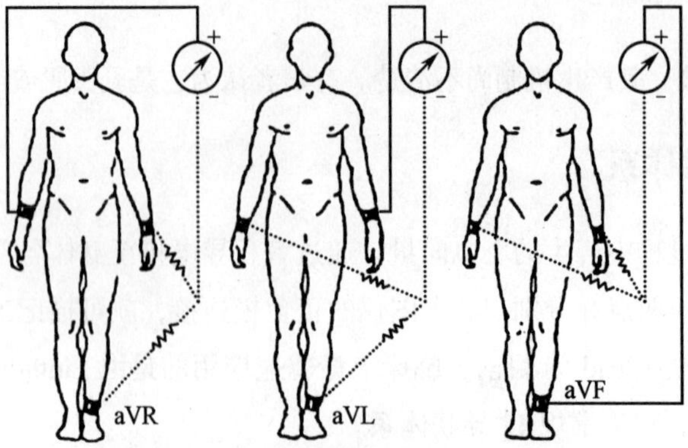

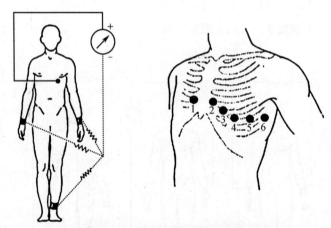

图 7-7 加压单极肢体导联的连接方式示意图

(二）胸导联

胸导联（chest leads）又称心前区导联，属单极导联，包括 $V_1 \sim V_6$ 导联。心前区导联的正极置于胸壁特定部位，负极为中心电端（图 7-8）。

图 7-8 胸导联探查电极的位置

在常规心电图检查时，通常应用以上导联即可满足临床需要，但在某些情况下，如疑有右室肥大、右位心或特殊部位的心肌梗塞等情况，还可以添加若干导联，例如右胸导联 $V_{3R} \sim V_{5R}$，相当于 $V_3 \sim V_5$ 相对应的部位，V_7 导联在左腋后线与 V_4 水平线相交处。

(三）导联轴

导联轴是指导联正、负极之间的假想联线，方向由负极指向正极。

1. 肢导联的导联轴与六轴系统 连接 3 个标准导联的正、负极，即将右上肢（R）、左上肢（L）、左下肢（F）3 个点连接起来，构成一个三角形。此即 Einthoven 等边三角形，其中心 O 点的电位为零（图 7-9）。三角形的三条边 RL、RF、LF 就是 Ⅰ、Ⅱ、Ⅲ导联的导联轴（图 7-9A）。

在探查电极放置的部位 R、L、F 分别作一条经过 O 点的直线。这三条直线就是加压单极肢导联的三个导联轴（图 7-9B）。

因为 Ⅰ、Ⅱ、Ⅲ与 aVR、aVL、aVF 的 6 个肢体导联都是从额面上观察导联轴位置的，因此可以将它们平行地移到以 0 点为中心的同一平面上，并画出它们的反向延长线，这样就得到了一个由 6 根导联轴组成的夹角各为 30°的一个放射状图形，这就是肢体导联的额面六轴系统（图 7-9C）。此坐标系统采用 ±180°的角度标志，以左侧为 0°，顺钟向的角度为正，逆钟向的角度为负。每个导联轴从中心点被分成正负两半，每个相邻导联轴间的夹角为30°。额面六轴系统对测定额面心电轴及判断肢体导联心电图形很有帮助。

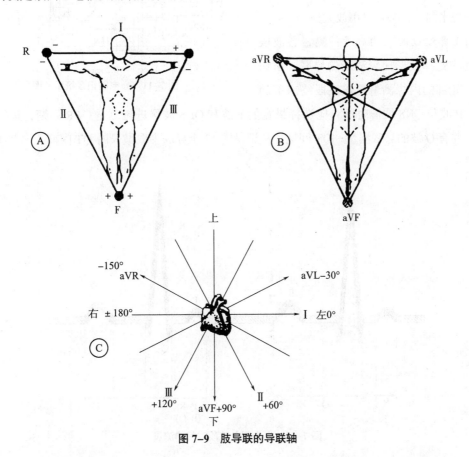

图7-9 肢导联的导联轴

2. 胸导联的导联轴与横面六轴系统 胸导联各探查电极的位置基本处于同一横面。从各检测电极的放置点经过中心电端O点分别作一条直线，就构成胸导联的各条导联轴。以中心电端为界，探查电极的一端为正，对侧为负。横面六轴系统主要用于判断心前区导联的心电图波形（图7-10）。

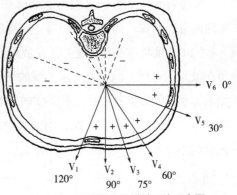

图7-10 胸导联的导联轴系统示意图

四、心电图各波段的测量和正常值

（一）心电图的测量

心电图记录纸是一种由间距各为1mm的纵线和横线组成的特殊条状纸。横线代表时间，用以计算各波和各间期所占的时间。纵线代表电压，用以计算各波振幅的大小。国内一般情况下描记心电图采用25mm/s的走纸速度，则横线上每小格（1mm）代表0.04秒，每大格代表0.2秒；可根据需要加快纸速，如成倍加快至50mm/s或100mm/s，每小格就分别相当于0.02秒或0.01秒。定准电压取1.0mV，纵线上每小格代表0.1mV，每大格为0.5mV。亦可根据受检者电压的大小调整定准电压，波幅过小者可加倍输入，波幅过大者可减半输入。例如，若定准电压选为1/2mV，则纵线上每小格代表0.05mV；若定准电压选为2mV，每小格为 0.2mV（图 7-11）。

1. 心电图各波段的测量　一般用 10cm 长度分规来测量，必要时用放大镜。

（1）各波段时间的测量：测量各波段的时间应选择波形比较清晰的导联，从该波段起始部的内缘测量至该波段终末部的

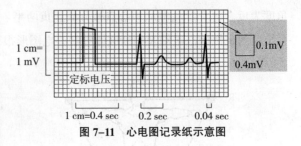

图 7-11　心电图记录纸示意图

内缘。P 波和 QRS 波群时间，应选择最宽的 P 波和 QRS 波群进行测量；PR 间期，选择 P 波宽大，并有 Q 波的导联测量；QT 间期，从记录的 12 个导联中取最长的 QT 间期（图 7-12）。

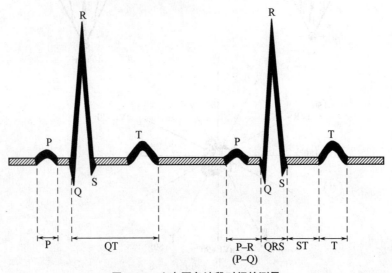

图 7-12　心电图各波段时间的测量

R 峰时间是指经 QRS 波群起始部和 R 波顶点的两条垂直线之间的水平距离。如有 R′波，则应测量至 R′峰；如 R 波有切迹，应测量至切迹第二峰。

（2）各波段振幅的测量：正向波形的电压，测量参考水平线的上缘至波顶端的垂直距离；负向波形的电压，测量参考水平线的下缘至波形底端的垂直距离。测量 P 波振幅，以 P 波起始前的水平线为参考水平；测量 QRS 波群、J 点、ST 段、T 波和 U 波振幅，统一采用 QRS 起始部水平线为参考水平，如果 QRS 波群起始部受心房复极波等影响，而为一斜段，则以 QRS 波群起始点为测量参考点（图 7-13）。

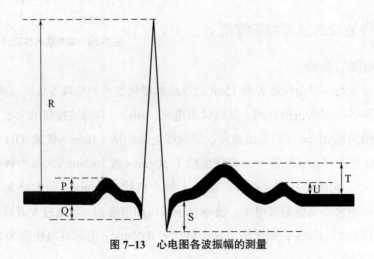

图 7-13　心电图各波振幅的测量

（3）ST 段移位的测量：ST 段移位的常见形态有水平型、下垂型和上斜型。ST 段上下偏移时，自等电位线测量上下的偏移。应该在自 J 点 0.04 秒后的点进行测量（图 7-14）。

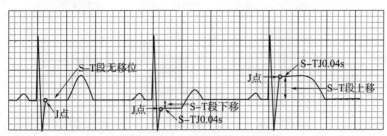

图 7-14　ST 段移位的测量

2. 心率的计算　在进行心率测量时，首先应判断患者的心律是否规则。

（1）心律规则：测量 1 个 PP 或 RR 间距（秒），60 除以 PP 或 RR 间距（秒），即为每分钟心率。或者根据 PP 或 RR 间距（秒）查表，得出相应心率。

（2）心律不规则

1）测量 5 个 PP 或 RR 间距，取其平均值代入上述公式或查表，即可得每分钟心率，适用于窦性心律不齐等。

2）数出 6 秒（30 大格）内的 P 波或 R 波数，乘以 10 便得出每分钟心率，适用于心房颤动（此时数 f 波和 R 波数）等心律失常。

3. 心电轴及其测量方法

（1）概念：心电轴（cardiac electric axis）临床心电图提到的平均心电轴指的是心室在激动过程中形成的各瞬间心电向量综合成的一个总的向量在额面上的投影，即平均额面 QRS 心电轴，用其与 I 导联正侧端所构成的夹角来表示其方向。规定 I 导联正侧端为 0°，负侧端为 ±180°，循 0° 的顺钟向的角度为正，逆钟向者为负。正常心电轴的范围在 0°～+90° 之间，+90°～+180° 范围为心电轴右偏，0°～-90° 范围为心电轴左偏，-90°～-180° 之间为心电轴极度右偏或称为电轴不确定（图 7-15）。

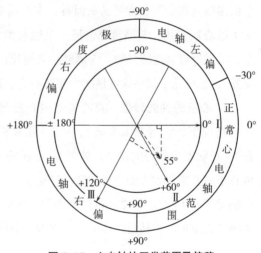

图 7-15　心电轴的正常范围及偏移

（2）测量方法：常用的心电轴测量方法有目测法、作图法和查表法。

1）目测法：用 I 导联和Ⅲ导联的 QRS 波群的主波方向来初步判定心电轴有无偏移。 I 、Ⅲ导联 QRS 波群主波均向上，表示心电轴不偏移； I 导联主波向上，Ⅲ导联主波向下，表示心电轴左偏； I 导联主波向下，Ⅲ导联主波向上，表示心电轴右偏（图 7-16）。

2）作图法：把 I 导联 QRS 波群的代数和（R 波为正，Q、S 波为负）标在 I 导联轴上。把Ⅲ导联 QRS 波群的代数和标在Ⅲ导联轴上。经上述两点分别画出 I 、Ⅲ导联轴的垂线，两垂线交点与中心 O 点的连线即为所求的心电轴。该轴与 I 导联轴正段的夹角就是心电轴的角度（图 7-17）。

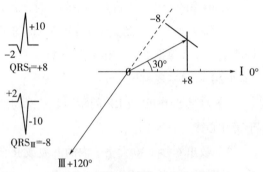

I 导联

III 导联

心电轴正常　　　　　　心电轴右偏　　　　　　心电轴左偏

图 7-16　目测法判断心电轴示意图

3）查表法：用上述 I、III 导联的 QRS 波群的代数和数值从心电轴表中直接查得相应的心电轴角度。

（3）心电轴偏移的临床意义：心电轴明显偏移多见于病理状态，但偶可见于正常人，必须结合临床资料与年龄进行判断。

一般的规律是婴幼儿电轴右偏，正常儿童电轴有时可达 +120°，随着年龄增长电轴逐渐左偏。正常老年人，电轴有时达 -30°。电轴

图 7-17　作图法测算心电轴示意图

左偏多属病理状态，常见的病因有：①左前分支阻滞；②左心室肥厚；③慢性阻塞性肺气肿；④下壁心肌梗死；⑤预激综合征。电轴右偏常见于：①儿童；②左后分支阻滞；③右心室肥厚；④慢性阻塞性肺气肿；⑤侧壁心肌梗死；⑥预激综合征。不确定电轴可见于正常人（正常变异），也可见于某些病理情况，如肺心病、冠心病、高血压等。

4. 心脏的钟向转位　自心尖部向心底部观察，心脏可循其长轴作顺钟向或逆钟向转位。正常情况下，V_1 导联 R/S < 1，V_3 导联 R/S ≈ 1，V_5 导联 R/S > 1。如果 V_3 导联的波形出现在 V_5 导联上为顺钟向转位，如果 V_3 导联的波形出现在 V_1 导联上为逆钟向转位。顺钟向转位可见于右心室肥大，而逆钟向转位可见于左心室肥大。正常人也可见心脏钟向转位。此外，由于胸导联 QRS 波形易受心内外等因素的影响，有时并非与心脏转位相一致，故目前多数医院未将"心脏的钟向转位"作为一个常规心电图的分析项目（图 7-18）。

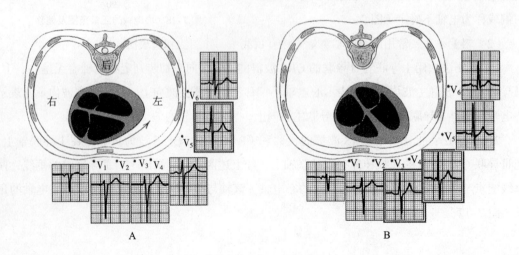

A　　　　　　　　　　　　　　　　　　　　B

NOTE

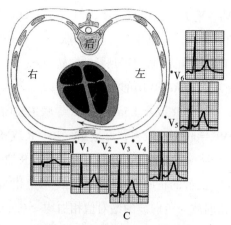

图 7-18 心脏钟向转位示意图

A. 顺钟向转位 B. 无钟向转位 C. 逆钟向转位

（二）心电图波形特点与正常值

心电图波形特点与正常值见图 7-19。

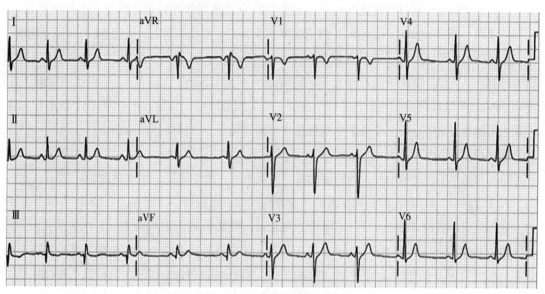

图 7-19 正常十二导联心电图

1. P 波

（1）P 波形态：P 波呈钝圆形，可有轻度切迹。Ⅰ、Ⅱ、aVF、$V_5 \sim V_6$ 导联直立，aVR 导联倒置，$V_1 \sim V_2$ 导联可倒置、直立或双向，Ⅲ 或 aVL 导联有时也可倒置。

（2）P 波时间：不同导联 P 波时间可略有不同，一般应 < 0.12 秒，多在 0.06～0.10 秒之间。

（3）P 波振幅：在各肢体导联 P 波振幅小于 0.25mV，各胸导联 P 波振幅小于 0.20mV。

2. PR 间期 正常人在 0.12～0.20 秒之间，老年人和心动过缓者 PR 间期可略延长，但不超过 0.22 秒。它随年龄、心率及迷走神经张力的影响而发生变化。

3. QRS 波群

（1）QRS 波群形态：①一般 Ⅰ、Ⅱ、aVF、$V_4 \sim V_6$ 导联主波向上，aVR 及 $V_1 \sim V_2$ 导联主波向下。Ⅲ 与 aVL 导联变化较多，但两者的变化具有对应性，即 Ⅲ 导联正向波越高，aVL 导联负向波越深，反之亦然。当电轴偏移时 Ⅰ 与 Ⅲ 导联也具有这种对应性改变的特点，据 Ⅰ 与 Ⅲ 导联的图形可判断电轴偏移。②主波向上的导联波形可为单向、双向或三向波。主波向下的导联（aVR 除外，主要是 V_1、V_2）不应出现 q 波，但可以呈 QS 型。③常规胸导联应有 R 波逐渐增高、S 波逐渐变浅的变化规律。其中 V_1、V_2 导联的 R/S < 1，V_4～V_6 导联的 R/S > 1，V_3 导联的 R/S ≈ 1，可根据 R/S ≈ 1 的导联位置判断钟向转位。

（2）QRS 波群时间：一般在 0.06～0.10 秒之间。

（3）QRS 波群振幅：Ⅰ导联的 R 波 < 1.5mV；aVR 导联主波向下，可呈 QS、rS、rSr 或 Qr 型，R 波 < 0.5mV。aVL、aVF 导联变化较多，可呈 qR、Rs、R 或 rS 型，aVL 的 R 波 < 1.2mV，aVF 的 R 波 < 2.0mV。V_1 的 R 波一般不超过 1.0mV，V_5、V_6 的 R 波一般不超过 2.5mV。

6 个肢体导联中每个 QRS 波群的正向波与负向波的绝对值相加均 < 0.5mV，和（或）6 个胸导联中每个 QRS 波群的正向波与负向波的绝对值相加均 < 0.8mV，称为低电压，可见于肺气肿、心包积液、严重水肿者，偶尔见于正常人。

（4）R 峰时间：正常情况下 R 峰时间在 V_1 不超过 0.03 秒，在 V_5 不超过 0.05 秒。R 峰时间延长有助于心室肥厚的诊断。

（5）Q 波：除 aVR 导联外，其他导联 Q 波振幅不应超过同导联 R 波的 1/4，时间不超过 0.04 秒，且无切迹。超过正常范围的 Q 波称为异常 Q 波或病理性 Q 波，常见于心肌梗死等。

4. J 点 J 点是 QRS 波群终末与 ST 段起始的交接点，多在基线上，可随 ST 段移位而偏移。

5. ST 段 代表心室除极后缓慢复极的一段时间。ST 段多位于基线上，可有轻微偏移。ST 段抬高，V_1、V_2 导联不超过 0.3mV，V_3 导联不超过 0.5mV，V_4、V_5、V_6 和肢体导联不超过 0.1mV。ST 段异常抬高见于急性心肌梗死、变异型心绞痛、急性心包炎等。ST 段下移，各导联均不能超过 0.05mV。ST 段下移超过正常范围，见于心肌缺血和心肌损伤。

6. T 波

（1）形态：T 波是一个较大的钝圆的波，升支略缓，降支略陡，呈不对称型。

（2）方向：T 波方向多与 QRS 波群主波方向一致。在胸导联，成年人一般在 V_3 及其左侧的导联不应有倒置的 T 波。如果 V_1 导联 T 波直立，则 V_2～V_6 导联均应直立。

（3）振幅：在以 R 波为主的导联中，T 波电压不应低于同导联 R 波的 1/10，也不应高于同导联 R 波，且 V_5～V_6 的 T 波大于 V_1～V_2 的 T 波。但 QRS 波群低电压时 T 波可低平或双向。

（4）时间：在 0.05～0.25 秒之间，T 波越高大，时间相对越长。

7. QT 间期 QT 间期的长短与心率快慢相关，心率快则 QT 间期短，反之则长。正常心率时，QT 间期在 0.32～0.44 秒之间。可用 R–R 间距或心率代入公式或查表求 QT 间期正常范围。QT 间期延长时心肌易颤期延长，容易引起心室纤颤，常见于心肌缺血、心肌损害、低血钾、低血钙等。QT 间期缩短，见于洋地黄效应、高血钙等。

8. U 波 U 波出现在 T 波后 0.02 秒左右，时间为 0.16～0.25 秒，振幅低，肢体导联中常应 < 0.05mV，胸导联中略高，可达 0.2～0.3mV。U 波方向常与 T 波一致，其发生的机制尚不清楚。U 波明显增高可见于血钾过低。

五、常见异常心电图

（一）心房及心室肥大

心房压力增高或血容量增多可导致心房肥厚和扩大，称心房肥大。心电图中主要表现为 P 波形态、振幅和时间的改变。心室负荷加重时常出现心室壁肥厚和心室腔的扩大，称为心室肥大。心室肥大影响到心肌的除极和复极过程，以及由于心室肥大及其解剖位置改变所致的心电轴变化。

1. 左心房肥大（left atrial enlargement）　左心房肥大使左心房除极向量增大，除极时间延长，其中除极时间延长更为明显。左心房肥大常见于二尖瓣狭窄和高血压。心电图表现如下（图 7-20）：

（1）P 波增宽，时间 ≥ 0.12 秒，P 波常呈双峰型，后峰大于前峰，峰间距 ≥ 0.04 秒，在 Ⅰ、Ⅱ、aVL 导联较为明显。常见于二尖瓣狭窄，故又称为"二尖瓣型 P 波"。

（2）V_1 导联 P 波正负双相，负向波宽而深（Ptf V_1 ≤ − 0.04mm·s）。

（3）P 波振幅可正常。

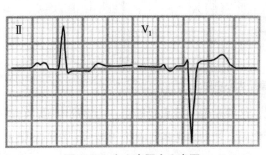

图 7-20　左心房肥大心电图

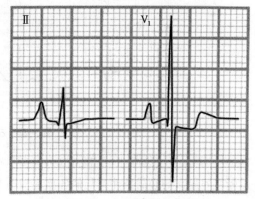

图 7-21　右心房肥大心电图

2. 右心房肥大（right atrial enlargement）　右心房肥大使右心房的除极向量增大，除极时间延长，其主要表现为 P 波电压的增高。右心房肥大在临床上常见于肺源性心脏病、肺动脉高压等。心电图表现如下（图 7-21）：

（1）P 波电压增高，振幅 ≥ 0.25mV，在 Ⅱ、Ⅲ、aVF 导联较明显。常见于肺源性心脏病，故称为"肺型 P 波"。

（2）P 波时间正常。

3. 双心房肥大（biatrial enlargement）　双心房肥大较单侧心房肥大少见，多见于较严重的心脏病。心电图表现兼有左右心房肥大的心电图特点，即 P 波增宽，时间 ≥ 0.12 秒，P 波高尖，振幅 ≥ 0.25mV。

4. 左心室肥大（left ventricular hypertrophy）　左心室肥大，心室肌细胞增多、心肌纤维增粗，引起除极向量增大；室壁增厚、室腔扩大及心肌细胞变性，导致激动在心室内传导时间延长；若心室壁增厚致相对性供血不足，还会导致心室复极程序改变。心电图表现如下（图 7-22）：

（1）左心室高电压

1）胸导联：R_{V5} 或 R_{V6} > 2.5mV；$R_{V5}+S_{V1}$ > 4.0mV（女性 3.5mV）。

2）肢体导联：R_{aVL} > 1.2mV；R_{aVF} > 2.0mV；$R_Ⅰ$ > 1.5mV；$R_Ⅰ+S_Ⅲ$ > 2.5mV。

（2）平均心电轴左偏。

（3）QRS 波群时间轻度延长达 0.10～0.11 秒，V_5 或 V_6 导联 R 峰时间 > 0.05 秒。

（4）ST-T 改变：在以 R 波为主的导联（如 V_5、V_6、Ⅰ、aVL 导联上）ST 段下移超过 0.05mV，T 波低平、双向或倒置。

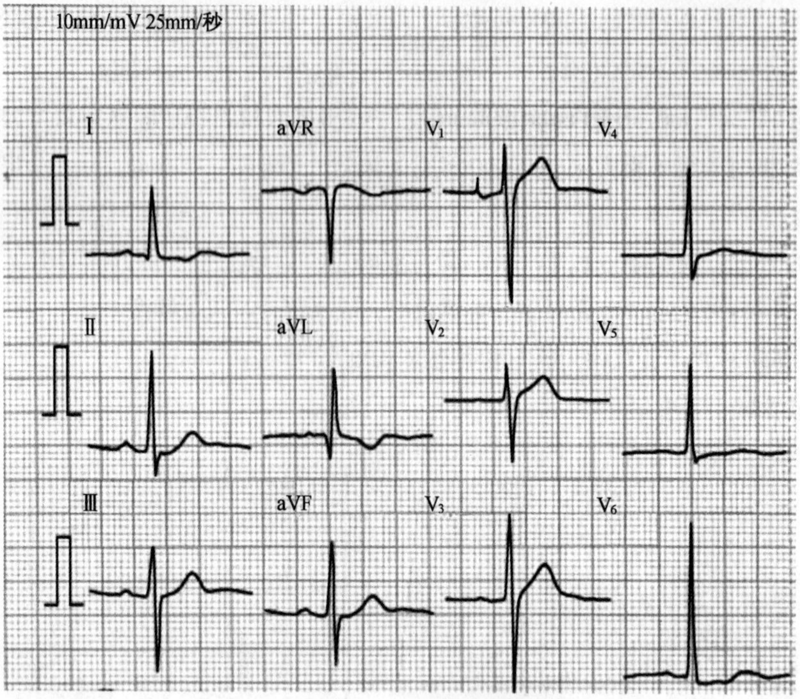

10mm/mV 25mm/秒

图 7-22   左心室肥大心电图

　　以上是左心室肥大时可能出现的心电图表现，这些表现中最重要的是左心室高电压，它是诊断左室肥大的必需条件，其他各项起辅助参考作用。辅助参考条件符合得越多，左心室肥大的诊断越肯定。当左心室高电压同时伴 ST-T 改变时，称为左心室肥大伴劳损。

　　5. 右心室肥大（right ventricular hypertrophy）　右心室肥大主要表现为右心室除极向量增加，除极时间延长，复极程序改变。正常右心室室壁较薄，厚度仅为左心室的1/3，故轻度右心室肥大不能抵消左心室所产生的向量优势，只有当右心室肥大到一定程度时，才可引起明显的心电图改变。心电图表现如下（图 7-23）：

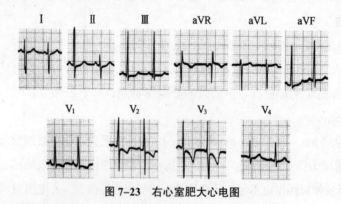

图 7-23   右心室肥大心电图

（1）右心室高电压

1）$Rv_1 > 1.0mV$，或 $Rv_{1}+Sv_5 > 1.05mV$（重症 $> 1.2mV$）。

2）V_1、aVR 导联 R/S ≥ 1；V_5 导联 R/S < 1。

（2）平均心电轴右偏。

（3）V_1 导联 R 峰时间 > 0.03 秒。

（4）ST-T 改变：V_1、V_2 导联 ST 段下移超过 0.05mV；T 波低平、双向或倒置。

　　以上特征中，右心室高电压与心电轴右偏是诊断右心室肥大的可靠指标，其他各项有参考价值。一般阳性指标越多，诊断的可靠性也越大。但应注意心电图对评估右心室肥大的准确性较高，敏感性较差，所以在临床应用中应结合病史综合判断。

6. 双心室肥大（biventricular hypertrophy） 双侧心室肥大多见于各种心脏病晚期，其心电图表现可有以下几种情况：

（1）单心室肥大心电图：只表现出一侧心室肥大，而另一侧心室肥大的图形被掩盖。

（2）双心室肥大心电图：常以一侧心室肥大的心电图表现为主，另一心室肥大的诊断条件较少。

（3）"正常"心电图：双心室肥大时，双侧心室电压同时增高而互相抵消所致。

（二）心肌缺血

心肌缺血（myocardial ischemia）的心电图改变类型取决于缺血的严重程度、持续时间和缺血发生的部位。当心肌缺血时，细胞代谢减慢，能量产生不足，直接影响心肌的正常除极和复极，其中对复极的影响最早、最大，心电图上主要表现为 T 波与 ST 段的一系列改变。

1. 心肌缺血的心电图类型

（1）T 波改变：正常情况下，心外膜复极早于心内膜，因此心室复极过程从心外膜开始向心内膜方向推进。发生心肌缺血时，复极过程发生改变，心电图上出现 T 波改变。

1）T 波高大直立：当心内膜下心肌缺血时，该处心肌复极速度较正常时更加延迟，使原来存在的与心外膜复极向量相抗衡的心内膜复极向量减小或消失，致使 T 波向量增加。由于该向量方向指向缺血处的探查电极，因此在相应的导联上常表现出高大直立的 T 波。

2）T 波倒置：心外膜下心肌缺血时（包括透壁性心肌缺血），引起心肌复极顺序逆转，即心肌复极先从心内膜下心肌开始，再向心外膜下心肌扩展，从而使复极方向与正常相反，此时面向缺血区的导联表现出 T 波倒置，并随着缺血加重倒置逐渐加深。由于这种倒置深尖、双支对称的 T 波多在冠状动脉供血不足时出现，故又称为"冠状 T 波"。

（2）ST 段改变：当持续心肌缺血时，心肌细胞的除极速度亦会减慢，表现为除极尚未结束时复极即已开始，心电图上出现 ST 段移位。当心内膜下心肌缺血时，ST 段多表现为下移 $\geqslant 0.05\text{mV}$；当心外膜下心肌缺血时（包括透壁性心肌缺血），多表现为 ST 段抬高 $> 0.1 \sim 0.3\text{mV}$。

2. 临床意义

（1）心绞痛（angina pectoris）：心绞痛是由于心肌暂时性缺血引起，最常见的病因是冠状动脉粥样硬化，其次为冠状动脉痉挛等。根据临床表现与心电图表现的不同，可分为典型心绞痛和变异型心绞痛两种。心绞痛未发作时，心电图可正常。

1）典型心绞痛：由于冠状动脉狭窄，当心肌需氧量增加时引起的短暂性缺血。常在劳累、饱餐及情绪激动后出现，持续时间短，一般不超过 15 分钟，休息后可缓解。心电图表现为 ST 段呈缺血型压低（$\geqslant 0.1\text{mV}$），T 波由直立转为低平、双向或倒置。

2）变异型心绞痛：常见于冠状动脉持久性痉挛引起的缺血，多有明显周期性。发作时常无明显诱因，在安静状态下发作，疼痛程度重，持续时间长，休息后常不能缓解。心电图表现为 ST 段抬高，T 波高耸，在对应的导联 ST 段下移。心绞痛缓解后，抬高的 ST 段可恢复正常，若不缓解则可发展为心肌梗死。

（2）慢性冠状动脉供血不足：慢性冠状动脉供血不足时，主要引起缺血型改变及各种传导阻滞和心律失常，但最常见的变化是缺血型 ST 段压低和 T 波改变。

1）ST 段压低：ST 段下移 ≥ 0.05mV。

2）T 波改变：T 波低平、双向或倒置。

3）心律失常：因心肌缺血可引起心脏传导功能减退，出现传导阻滞或异位心律。

慢性冠状动脉供血不足的心电图改变不是特异性的，故需动态观察，前后对比，并结合患者血压、血脂、血糖等辅助检查综合分析。如安静状态时心电图正常而疑有冠状动脉供血不足时，可做心电图负荷试验。

（三）心肌梗死

心肌梗死（myocardial infarction，MI）乃由于冠状动脉急性闭塞，使其远端心肌因严重而持久的供血中断而发生局部坏死、损伤和缺血，从而表现出一系列特征性的心电图演变。临床症状可表现为长时间的、剧烈的心前区疼痛。

1. 心肌梗死心电图基本图形

（1）缺血型 T 波改变：冠状动脉突然阻塞首先引起该处心肌缺血，此时仅影响心肌的复极过程。在早期，心内膜处心肌首先出现缺血，心肌复极仍从心外膜面开始，但由于复极延迟，致使电位差较正常增大，心电图主要表现为面向缺血区域的导联 T 波直立、高耸，前后两支对称（巨大高耸的 T 波）；进一步发展，内外膜均发生缺血，这时复极程序反常，复极由心内膜面向心外膜面进行，心电图主要表现为面向缺血区域的导联 T 波倒置，呈"冠状 T"。

（2）损伤型 ST 段移位：随着缺血时间的延长及程度的加重，心肌发生损伤性改变。损伤是介于缺血和坏死之间的过渡期，此时冠状动脉如果恢复供血，心肌细胞可逐渐恢复正常，若继续缺血，则会很快发展至坏死。心电图主要表现为 ST 段抬高。

（3）坏死型 Q 波改变：持续更久的缺血，心肌细胞在损伤的基础上进一步发生变性、坏死，坏死的心肌丧失了除极和复极的能力，不再产生心电向量，而其他正常心肌的除极仍在进行，其综合心电向量背离心肌坏死区。心电图主要表现为面向坏死区域的导联出现病理性 Q 波，Q 波宽度＞ 0.04 秒，深度超过同导联 R 波的 1/4 或变为 QS 波。

冠状动脉闭塞后，相应区域的心肌可因缺血出现不同程度的病理改变，在相对应的导联上可记录出缺血型 T 波倒置、损伤型 ST 段抬高和坏死型 Q 波（图 7-24）。

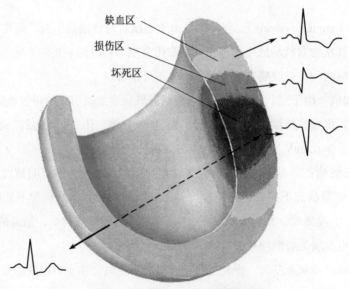

缺血区
损伤区
坏死区

图 7-24 缺血、损伤、坏死图形

2. 心肌梗死心电图的演变及分期 心肌梗死发生后，心电图的特征有一系列的规律性演变，根据其变化特点一般将其分为以下四期（图 7-25）：

（1）超急性期（期早期）：发病后数分钟至数小时，仅有心肌缺血和损伤的心电图改变，表现为巨大高耸的 T 波或 ST 段抬高，不出现病理性 Q 波。此时为治疗最佳时期，若治疗及时有效，可避免发生心肌梗死或使心肌梗死的范围缩小。

（2）急性期：发病后数小时至数天，大量心肌细胞发生坏死，出现病理性 Q 波，T 波倒置逐渐加深，ST 段呈弓背向上抬高，抬高显著者可呈单向曲线，继而逐渐下降至基线或接近基线。坏死性 Q 波、损伤性 ST 段抬高和缺血性 T 波倒置在此期可同时并存。

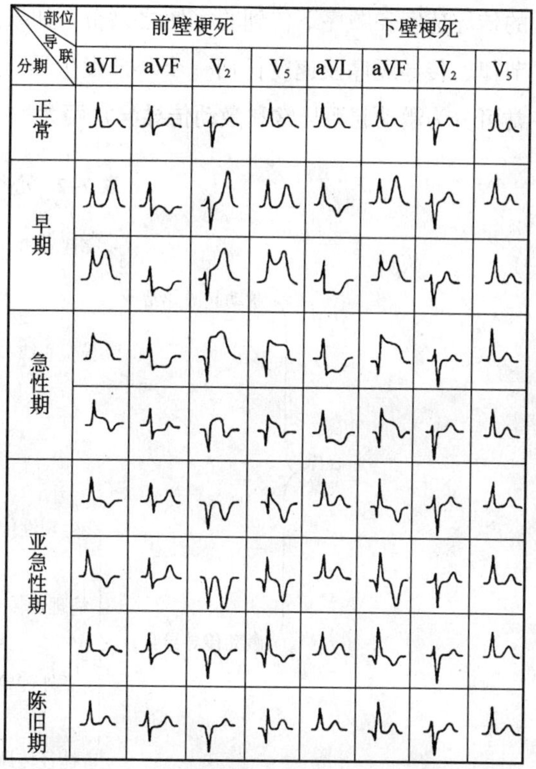

（3）亚急性期（近期）：发病后数周至数月，表现为病理性 Q 波持续存在，T 波逐渐变浅，ST 段基本恢复到基线。

图 7-25 心肌梗死心电图的演变及分期

（4）陈旧期（愈合期）：发病 3~6 个月后，可持续数年，坏死的心肌细胞逐渐被吸收，病理性 Q 波逐渐变浅，或残留异常 Q 波或 QS 波，此期异常 Q 波或 QS 波是曾经患过心肌梗死的唯一证据，ST 段、T 波逐渐恢复正常。

3. 心肌梗死的定位诊断 一般可根据心肌梗死图形出现的导联来判断梗死发生的部位，如梗死的图形出现在 II、III、aVF 导联，梗死的部位在心脏下壁。临床常见的心肌梗死定位诊断见表 7-1。

表 7-1 常见心肌梗死的定位诊断

	V_1	V_2	V_3	V_4	V_5	V_6	V_7	V_8	V_9	aVL	aVF	I	II	III
前间壁	+	+	+											
前壁			+	+	+									
侧壁					+	+				+		+		
广泛前壁	+	+	+	+	+	+								
下壁											+		+	+
后壁							+	+	+					

注：+ 表示该导联出现梗死型图形。

在临床工作中，典型的胸痛病史结合心电图表现和心肌酶水平的改变，可对急性心肌梗死做出诊断，并可根据定位诊断大致判断梗死范围，从而进一步指导临床治疗及护理。

（四）心律失常

正常情况下，心脏的激动起源于窦房结，窦房结按一定的频率和节律发放冲动，并按一定的传导速度和顺序下传到心室使之兴奋。如果由于某些原因，使心脏激动起源的部位、频率、节律、传导顺序及速度任何一个环节发生异常，称为心律失常（cardiac arrhythmias）。心律失常可分为激动起源异常和激动传导异常两大类（表7-2）。

表7-2　心律失常的分类

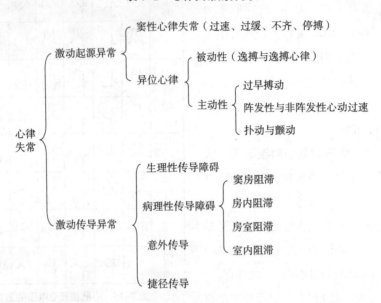

1. 窦性心律及窦性心律失常

（1）窦性心律（sinus rhythm）：起源于窦房结的心脏节律，称为窦性心律。心电图表现如下（图7-26）：

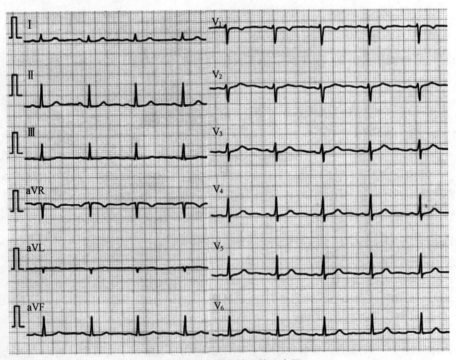

图7-26　正常窦性心律心电图

1）P波在Ⅰ、Ⅱ、aVF导联直立，aVR导联倒置。

2）PR间期≥0.12秒。

3）PP 间距之差小于 0.12 秒（同一导联的心电图上最短的与最长的 PP 间距之差）。

4）P 波规则出现，频率 60～100 次 / 分钟。

（2）窦性心动过速（sinus tachycardia）：成人窦性心律的频率＞ 100 次 / 分钟，称为窦性心动过速。生理情况下见于运动、情绪激动等，病理情况下见于发热、贫血、甲亢等。心电图表现如下（图 7-27）：

1）具有窦性心律的特点。

2）心率多在 100～160 次 / 分钟。

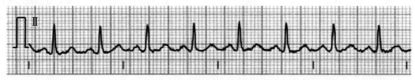

图 7-27 窦性心动过速心电图

（3）窦性心动过缓（sinus bradycardia）：成人窦性心律的频率＜ 60 次 / 分钟，称为窦性心动过缓。生理情况下见于运动员及老年人，病理情况下见于病态窦房结综合征、阻塞性黄疸、洋地黄过量等。心电图改变如下（图 7-28）：

1）具有窦性心律的特点。

2）心率＜ 60 次 / 分钟。

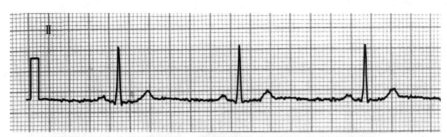

图 7-28 窦性心动过缓心电图

（4）窦性心律不齐（sinus arrhythmia）：窦房结发出的激动显著不匀齐，称为窦性心律不齐。窦性心律不齐常见于儿童和青少年，与呼吸运动有关，称为呼吸性心律不齐。窦性心律不齐亦可见于自主神经功能失调、器质性心脏病及洋地黄中毒等病理情况。心电图改变如下（图 7-29）：

1）具有窦性心律的特点。

2）在一次心电图记录中，最长的 PP 间距与最短的 PP 间距之差＞ 0.12 秒。

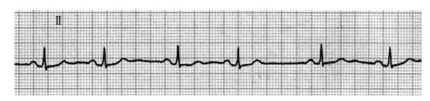

图 7-29 窦性心律不齐心电图

2. 期前收缩　期前收缩是指起源于窦房结以外的异位起搏点提前发出的激动，又称早搏，是临床上最常见的心律失常。按异位起搏点部位的不同，将期前收缩分为房性、交界性及室性，其中以室性期前收缩最为常见。按期前收缩出现的频率，分为偶发（≤5次/分钟）和频发（≥6次/分钟）。部分健康人有偶发的期前收缩，常为生理性；亦可见于器质性心脏病如心肌梗死、心肌炎、风湿性心脏病等。

（1）室性期前收缩（premature ventricular beat）：起源于希氏束分叉以下的异位节律点所引起的期前收缩，称为室性期前收缩。心电图表现如下（图7-30）：

1）提前出现QRS-T波群，其前无相关P波。

2）提前出现的QRS波群宽大畸形，时间＞0.12秒，T波方向与QRS波的主波方向相反。

3）代偿间歇完全，即早搏的QRS波群前后两个PP间隔之和等于两个正常的PP间隔。

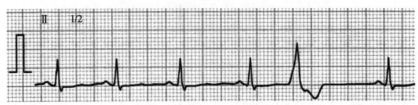

图7-30 室性期前收缩心电图

（2）房性期前收缩（premature atrial beat）：异位起搏点位于心房的期前收缩，称为房性期前收缩。心电图表现如下（图7-31）：

1）提前出现的P'波形态与窦性P波稍有差异。

2）P'R间期≥0.12秒。

3）提前出现的QRS波群形态多正常。

4）代偿间歇多不完全，即早搏的QRS波群前后两个PP间隔之和小于两个正常的PP间隔。

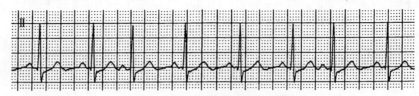

图7-31 房性期前收缩心电图

（3）交界性期前收缩（premature junctional beat）：交界性期前收缩的异位起搏点位于房室交界区。心电图表现如下（图7-32）：

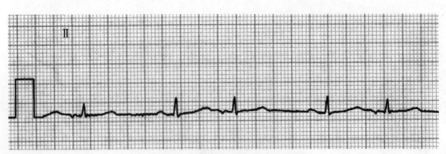

图7-32 交界性期前收缩心电图

1）提前出现的QRS波群形态多正常。

2）逆行P波（P⁻）可在QRS波之前（P⁻R＜0.12秒），可与QRS波融合，或在QRS波之后（RP⁻＜0.20秒）。

3）代偿间歇多完全。

3. 阵发性心动过速（paroxysmal tachycardia）　连续出现3次或3次以上的早搏称为阵发性心动过速。根据异位起搏点的位置不同分为房性、交界性及室性，由于房性与交界性的心动过速在心率过快时不易区分，故统称为室上性心动过速。

（1）阵发性室上性心动过速（paroxysmal supraventricular tachycardia，PSVT）：该类心动过速在发作时常有突发、突止的特点。阵发性室上性心动过速可以发生于健康人或是预激综合征心电图表现者，亦可见于风湿性心脏病、心肌梗死或甲状腺功能亢进症等。心电图表现如下（图7-33）：

1）心律绝对规则，频率160～250次/分钟。

2）QRS-T波群为室上性。

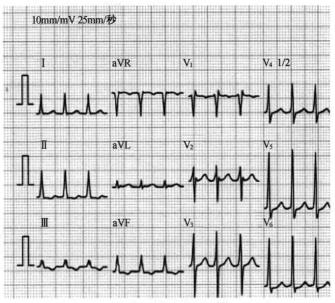

图7-33　阵发性室上性心动过速心电图

（2）阵发性室性心动过速（paroxysmal ventricular tachycardia，PVT）：阵发性室性心动过速是一种严重的心律失常，多见于严重的器质性心脏病患者，如急性心肌梗死、风湿性心脏病、心肌炎等。心电图表现如下（图7-34）：

1）心律大致规则，频率140～200次/分钟。

2）QRS波群宽大畸形，时间＞0.12秒，常伴继发性ST-T改变。

3）一般无P波，如见P波，其频率比心室率慢，且与QRS波群无固定关系。

4）如P波传入心室，可形成心室夺获或室性融合波，有助于明确诊断。

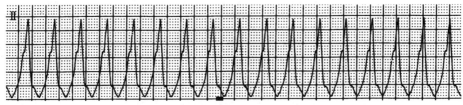

图7-34　阵发性室性心动过速心电图

4. 扑动与颤动　扑动、颤动可出现于心房或心室，主要原因是心肌的兴奋性增高，不应期缩短，同时伴有一定的传导障碍，形成环形激动及多发微折返。

（1）心房扑动（atrial flutter）：心电图表现如下（图7-35）：

1）P波消失，代之以大小相同、间隔规则、形态如锯齿样的扑动波（F波），频率250～350次/分钟，Ⅱ、Ⅲ、aVF导联明显。

2）QRS波群形态多正常。

3）房室传导常按固定比例下传，如2：1、3：1或4：1传导，心室律匀齐。

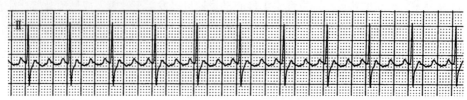

图7-35　心房扑动心电图

（2）心房颤动（atrial fibrillation）：心电图表现如下（图7-36）：

1）P波消失，代之以大小不同、形态各异、间隔不规则的颤动波（f波），频率350～600次/分钟。

2）QRS波群形态多正常。

3）心室律绝对不规则。

4）V_1导联上特征明显。

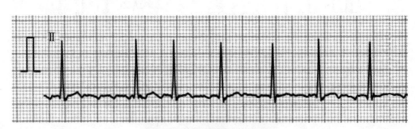

图7-36　心房颤动心电图

心房颤动比心房扑动多见，两者常发生于器质性心脏病患者。很多患者可终身伴有心房颤动。持续性房颤使心房失去协调一致的收缩，导致心排血量减少，且易形成附壁血栓。

（3）心室扑动（ventricular flutter）：心电图表现如下：

1）出现快速匀齐宽大的正弦波，频率200～250次/分钟。

2）QRS-T波群无法辨认。

（4）心室颤动（ventricular fibrillation）：心电图表现为QRS-T波群完全消失，代之以形状不同、大小各异、极不均匀的颤动波，频率为250～500次/分钟（图7-37）。

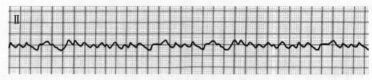

图7-37　心室颤动心电图

心室扑动与颤动是严重的心律失常，为猝死的常见原因。心室扑动常是颤动的先兆，如未纠正则很快转为颤动，此时患者的心脏失去收缩能力，会引起全身循环严重的供血不足，患者常在几分钟内死亡，为心脏病和其他疾病患者临终前的心电图表现。

5. 房室传导阻滞　房室传导阻滞（atrioventricular block，AVB）是临床上常见的一种心脏传导阻滞，多数是由器质性心脏病所致，少数可见于迷走神经张力增高的正常人。

（1）一度房室传导阻滞：心电图表现如下（图7-38）：

1）每个窦性P波后都有QRS波群，PR间期＞0.20秒。

2）QRS波群多正常。

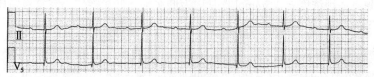

图7-38　一度房室传导阻滞

（2）二度房室传导阻滞：心电图主要表现为部分P波后QRS波脱落。根据心电图的不同表现常分为两型。

1）二度Ⅰ型房室传导阻滞：又称莫氏型或文氏型。表现为PR间期逐渐延长，直到P波后脱落一个QRS波群，漏搏后房室阻滞得到一定改善，PR间期又趋缩短，之后又复逐渐延长，如此周而复始出现，称为文氏现象。QRS波群多正常（图7-39）。

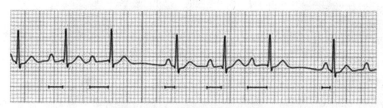

图7-39　二度Ⅰ型房室传导阻滞

2）二度Ⅱ型房室传导阻滞：心电图表现为PR间期恒定（正常或延长），部分P波后无QRS波群，呈3：2或4：3等比率阻滞。QRS波群多正常（图7-40）。

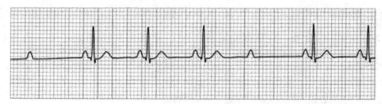

图7-40　二度Ⅱ型房室传导阻滞

（3）三度房室传导阻滞：又称完全性房室传到阻滞，心电图表现为P波与QRS波群各自独立，互不相关，呈现完全性房室分离，房率大于室率（图7-41）。

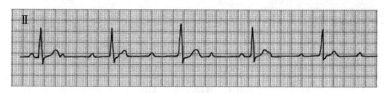

图7-41　三度房室传导阻滞

（五）电解质紊乱及药物所致心电图改变

1. 电解质紊乱　电解质紊乱（electrolytes disturbance）是指血清电解质浓度超出正常范围。心脏正常电活动的维持依赖于细胞内外各种电解质浓度正常，尤其是钾离子、钙离子、钠离子、镁离子。体内发生电解质紊乱，必然会影响心肌的除极和复极过程，并可反映在心电图上。其中尤以钾离子、钙离子变化对心电图的影响最为明显与重要。需要强调的是，心电图虽有助于电解质紊乱的诊断，但由于受其他因素的影响，心电图改变与血清中电解质水平并不完全一致，如同时存在各种电解质紊乱时又可相互影响，加重或抵消心电图改变，故需密切结合病史和临床表现进行判断。

（1）低血钾：血钾浓度 < 3.5mmol/L 时称为低血钾。低血钾使心室复极障碍，引起 ST-T 及 U 波改变。还可使心肌自律性、兴奋性增高，传导延缓，因而出现各种心律失常。低钾血症见于钾盐丢失过多，如呕吐、腹泻、长期应用利尿剂、大量放腹水等。心电图表现（图 7-42）：① ST 段压低 ≥ 0.5mV，T 波低平或倒置。② U 波增高，可达 0.1mV，或超过同一导联上 T 波的振幅，出现 TU 融合，呈"驼峰状"。③出现各种心律失常，以窦性心动过速、期前收缩、阵发性心动过速等常见。

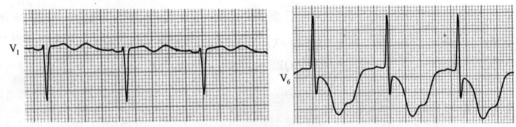

图 7-42　低钾血症心电图

（2）高血钾：当血钾浓度 > 5.5mmol/L 时称为高血钾。高血钾时，心肌除极缓慢，心肌自律性降低，兴奋性先升高后降低，激动传导延缓，复极过程缩短。高钾血症见于钾排出障碍，如肾衰竭；钾摄入过多，如输库存血过多或输液补钾过多；内生钾增多，如大面积烧伤、挤压综合征、脱水、酸中毒、缺氧状态等。心电图表现（图 7-43）：①最初 T 波高尖，基底狭窄，双支对称，而呈"帐篷样" T 波，以胸导联明显。②随血钾浓度增高，R 波逐渐降低，S 波逐渐加深，ST 段压低，继而 P 波电压降低、增宽，QRS 波群增宽。③严重高血钾时，P 波消失，QRS 波群增宽、畸形，心室率缓慢，T 波宽而对称，最后可发生室性心动过速、心室扑动或颤动。

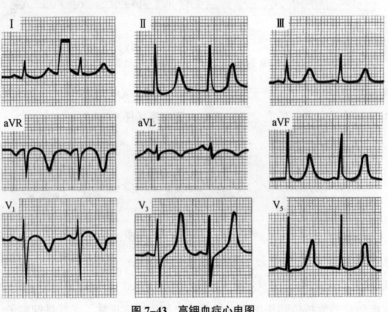

图 7-43　高钾血症心电图

（3）低血钙：当血钙浓度＜2.25mmol/L时，称为低血钙。血钙过低使心室肌动作电位曲线中2时相时间延长。低钙血症见于钙摄入或吸收减少，如维生素D缺乏、吸收不良综合征、钙摄入不足等。一般很少发生心律失常。心电图表现：① ST段平坦延长，直立T波变窄、低平或倒置。② QT间期延长。

（4）高血钙：当血钙浓度＞2.75mmol/L时，称为高血钙。血钙过高使心室肌细胞动作电位2时相时间缩短。高钙血症可见于钙摄入或吸收增高，如静脉注射或滴注钙剂过多、过快，维生素D过量，原发性或继发性甲状旁腺功能亢进，骨转移癌，多发性骨髓瘤等。心电图表现：① ST段缩短或消失。② QT间期缩短。③偶可出现心律失常，如室性早搏。

2. 药物影响

（1）洋地黄类药物：洋地黄类药物是治疗心力衰竭的重要药物。其药理作用为增强心肌收缩力（从而缩短复极时间），加速心内膜复极，增加心肌兴奋性，以及增加心脏对迷走神经的反应性等。此类药物的安全范围狭窄，治疗剂量与中毒剂量十分接近，且个体差异很大，用药后容易出现中毒反应，故在用药后要监测心电图变化。洋地黄引起的心电图改变，有治疗剂量和中毒剂量之分，前者引起的心电图改变称为洋地黄效应或洋地黄作用，后者则称为洋地黄中毒或洋地黄过量。

洋地黄效应：治疗剂量的洋地黄可加速心内膜下心肌的复极作用，从而使心室的复极程序由心内膜向心外膜推进，与正常复极过程相反，故心电图上出现ST-T改变，同时又可加速心室复极而使QT间期缩短。心电图表现（图7-44）：① ST-T改变，最先表现在以R波为主的导联中，T波低平，继之ST段逐渐下垂，T波双向（先负后正），ST段与倒置T波部分融合成"鱼钩状"图形。② QT间期缩短。

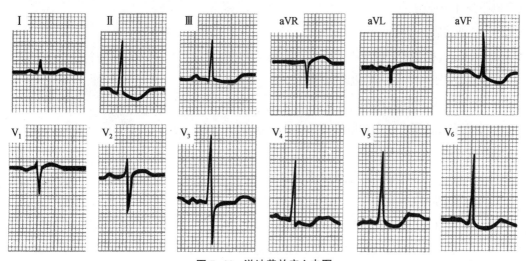

图7-44　洋地黄效应心电图

洋地黄中毒：洋地黄中毒的心电图改变主要是各种心律失常，如室性早搏、阵发性心动过速、扑动或颤动、各种程度的房室传导阻滞等。

（2）奎尼丁类制剂：奎尼丁属ⅠA类抗心律失常药物，是临床最常用的抗心律失常药物之一，可延缓心肌细胞的除极与复极，从而抑制其自律性及传导性，延长其不应期。奎尼丁治疗剂量时的心电图表现：① U波增高。② T波低平或倒置。③ QRS增宽，QT间期延长。④ P波稍宽可伴有切迹，PR间期稍延长。奎尼丁中毒时的心电图表现：① QT间期明显延长，

QRS 明显增宽（超过用药前的 25% 时即应考虑中毒，超过 50% 可肯定中毒）。②不同程度的房室传导阻滞及窦性心动过缓、窦性停搏、窦房阻滞。③各种室性心律失常。

第二节   多参数心电监护

多参数心电监护是应用特殊的心电监护装置对心电变化、体温、脉搏、血压、血氧饱和度等生理参数进行监控，及时发现医护人员感觉器官不易察觉的危急情况，为医务人员应急处理和进行治疗提供依据，以最大限度减少并发症，缓解并消除危重病情。多参数心电监护仪种类很多，一般包括示波屏、记录和报警等几个部分。示波屏可持续显示各参数及波形变化；记录部分可由监护人员控制；各种生理参数可根据需要设定相应的报警范围。

多参数监护仪除了用于心脏疾病的临床监护外，也用于其他疾病的病情监测，如各种手术中、手术后患者监护；急危重患者监护；新生儿、早产儿监护；高压氧舱监护等。

一、多参数心电监护仪临床应用

多参数心电监护仪可选的生理参数有心率和心律、有创血压、无创血压、中心静脉压、心输出量、pH 值、体温、呼吸、血氧饱和度等，还可进行心律失常分析回顾、ST 段分析等。在此仅介绍心电监护、无创血压监测和经皮血氧饱和度监测。

（一）心电监护

1. 电极安放原则   心电监护的目的在于及时发现心律失常，所以电极板放置部位应以能满足以下条件为原则：

（1）P 波清晰、明显。

（2）QRS 波振幅足以触发心率计数和报警。

（3）不妨碍抢救操作（如电除颤等）。

（4）操作简单，对患者皮肤无损害。

2. 电极安放位置   临床常用的五导联心电监护的电极安放位置如下：

（1）右上（RA）电极：右锁骨中线第 1 肋间。

（2）左上（LA）电极：左锁骨中线第 2 肋间。

（3）右下（RL）电极：右锁骨中线第 7 肋间。

（4）左下（LL）电极：左锁骨中线第 7 肋间。

（5）中间（C）电极：胸骨右缘第 4 肋间或左锁骨中线第 5 肋间。

上述导联连接可模拟显示肢体导联 I、II、III、aVL、aVF、aVR 和各胸导联心电图图形。

3. 电极安放步骤

（1）将人体的 5 个具体位置用电极片上的砂片擦试，然后用 75% 的乙醇进行测量部位表面清洁，目的是清除人体皮肤上的角质层和汗渍，防止电极片接触不良。

（2）将心电导联线的电极头与 5 个电极片上的电极扣扣好。

（3）乙醇挥发干净后，将 5 个电极片贴到清洁后的具体位置上使其接触可靠，不致脱落。

（4）将导联线上的衣襟夹夹在病床上固定好。并叮嘱患者和医护人员不要扯拉电极线和导联线。

4. 观察指标

（1）定时观察并记录心率和心律。

（2）观察 P 波是否规律出现，其形态、电压和时间。

（3）测量 PR 间期、QT 间期。

（4）观察 QRS 波群是否正常，有无漏搏。

（5）观察 T 波是否正常。

（6）注意有无异常波形出现。

5. 常见问题及处理方法

（1）报警显示导联脱落

1）原因：①电极脱落。②导联线与电极连接脱落。③干线与导联线脱落，干线与主机端口脱落。

2）处理方法：①更换电极：电极连接不良可引起任何形式的心电图干扰，因此，应用电极时力求做好电极放置部位皮肤的清洁。②应力环稳定化：为尽量减少心电图人为伪像、导联线对电极的拉力或导联线的转动，可将导联线在距电极与导联线连接处约 6.6cm 处绕成环，此导联线绕成的环即为应力环，可缓解导联线对电极的拉力并能防止导联线的转动，使用时用胶带将应力环粘在患者身上，临床实践证明此法固定可减少许多人为故障。

（2）基线游走不定：通常是间断性的，也可是连续性的。间断性的常由电极、拉线、电线连接不良造成，连续性游走常由呼吸费力造成。因此，须密切观察患者病情，查找原因，及时做相应的处理，必要时应使应力环稳定。

（3）心电图人为干扰：可由患者肢体移动等人为干扰造成 60Hz 以上高频噪音，或基线游走等引起。处理：尽量解除患者身体不适，保持环境舒适，使患者处于安静状态。

（4）高低限报警：可由于患者病情变化，心率高于或低于报警高、低限引起，也可由于设置不当引起。密切观察患者心率，根据患者病情适当调节高、低限报警值。

（二）无创血压监测

监护仪常用振荡法测量。先给袖带充气阻断动脉血流，然后使袖带从高于收缩压的状态下放气，在放气过程中动脉血流产生振荡，并叠加在气袋的压力上，而袖带中的压力变化则由仪器测量出来。

1. 注意事项

（1）根据患者病情设定好监测间期。

（2）每次测量时应将袖袋内的残余气体排尽，以免影响测量结果。

（3）选择好合适的袖带。

2. 影响血压监测的因素

（1）患者身体位置：应使被测肢体与患者心脏在同一水平线上，侧睡时尤应注意，被测肢体在身体上方、下方均对血压测量结果有影响。

（2）袖带位置和松紧度：袖带展开后应缠绕在患者肘关节上 1～2cm 处；松紧程度应以能够插入 1～2 指为宜。过松可能会导致测压偏高，过紧可能会导致测压偏低，同时会使患者不舒适，影响患者手臂血流恢复。袖带的导管应放在肱动脉处，且导管应在中指的延长线上。

（3）肢体活动：监测时患者应保持安静。

3. 常见问题及处理方法

（1）血压泵超时：常由于患者移动、袖带放置不正确、袖带充气超过正常时间或检测到漏气等因素造成。认真检查袖带管路连接处是否漏气，如无漏气则重新放置袖带于正确位置。

（2）有泵充气无血压值：检查监护仪所用的模式，是成人模式还是儿童模式。如成人使用儿童模式，则只有气泵打气声但无法测出血压；儿童使用成人模式，则高压力袖带充气可对小儿造成伤害，应做相应的调节。

（三）经皮血氧饱和度监测

监测指端小动脉搏动时氧合血红蛋白与总血红蛋白的百分比。

1. 探头的安放　将血氧探头夹在手指末端，插头和主机面板"血氧"插孔连接。

2. 注意事项

（1）固定好探头，尽量使患者安静，以免报警或不显示结果。

（2）严重低血压、休克等末梢循环灌注不良时可影响测量结果的准确性。

（3）插头和主机面板"血氧"插孔一定要插接到位，否则有可能造成无法采集血氧信息，不能显示血氧值及脉搏值。

（4）要求患者指甲不能过长，不能有任何染色物、污垢或是灰指甲。监测时间较长，如果患者手指感到不适，可更换监测部位。

（5）不要碰撞和拉扯探头或导线，以免影响使用或损坏。

（6）血氧探头应放置在血压监测的另一侧手臂上，因为在监测血压时阻断血流，而此时测不出血气，屏幕会显示"血气探头脱落"字样。

3. 常见问题及处理方法

（1）信号跟踪不到脉搏，屏幕上无氧饱和度和脉率值。

原因：①患者移动过度，传感器无法感知。②末梢部位灌注太低，不能测及氧饱和度和脉率。③传感器损坏。

处理方法：①使患者保持不动或将传感器移到活动少的肢体。②进行健康人测试，必要时更换传感器。

（2）氧饱和度迅速变化，信号强度游走不定。

原因：可能由于患者移动过度或由于手术装置干扰。

处理方法：尽量使患者保持安静，远离手术装置。

（3）氧饱和度显示传感器脱落。

原因：①液体溅进传感器接头处。②传感器连接不正常。

处理方法：①擦干或吹干传感器接头处即可恢复正常工作。②血氧探头正常工作，开机自检后探头内发出较暗红光或红光较亮且闪烁不定，须更换电缆线或进行修理。

二、多参数心电监护操作程序

（一）监护用物的准备

多参数监护仪、电极和导线、治疗盘、登记卡、弯盘。

（二）监护操作程序

1. 核对床号、姓名。向患者做好解释以取得合作。

2. 评估患者，确定监护项目。

3. 备齐用物，携至患者床旁。

4. 核对床号姓名，再次取得患者合作。

5. 协助患者取适当体位。

6. 连接电极和导线。

7. 根据所选导联用电极上附带的小砂轮行相应部位皮肤去脂并贴电极。

8. 绑扎血压监测袖带。

9. 将血氧探头夹在手指末端

10. 预置观察内容：心率、节律、调整波幅、报警预置、QRS 波音量、设定血压监测间期、血氧饱和度及其它其他设置。

11. 观察心电监护图形、血压及血氧饱和度 1～3 分钟，如有异常及时通知医生。

12. 填好登记卡，包括床号、姓名、诊断、开机时间等。

13. 询问患者需要，交代注意事项。

14. 整理病床单元。

（三）停用监护操作程序

1. 备齐用物（治疗盘、弯盘、纱布），携至患者床旁。

2. 向患者做好说明。

3. 关掉开关，撤去导联线及电极。

4. 撤去血压监测袖带和血氧探头夹。

5. 填好登记卡。

6. 询问患者需要。

7. 整理病床单元，清理用物。

第三节　肺功能检查

一、通气功能检查

肺通气功能检查包括肺泡的含气量、气流在气道中的流速及其影响。肺泡内含气量受肺与胸部扩张或回缩的影响而发生相应改变，形成四种基础肺容积（basal lung volume）和四种基础肺容量（basal lung capacity）。

（一）肺容积和肺容量

肺容积指在安静情况下，测定一次呼吸所出现的容积变化，包括潮气容积、补吸气容积、补呼气容积和残气容积四种基础肺容积，它们之间彼此互不重叠。肺容量是由两个或两个以上的基础肺容积组成，包括深吸气量、功能残气量、肺活量、肺总量四种（图 7-45）。

NOTE

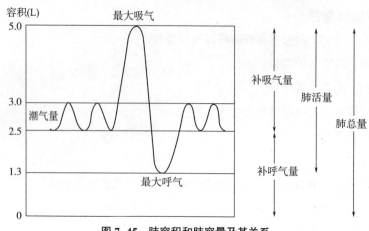

图 7-45　肺容积和肺容量及其关系

1. 潮气容积（tidal volume，VT）　是指平静呼吸时，一次吸入和呼出的气量。正常成人参考值约为 500mL。VT 受吸气肌功能的影响，尤其是膈肌的运动，呼吸肌功能不全时 VT 降低。

2. 补呼气容积（expiratory reserve volume，ERV）　是指平静呼气末再尽最大力量呼气所呼出的气量。正常成人参考值：男性 1609±492mL，女性 1126±338mL。ERV 可随呼气肌功能的改变而发生变化。

3. 补吸气容积（inspiratory reserve volume，IRV）　是指平静吸气末再尽最大力量吸气所吸入的气量。正常成人参考值：男性约 2160mL，女性约 1400mL。IRV 受吸气肌功能的影响。

4. 残气容积（residual volume，RV）　指补呼气后仍残留于肺内的气量。正常成人参考值：男性 1615±397mL，女性 1245±336mL。其临床意义同 FRC。

5. 深吸气量（inspiratory capacity，IC）　是指平静呼气末尽最大力量吸气所吸入的最大气量，即潮气容积加补吸气容积（VT + IRV）。正常成人参考值：男性 2617±548mL，女性 1970±381mL。当呼吸功能不全时，尤其是吸气肌力障碍及胸廓、肺活动度减弱和气道阻塞时 IC 均降低。

6. 肺活量（vital capacity，VC）　是指尽力吸气后缓慢而又完全呼出的最大气量，即深吸气量加补呼气容积（IC + ERV）或潮气容积加补吸气容积加补呼气容积（VT + IRV + ERV）。右肺肺活量占全肺肺活量的 55%。正常成人参考值：男性 4217±690mL，女性 3105±452mL。实测值占预计值的百分比＜80% 为减低，其中 60%～79% 为轻度减低、40%～59% 为中度减低、＜40% 为重度减低。肺活量减低提示有限制性通气功能障碍，亦可提示有严重的阻塞性通气功能障碍。临床上常见于胸廓畸形、广泛胸膜增厚、大量胸腔积液、气胸、肺不张、弥漫性肺间质纤维化和大量腹腔积液、腹腔巨大肿瘤等，以及重症肌无力、膈肌麻痹、传染性多发性神经根炎和严重的慢性阻塞性肺病及支气管哮喘等疾病。

7. 功能残气量（functional residual capacity，FRC）　是指平静呼气末肺内所含气量，即补呼气量加残气量（RV）。正常成人参考值：男性 3112±611mL，女性 2348±479mL。FRC 增高见于阻塞性肺气肿、气道部分阻塞，FRC 下降见于肺间质纤维化、急性呼吸窘迫综合征（ARDS）。

8. 肺总量（totallung capacity，TLC）　是指最大限度吸气后肺内所含气量，即肺活量加残气量。正常成人参考值：男性约 5020mL，女性约 3460mL。肺总量减少见于广泛肺部疾病，如肺水肿、肺不张、肺间质性疾病、胸腔积液、气胸等。肺气肿时，TLC 可正常或增高，主要取决于残气量和肺活量的增减情况。

（二）通气功能

通气功能又称为动态肺容积，是指单位时间内随呼吸运动进出肺的气量和流速。

1. 肺通气量

（1）每分钟静息通气量（minute ventilation，VE）：指静息状态下每分钟呼出气的量，等于潮气容积（VT）×每分钟呼吸频率（RR/min）。正常成人参考值：男性 6663±200mL，女性 4217±160mL。>10L/min 提示通气过度，可造成呼吸性碱中毒。<3L/min 提示通气不足，可造成呼吸性酸中毒。

（2）最大自主通气量（maximal voluntary ventilation，MVV）：指在单位时间内以最大的呼吸幅度和最快的呼吸频率呼吸所得的通气量。可用来评估肺组织弹性、气道阻力、胸廓弹性和呼吸肌的力量，临床上常用作通气功能障碍、通气功能储备能力考核的指标。正常成人参考值：男性 104±2.71L，女性 82.5±2.17L。作为通气功能障碍考核指标时常以实测值占预计值的百分比进行判定，<80% 为异常。MVV 降低：无论是阻塞性还是限制性通气障碍均可使之降低。临床常见于阻塞性肺气肿、呼吸肌功能障碍、胸廓、胸膜、弥漫性肺间质疾病和大面积肺实变等。临床常用通气储备量来评定肺通气功能，常用通气储备百分比表示，计算公式为：

$$通气储量\% = \frac{最大通气量 - 静息通气量}{最大通气量} \times 100\%$$

通气储备百分比被认为是胸部手术术前判断肺功能状况、预计肺合并症发生风险的预测指标，以及职业病劳动能力鉴定的指标。正常值＞95%，低于 86% 提示通气储备不足，气急阈为 60%～70%。

（3）肺泡通气量（alveolar ventilation，VA）：指安静状态下每分钟进入呼吸性细支气管及肺泡参与气体交换的有效通气量。正常成人潮气容积为 500mL，其中 150mL 为无效腔气。无效腔气不参与气体交换，仅在呼吸细支气管以上气道中起传导作用，亦称为解剖无效腔。若按呼吸频率为 15 次/分钟计算，其静息通气量为 7.5L/min，减除无效腔气，即肺泡通气量为 5.25L/min。但进入肺泡中的气体，若无相应肺泡毛细血管血流与之进行气体交流，也同样会产生无效腔效应，称肺泡无效腔。解剖无效腔加肺泡无效腔称生理无效腔（dead space ventilation，VD）。正常情况下因通气/血流比值正常，肺泡无效腔量小至可忽略不计，故生理无效腔基本等于解剖无效腔。VA=（VT−VD）×RR 或 VA=VT×（1−VD/VT）×RR，由此可见，肺泡通气量受无效腔与潮气容积比率（VD/VT）影响，正常 VD/VT=0.3～0.4，比值小则有效肺泡通气量增加；反之则减少，如 VD/VT=0.7 时，VT 仍为 500mL，RR 为 15 次/分钟，则 VA=500×（1−7/10）×15=2.25L/min。故浅速呼吸的通气效率逊于深缓呼吸。

2. 用力肺活量　用力肺活量（forced vital capacity，FVC）是指深吸气至肺总量位后以最大力量、最快的速度所能呼出的全部气量。正常成人参考值：男性 3179±117mL，女性 2314±48mL。临床常用第一秒用力呼气容积（forced expiratory volume in one second，FEV_1）即最大吸气至肺总量位后，开始呼气第 1 秒钟内的呼出气量。FEV_1 作为判断有无阻塞性通气障碍的重要指标，正常人 3 秒内可将肺活量全部呼出，第 1、2、3 秒所呼出气量各占 FVC

的百分率，正常分别为 83%、96%、99%
（图 7-46）。低于 80% 提示有气道阻塞性通气
障碍。主要见于慢性阻塞性肺病、支气管哮喘
急性发作的患者，由于气道阻塞、呼气延长，
其 FEV_1 和 $FEV_1/FVC\%$ 均降低，但在可逆性
气道阻塞中，如支气管哮喘，在应用支气管扩
张剂后，其值亦可较前改善。限制性通气障碍
时，如弥漫性肺间质疾病、胸廓畸形等患者可
正常，甚至可达 100%，因为此时虽呼出气流
不受限制，但肺弹性及胸廓顺应性降低，呼气
运动迅速减弱停止，使肺活量的绝大部分在极
短时间内迅速呼出。

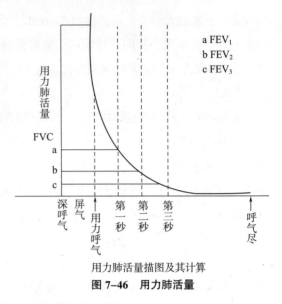

用力肺活量描图及其计算

图 7-46　用力肺活量

FEV_1 占预计值的百分比可作为评定肺功能损害程度的标准，见表 7-2。

表 7-2　肺功能损害程度评定标准

严重程度	FEV_1 占预计值的百分比
轻度	70%～80%
中度	60%～69%
中重度	50%～59%
重度	35%～49%
极重度	＜35%

3. 通气功能障碍的常见类型及其肺功能特点　通气功能障碍分为阻塞性、限制性和混合性三种类型，其肺功能特点见表 7-3。

表 7-3　三种类型通气功能障碍肺功能特点

	阻塞性	限制性	混合性
FEV	正常或↓	↓↓	↓
FEV_1 或 $FEV_1/FEV\%$	↓↓	正常或↓	↓
MVV	↓↓	正常或↓	↓
RV 或 FRC	↑↑	↓↓	不等
RV/TLC%	↑或↑↑	正常或↑	不等

（三）支气管激发试验

支气管激发试验是测定气道反应性的一种方法，是用某种刺激使支气管平滑肌收缩，再行肺功能检查，依据检查结果的相关指标判定支气管狭窄的程度，借以判定气道反应性。

1. 测定前准备　首先将试验所用药物组胺或乙酰甲胆碱用生理盐水按浓度 0.03～16mg/mL，倍比递增稀释配制，4℃冰箱保存备用。要求受试者在受试前无呼吸困难症状，且 FEV_1 占预计值 ≥ 70%，24 小时内停用支气管扩张剂。

2. 测定方法　先测基础 FEV_1 值，然后雾化吸入生理盐水 2 分钟，再测 FEV_1，如果无明显降低，则从最低浓度开始，采用潮气法呼吸，依次吸入上述药物，每一剂量吸完后测 FEV_1，

至 FEV_1 较吸入盐水后 FEV_1 降低 ≥ 20％时终止。气道反应性的判断主要依据使 FEV_1 降低 20％时所需药物累积量（PD20 FEV_1），其值为组胺 PD20 FEV_1 < 7.8μmol、乙酰甲胆碱 PD20 FEV_1 < 12.8μmol，为气道反应性增高。

3. 临床意义　主要用于协助支气管哮喘的诊断。对于无症状、体征，或有可疑哮喘病史，或在症状缓解期，肺功能正常者，或仅以咳嗽为主要表现的咳嗽变异性哮喘者，若支气管激发试验阳性可确定诊断。

（四）支气管舒张试验

支气管舒张试验（bronchodilatation test）主要测定受试者吸入 $β_2$ 激动药后 FEV_1 的改善率。

1. 测定前准备　为保证试验结果准确可靠，在正式试验前应检查患者吸入技术是否正确，对于初次吸入 MDI（定量气雾剂）或不能很好地掌握吸入技术者，医师或护师应亲自示范，教会患者正确使用 MDI。

2. 测定方法　受试者先测定基础 FEV_1（或 PEF），然后用 MDI 吸入 200～400μg $β_2$ 受体激动药（如沙丁胺醇），吸入后 15～20 分钟重复测定 FEV_1（或 PEF）。按以下公式计算：

$$FEV_1 改善率 = \frac{（吸药后 FEV_1 - 吸药前 FEV_1）}{吸药前 FEV_1} \times 100\%$$

3. 临床意义　支气管舒张试验适用于鉴别是否哮喘或慢性阻塞性肺疾病，以及判断药物的疗效。如改善率 ≥ 15％，且 FEV_1 绝对值增加 > 200mL（以 FEV_1 为测定指标者），则认为试验阳性。

二、换气功能检查

肺换气功能检查包括通气量、血流量、吸入气体的分布和通气／血流比值，以及肺泡弥散功能。

（一）气体分布

肺泡是气体交换的基本单位，吸入的气体均匀地分布于每个肺泡，才能发挥最大的气体交换效率。气体分布（gas distribution）不均匀主要是由于不均匀的气流阻力和顺应性。临床上，支气管痉挛、受压可出现不均匀的气流阻力；间质性肺炎、肺纤维化、肺气肿、肺淤血、肺水肿等可降低肺顺应性。

（二）通气／血流比值

肺有效的气体交换不仅要求有足够的通气量和血流量，而且要求通气与血流灌注在数量上比例［即通气／血流比值（ventilation／perfusion ratio，V/Q）］适当。在静息状态下，健康成人每分钟肺泡通气量（VA）约4L，血流量（Q）约5L，V/Q 为 0.8。但是肺内不同肺间区的 V/Q 值存在很大差异，其原因是 V/Q 值受重力、体位和肺容积的影响，其中重力和体位的影响最大。直立位时单位肺容积的通气肺底部最多、肺尖部最少，而肺血流亦为肺底部最多、肺尖部最少，结果导致 V/Q 值从肺底向肺尖进行性增高；但通过生理上的调节，使整个肺的 V/Q 取得适当的比值，以保证最有效的气体交换。在病理情况下，局部血流障碍时，进入肺泡的气体由于未能和充足的血流交换，V/Q > 0.8，出现无效腔气增加；反之，局部气道阻塞，V/Q < 0.8，成为无效灌注，而导致静—动脉分流效应。这 2 种异常状况，都可造成换气功能障碍，导致缺氧，即动脉氧分压（PaO_2）降低，一般并无 CO_2 潴留，但可出现动脉二氧化碳

分压（$PaCO_2$）降低。V/Q 失调是肺部疾病产生缺氧的主要原因。临床上见于肺实质、肺血管疾病，如肺炎、肺不张、呼吸窘迫综合征、肺栓塞和肺水肿等。

（三）肺泡弥散功能

肺泡弥散是指肺泡内气体中和肺泡壁毛细血管中的氧和二氧化碳通过肺泡壁毛细血管膜进行气体交换的过程。以弥散量（diffusing capacity，DL）作为判定指标。肺泡弥散量是指肺泡膜两侧气体分压差为 1mmHg 条件下，气体在单位时间（1 分钟）所能通过的气体量（mL）。影响肺泡毛细血管弥散的因素有弥散面积、弥散距离（厚度）、肺泡与毛细血管的氧分压差、气体分子量、气体在介质中的溶解度、肺泡毛细血管血流，以及气体与血红蛋白的结合力。O_2 与 CO_2 在肺内的弥散过程不同，CO_2 的弥散速率为 O_2 的 21 倍，实际上不存在 CO_2 弥散功能的障碍，故临床上弥散障碍是指氧而言，其后果是缺氧。正常值：男性 18.23～38.41mL/（mmHg·min）；女性 20.85～23.9mL/（mmHg·min）。DL 值与年龄、性别、体位、身材等相关，男性大于女性，青年人大于老年人。弥散量如小于正常预计值的 80%，则提示有弥散功能障碍，常见于肺间质纤维化、石棉肺、肺气肿、肺结核、气胸、肺部感染、肺水肿、先天性心脏病、风湿性心脏病、贫血等。弥散量增加可见于红细胞增多症、肺出血等。

三、小气道功能检查

小气道是指吸气状态下内径 ≤ 2mm 的细支气管（相当于第 6 级支气管分支以下），包括全部细支气管和终末细支气管，是许多慢性阻塞性肺疾病早期受累的部位。小气道功能检查对早期发现、诊断小气道疾病有十分重要的意义。

（一）闭合容积

闭合容积（closing volume，CV）原称闭合气量，是指平静呼气至残气位时，肺下垂部小气道开始闭合时所能继续呼出的气体量；而小气道开始闭合时肺内留存的气体量则称为闭合总量（closing capacity，CC），CC=CV + RV。测定结果判定指标有二种，分别为 CV（闭合气量）/VC（肺活量）% 和 CC（闭合总量）/TLC（肺总量）%。正常值随年龄增加而增加：CV/VC%，30 岁为 13%，50 岁为 20%；CC/TLC < 45%。

（二）最大呼气流量—容积曲线

最大呼气流量—容积曲线（maximum expiratory flow–volume curve，MEFV）为受试者在作最大用力呼气过程中，将呼出的气体容积与相应的呼气流量所记录的曲线，或称流量—容积曲线（V–V 曲线）。

临床上常用 VC50% 和 VC25% 时的呼气瞬时流量 Vmax50 和 Vmax25 作为检测小气道阻塞的指标，凡两指标的实测值 / 预计值小于 70%，且 Vmax50 / Vmax25 < 2.5 即认为有小气道功能障碍。

（三）频率依赖性肺顺应性

肺顺应性是指单位压力改变时所引起的容积变化，用来反映肺组织的弹性，通常包括肺顺应性、胸壁顺应性和总顺应性。肺顺应性分为静态顺应性（Cstat）和动态顺应性（Cdyn）两种。静态顺应性指在呼吸周期中气流被短暂阻断时测得的肺顺应性，它反映肺组织的弹性；动态顺应性则是在呼吸周期中气流未被阻断时测得的肺顺应性，它受气道阻力的影响，并根据呼气和吸气末肺容量与不同胸内压胸膜腔内压改变来确定。动态顺应性又分为正常呼吸频率（约 20 次 / 分钟）和快速呼吸频率（约 60 次 / 分钟）两种，后者又称为频率依赖性顺应性（frequency dependence of dynamic compliance，FDC），它比前者更敏感。正常情况下 Cdyn 与 Cstat 接近，且呼吸频率增加时改变亦很小，但当小气道病变患者呼吸频率增加时，随特定肺容量的改变而胸内压胸膜腔内压增加，动态顺应性降低。除此以外，肺顺应性还与弹性回缩力有关，弹性回缩力是指保持肺脏于某容积所要求的压力。弹性回缩力增加，则顺应性降低，反之则顺应性增加。正常值：Cstat 为 2.0L/kPa、Cdyn 为 1.5～3.5L/kPa。肺静态弹性回缩力增加和 Cstat 降低，见于肺纤维化等疾病，肺静态弹性回缩力降低和 Cstat 增加，见于肺气肿。

第四节　内镜检查

一、上消化道内镜检查

上消化道内镜检查包括食管、胃、十二指肠的检查，是应用最早、进展最快的内镜检查，通常亦称胃镜检查。

（一）适应证

1. 原因不明的吞咽困难、胸骨后疼痛、烧灼、上腹部疼痛、不适、饱胀、食欲下降等上消化道症状者。

2. 不明原因的上消化道出血。

3. X 线检查不能确诊或不能解释的上消化道病变，特别是黏膜病变和疑有肿瘤者。

4. 需要随访观察的溃疡病、萎缩性胃炎、术后胃、反流性食管炎、Barrett 食管等。

5. 药物或手术治疗疗效观察和随访。

6. 内镜治疗，如食管静脉曲张的硬化剂注射与结扎、镜下止血、异物取出、食管狭窄的扩张、上消化道息肉摘除等。

（二）禁忌证

1. 严重心肺疾患，如严重心律失常、严重心功能不全、心肌梗死急性期、严重呼吸衰竭及支气管哮喘发作期等。轻症心肺功能不全不属禁忌，必要时酌情在监护条件下进行。

2. 休克、意识障碍等危重状态。

3. 精神失常等情况不能合作者。

4. 食管、胃、十二指肠穿孔急性期。

5. 严重咽喉疾患、腐蚀性食管炎和胃炎、巨大食管憩室、主动脉瘤及严重颈胸段脊柱畸形者。

6. 急性传染性肝炎或胃肠道传染病一般暂缓检查；慢性乙、丙型肝炎或病原携带者，AIDS 患者应具备特殊的消毒措施。

（三）术前准备要点

1. 检查前禁食 8 小时。有胃排空延缓者，须禁食更长时间；有幽门梗阻者，应洗胃后再检查。

2. 阅读胃镜申请单，简要询问病史，做必要体检，了解检查的指征，有否危险性及禁忌证。做好解释工作，消除患者恐惧心理，以取得患者的合作。

3. 检查前 5～10 分钟，吞服含 1% 丁卡因胃镜胶（10mL），或以 2% 利多卡因喷雾喷咽部 2～3 次，前者兼具麻醉及润滑作用，目前应用较多。

4. 过分紧张者可用地西泮 5～10mg 肌注或静注。做镜下治疗时，为减少胃蠕动，可于术前 10 分钟肌注山莨菪碱 10mg 或阿托品 0.5mg。

5. 检查胃镜的光源、送水、送气阀及吸引装置，操纵部旋钮控制的角度及线路，电源开关及监视器屏幕影像。

（四）术后观察要点

1. 注意生命体征的变化。

2. 被检查者 2 小时后进温凉流质或半流质饮食。

3. 注意并发症的发生，如下颌关节脱臼、咽喉部损伤感染、腮腺肿大、食管贲门黏膜撕裂等。

二、下消化道内镜检查

下消化道内镜检查包括乙状结肠镜、结肠镜和小肠镜检查，以结肠镜应用较多，可达回盲部甚至末端回肠，以了解部分小肠和全结肠病变，在此仅讨论结肠镜检查。

（一）适应证

1. 不明原因的便血、大便习惯改变，或有腹痛、肿块、消瘦、贫血等征象，怀疑有结、直肠及末端回肠病变者。

2. 钡剂灌肠或乙状结肠镜检查结肠有狭窄、溃疡、息肉、肿瘤、憩室等病变，需进一步确诊者。

3. 转移性腺癌、CEA、CA199 升高，需寻找原发病灶者。

4. 炎症性肠病的诊断与随诊。

5. 结肠癌术前确诊，术后随访，息肉摘除术后随访。

6. 行镜下止血、息肉切除、整复肠套叠、肠扭转、扩张肠狭窄及放置支架解除肠梗阻等治疗。

（二）禁忌证

1. 肛门、直肠严重狭窄。

2. 急性重度结肠炎，如急性细菌性痢疾、急性重度溃疡性结肠炎及憩室炎等。

3. 急性弥漫性腹膜炎、腹腔脏器穿孔、多次腹腔手术、腹内广泛粘连及大量腹水者。

4. 妊娠期妇女。

5. 严重心肺功能衰竭、精神失常及昏迷患者。

（三）术前准备要点

1. 检查前一日进流质饮食，当晨禁食。

2. 肠道清洁有多种方法，可于检查前 3 小时嘱患者饮主要含氯化钠的平衡电解质液 3000～4000mL，或主要含磷酸缓冲液的清肠液，饮水总量不足 1000mL，可达到同样的清肠效果。也可用 20% 甘露醇 500mL 和 5% 葡萄糖生理盐水 1000mL 混合液于检查前一天傍晚口服，导致渗透性腹泻，但应注意甘露醇可在大肠内被细菌分解产生可燃气体"氢"，如行高频电凝术有引起爆炸的危险。

3. 阅读结肠镜申请单，简要询问病史，做必要体检，了解检查的指征，有否禁忌证，做好解释工作，说明检查的必要性及安全性，消除恐惧心理，争取患者能主动配合。

4. 可于术前5～10分钟用阿托品0.5mg肌注或山莨菪碱10mg肌注，以减少肠蠕动。对青光眼、前列腺肥大或近期发生尿潴留者禁用。对情绪紧张者可肌注地西泮5～10mg、哌替啶50mg，但使用上述药品可使痛阈增高，降低结肠穿孔反应信号，应特别警惕。

5. 检查室最好有监护设备及抢救药物，以备不时之需。

6. 检查结肠镜及配件同做胃镜前准备，以确保结肠镜性能及质量。

（四）术后观察要点

1. 注意生命体征的变化。

2. 注意观察大便的颜色和性状。

3. 注意并发症的发生，如肠穿孔、肠出血、肠系膜裂伤等。

三、纤维支气管镜检查

（一）适应证

1. 原因不明的咯血，需明确出血部位和咯血原因者，或原因和病变部位明确，但内科治疗无效或反复大咯血而又不能行急诊手术需局部止血治疗者。

2. X线胸片示块影、肺不张、阻塞性肺炎，疑为肺癌者。

3. X线胸片阴性，但痰细胞学阳性的"隐性肺癌"者。

4. 性质不明的弥漫性病变、孤立性结节或肿块，需钳取或针吸肺组织做病理切片或细胞学检查者。

5. 原因不明的肺不张或胸腔积液者。

6. 原因不明的喉返神经麻痹和膈神经麻痹者。

7. 不明原因的干咳或局限性喘鸣者。

8. 吸收缓慢或反复发作性肺炎。

9. 深部细支气管分泌物病原学培养。

10. 疾病治疗：如取支气管异物、肺化脓症吸痰及局部用药、手术后痰液潴留吸痰、肺癌局部瘤体的放疗和化疗等。另外，对于气道狭窄患者，可在纤支镜下行球囊扩张或放置镍钛记忆合金支架等介入治疗。

（二）禁忌证

1. 对麻醉药过敏者及不能配合检查的受检者。

2. 有严重心肺功能不全、严重心律失常、频发心绞痛者。

3. 全身状况极度衰弱不能耐受检查者。

4. 凝血功能严重障碍者。

5. 主动脉瘤有破裂危险者。

6. 新近有上呼吸道感染或高热、哮喘发作、大咯血者需待症状控制后再考虑做纤维支气管镜检查。

（三）术前准备要点

1. 术前向患者说明检查目的、意义、大致过程和配合的方法，以消除患者的顾虑，使检查顺利进行。

2. 受检者需有近期胸片，包括正侧位片，必要时有断层片或胸部 CT 片，以确定病变位置。

3. 有出血倾向者需做凝血时间和血小板计数等检查。

4. 对年老体弱、心肺功能不佳者做心电图和肺功能检查。

5. 术前受检者禁食 4 小时。

6. 术前半小时肌内注射阿托品 0.5mg 和西地泮 10mg。

（四）术后观察要点

1. 注意生命体征的变化。

2. 注意观察痰的颜色和性状，及时发现术后出血。

3. 注意并发症的发生，如气胸、肺部感染等。

第八章　影像学检查

第一节　X 线检查

一、概述

X 线（X-ray）在 1895 年被伦琴发现以后不久，就被用于人体检查进行疾病诊断，形成了放射诊断学，并奠定了现代医学影像学的基础。至今放射诊断学仍是医学影像学中的重要内容。20 世纪 70 年代和 20 世纪 80 年代又相继出现了 X 线计算机体层成像（X－ray computed tomography，CT）、磁共振成像（magnetic resonance imaging，MRI）和发射体层成像，包括单光子发射体层成像与正电子发射体层成像等新的成像技术。虽然各种成像技术的成像原理与方法不同，诊断价值与限度亦各异，但都是特殊的诊断方法，可以使人体内部结构和器官成像，借以了解人体解剖与生理功能状况及病理变化，以达到诊断的目的，都属于活体器官的视诊范畴。

现在数字成像技术已由 CT 与 MRI 等扩展到传统的模拟 X 线成像。数字成像改变了图像的显示方式，图像解读也由只用照片观察过渡到兼用屏幕观察和计算机辅助检测。由于有了图像存档与传输系统，图像的保存、传输与利用也发生了巨大变化，数字化图像代替了传统的胶片。

（一）X 线的产生和特性

1. X 线的产生　X 线是高速行进的电子流轰击钨靶时，电子流突然被钨靶阻止时产生的。X 线的产生过程是向 X 线管灯丝供电、加热，在阴极附近产生自由电子，当向 X 线管两极提供高压电时，阴极与阳极间的电势差陡增，电子以高速由阴极向阳极行进，轰击阳极钨靶而发生能量转换，其中 1% 以下的能量转换为 X 线，99% 以上的能量转换为热能。

2. X 线的特性　X 线属于电磁波。用于 X 线成像的波长为 0.008～0.031nm（相当于 40～150KV 时）。其特性如下：

（1）穿透性：X 线波长短，具有强穿透力，能穿透可见光不能穿透的物体，在穿透过程中吸收强度会发生一定程度的衰减。X 线的穿透力与 X 线波长相关，电压越高，所产生的 X 线波长越短，穿透力也越强，反之其穿透力也越弱。X 线穿透物体的程度与物体的密度和厚度相关。密度大、厚度大的物体吸收得多，通过得少。X 线穿透性是 X 线成像的基础。

（2）荧光效应：X 线肉眼不可见，但能激发荧光物质，如硫化锌、硫化锡及钨酸钙等，使波长短的 X 线转换成波长长的可见荧光，这种转换称为荧光效应，荧光效应是进行透视检查的基础。

NOTE

（3）感光效应：涂有溴化银的胶片，经 X 线照射后，感光的溴化银中的 Ag^+ 被还原成金属银，并沉积于胶片内，呈黑色。而未感光的溴化银，在定影过程中，从 X 线胶片上被清除，因而显出胶片片基的透明本色。依金属银沉积量的多少，便产生了从黑至白不同灰度的影像，所以，感光效应是 X 线摄影的基础。

（4）电离效应：X 线通过人体产生电离效应，可引起生物学方面的改变，即生物效应。虽然对人体有害，但也是放射治疗的基础，所以进行 X 线检查时也需要注意放射防护。

（二）X 线成像的基本原理

X 线图像的形成，是基于以下三个基本条件：首先，X 线具有一定的穿透力，能穿透人体的组织结构；第二，被穿透的组织结构，存在着密度和厚度的差异，X 线在穿透过程中被吸收的量不同，以致剩余线量有差别；第三，这个有差别的剩余 X 线，是不可见的，经过显像过程，例如用 X 线片显示，就能获得具有黑白对比、层次差异的 X 线图像。

人体组织结构依单位体积内各元素的量而有不同的密度，可归纳为三类：高密度的有骨组织和钙化灶等；中等密度的有软骨、肌肉、神经、实质器官、结缔组织及体液等；低密度的有脂肪组织，以及有气体存在的呼吸道、胃肠道、鼻窦和乳突气房等。病变可使人体组织密度发生改变。例如，肺结核病变可在低密度的肺组织内产生中等密度的纤维化改变和高密度的钙化灶。组织密度不同的病变可产生相应的病理 X 线影像。

人体组织结构和器官形态不同，厚度也不一样。厚的部分，吸收 X 线多，透过的 X 线少，薄的部分则相反，于是在 X 线片和荧屏上显示出黑白对比和明暗差别的影像。所以，X 线成像与组织结构和器官厚度也有关。

（三）X 线成像技术

普通 X 线成像是以胶片为介质对图像信息进行采集、显示、存储和传送。X 线机包括 X 线管及支架、变压器、操作台及检查床等基本部件。普通 X 线摄影的缺点是（黑影）技术条件要求严格，影像的灰度固定不可调节，密度分辨力低，在照片的利用与管理上也有诸多不便。随着科学技术的发展，普通 X 线成像已转变为数字 X 线成像。数字 X 线成像是将普通 X 线摄影装置或透视装置同电子计算机结合，使 X 线信息由模拟信息转换为数字信息而得数字图像的成像技术。依其结构上的差别可分为计算机 X 线成像（computer radiography，CR）、数字 X 线荧光成像（digital fluorography，DF）和平板探测器数字 X 线成像。

（四）X 线检查技术

X 线检查技术分为普通检查、特殊检查、造影检查。

1. 普通检查　包括透视和摄片。

透视采用摄像增强电视系统，影像亮度强、效果好，透视可转动患者体位、改变方向进行观察；可了解器官的动态变化，如心、大血管搏动及胃肠蠕动等；操作方便；费用低；可立即得出结论。现多用于胃肠道钡餐检查。但透视的影像对比度及清晰度较差，难以观察密度差别小的病变，以及密度与厚度较大的部位，例如头颅、脊柱、骨盆等。

X 线摄片对比度及清晰度均较好；不难使密度、厚度较大的部位，或密度、厚度差异较小的病变部位显影。常需做互相垂直的两个方位摄影，例如正位及侧位。

2. 特殊检查　特殊检查有软线摄影、体层摄影、放大摄影和荧光摄影等。自应用 CT 等现代成像技术以来，只有软线摄影还在应用。用以检查软组织，主要是乳腺。

NOTE

3. 造影检查（Angiography revealed） 对缺乏自然对比的结构或器官，可将密度高于或低于该结构或器官的物质引入器官内或其周围间隙，使之产生对比以显影，此即造影检查。造影检查的应用，扩大了 X 线检查的范围。引入的物质称为对比剂，也称造影剂。

（1）对比剂：按影像密度高低分为高密度对比剂和低密度对比剂两类。高密度对比剂为原子量高、相对密度大的物质，有钡剂和碘剂，主要用于食管及胃肠造影。低密度对比剂为气体，用于胃肠双对比造影。

（2）造影方法：①直接引入，通过口服、灌注、穿刺等，将对比剂直接引入食管、胃、肠管、尿路、子宫、输卵管等而行造影；②间接引入，经静脉注入后，对比剂经肾排入泌尿道内而行尿路造影。

（3）造影检查的临床应用：①胃肠透视；②泌尿系造影；③胆系造影；④支气管造影；⑤脊髓造影；⑥关节造影；⑦血管造影；⑧子宫输卵管造影；⑨乳管造影等。

（五）X 线图像特点

X 线图像都是灰阶图像，是由从黑到白的灰度构成的影像。黑影表示低吸收区，即低密度区，如肺部；白影表示高吸收区，即高密度区，如骨骼。这些不同灰度的影像以光学密度反映人体组织结构的解剖及病理状态。

人体组织结构的密度与 X 线图像上影像的密度是两个不同的概念。前者是指人体组织中单位体积内物质的质量，而后者则指 X 线图像上所显示影像的黑白。物质的密度与其本身的比重成正比，物质的密度高，比重大，吸收的 X 线量多，影像在图像上呈白影。反之，物质的密度低，比重小，吸收的 X 线量少。影像在图像上呈黑影。因此，图像上的白影与黑影，虽然也与物体的厚度有关，但主要是反映物质密度的高低，在工作中，通常用密度的高与低表述影像的白与黑。例如用高密度、中密度和低密度分别表述白影、灰影和黑影，并表示物质密度的高低，人体组织密度发生改变时，则用密度增高或密度降低表述影像的白影与黑影。

X 线图像是 X 线束穿透某一部位的不同密度和厚度组织结构后的投影总和，是该穿透路径上各个结构影像相互叠加在一起的影像。

二、X 线检查的临床应用

（一）呼吸系统检查

呼吸系统 X 线检查以普通检查为主，特殊检查和造影检查为辅。X 线检查是诊断肺部病变的主要方法，是胸部疾病的早期诊断、随访观察及群体普查等必不可少的检查手段。

1. 普通 X 线检查

（1）显示正常组织结构：①构成胸壁的软组织和骨骼：胸大肌、乳房、肋骨、肩胛骨等；②构成正常肺组织的肺野、肺门、肺纹理、肺叶、肺段、肺小叶等；③气管和支气管：左右主支气管、肺叶支气管、肺段支气管；④左右膈肌；⑤构成纵隔的由心脏、大血管、气管、食管、淋巴组织、胸腺等。

（2）显示胸部病变

1）肺部基本病变：①渗出与实变：渗出常见于肺炎、肺出血、肺泡性肺水肿、脓肿早期或结核早期；实变常见于肺炎、肺结核。②增殖病变：常见于肺结核、各种慢性肺炎、肉芽肿性肺炎。③钙化：常见于肺结核、肺囊肿壁的钙化、肿瘤、尘肺。④纤维化：常见于吸收不全的肺炎、肺结核、肺脓肿、弥漫性间质性肺炎、特发性间质纤维化、尘肺、放射性肺炎、组织细胞增生症、结缔组织病。⑤肿块：常见于良性及恶性肿瘤、炎性假瘤、结核球。⑥空洞与空腔：空洞包括虫蚀样空洞，常见于干酪性肺炎；薄壁空洞壁厚在 3mm 以下常见于肺结核；厚壁空洞壁厚＞ 3mm，常见于肺结核、肺脓肿、肺癌。空腔常见于肺大泡、含气肺囊肿、肺气肿、金黄色葡萄球菌肺炎、囊状支扩。⑦间质性病变：常见于间质性肺炎、尘肺、结缔组织病。⑧阻塞性肺气肿：又分为局限性肺气肿、弥漫性肺气肿。局限性肺气肿多见于支气管异物、肿瘤、慢性炎症；弥漫性肺气肿多见于慢性支气管炎、哮喘、尘肺。⑨阻塞性肺不张：多见于肺肿瘤、慢性炎症、支气管异物。肺不张又分为一侧性肺不张、肺叶不张、肺段不张、肺亚段不张、小叶不张、盘状不张等。

2）胸膜基本病变：①胸腔积液：最常见结核性，还可见漏出性、化脓性、寄生虫性等。胸腔积液分为游离性胸腔积液和局限性胸腔积液。游离性胸腔积液又包括少量胸腔积液、中等量胸腔积液、大量胸腔积液；局限性胸腔积液又包括包裹性积液、叶间积液、肺下积液。②气胸：多见于外伤；自发性气胸多见于慢性支气管炎、肺气肿、肺大泡。③液气胸：多见于外伤。④胸膜肥厚粘连钙化：多由胸腔积液治疗不当导致纤维蛋白沉积所致。

3）纵隔基本病变：主要包括纵隔增宽、纵隔移位。

（3）用于临床诊断：大叶性肺炎、小叶性肺炎、间质性肺炎、慢性支气管炎、肺气肿、支气管扩张、肺脓肿、各种类型肺结核（Ⅰ型原发性肺结核，包括肺原发综合征、胸内淋巴结结核；Ⅱ型血行播散型肺结核，包括急性粟粒型肺结核、亚急性或慢性血行播散型肺结核；Ⅲ型继发性肺结核，包括浸润性肺结核、慢性纤维空洞型肺结核；Ⅳ型结核性胸膜炎）、各种类型肺癌（中心型肺癌、周围型肺癌、弥漫型肺癌）、肺转移瘤、胸腔积液、气胸、液气胸等。根据肿瘤在纵隔的部位诊断纵隔肿瘤：①胸腔入口区纵隔肿瘤：甲状腺肿瘤、淋巴管瘤；②前纵隔肿瘤：胸腺瘤、畸胎瘤、心包囊肿、脂肪瘤；③中纵隔肿瘤：淋巴瘤、支气管囊肿；④后纵隔：神经源性肿瘤。

2. 特殊检查　临床常用的呼吸系统特殊检查方法有高电压摄影和体层摄影，胸部体层摄影又包括支气管断层和病灶断层。

（1）高电压摄影：由于管电压高，X 线穿透能力强，可减少胸壁软组织及肋骨等对肺内病变的干扰，有助于发现常规摄片不能发现的病变。比普通照像显示病变更加清晰，可清晰地显示病变的形态、大小、密度及边缘、钙化、空洞，特别对于气管及肺门区支气管显示更为清楚，适用于中心型肺癌、纵隔病变及尘肺的诊断。

（2）体层摄影

1）支气管断层：可以清晰地显示支气管壁和支气管腔。观察支气管壁是否光滑整齐，有无扩张、狭窄、受压、中断、缺损，腔内有无肿物，显示肺部病变与支气管的关系。用于支气管肺癌、支气管异物、炎症的诊断与鉴别诊断。

2）病灶断层：可以清晰地显示肺内病变的形态、边缘、大小，以及病变内部情况如有无钙化或空洞。主要用于：①确定有无空洞，并显示洞壁与引流支气管的情况；②较准确地显示肺内肿块、空洞等病变的形态、结构、部位及毗邻关系；③显示肺部病变与支气管的关系；④显示肺门增大的淋巴结、纵隔内病变及其与大血管的关系。

3. 造影检查

（1）支气管造影：可以清晰地显示支气管腔和支气管内壁，是否光滑整齐，有无扩张、狭窄、中断。主要用于病因不明的咯血、临床考虑支气管扩张而平片无阳性改变、临床考虑肺癌而平片和体层摄影无阳性改变、明确肺结核和肺脓肿患者是否合并支气管扩张、了解肺不张时支气管腔的情况。

（2）肺部血管造影：主要显示肺部血管与病灶之间关系，肺部血管造影主要诊断支气管肺癌。

（二）循环系统检查

循环系统 X 线检查以普通检查为主，造影检查为辅，特殊检查意义不大。

1. 普通 X 线检查

（1）显示正常结构：①显示心脏各个房室形态、大小及其与周围结构的关系；②显示正常心脏的形态，包括斜位心、横位心、垂位心；③显示肺循环的改变；④吞钡检查可观察食管与心脏和大血管的毗邻关系，对确定左心房有无增大或增大的程度有重要价值。心脏透视还可以观察心脏和大血管的搏动情况。

（2）显示基本病变：①心脏的各个房室增大，包括左心室增大、左心房增大、右心室增大、右心房增大、心脏普遍增大；心脏形态改变包括梨型心、靴型心、普大型心。②肺循环改变包括肺充血、肺动脉高压、肺淤血、肺静脉高压、肺水肿（间质性肺水肿、肺泡性肺水肿）、肺血减少等。

（3）用于临床诊断：先天性心脏病、风湿性心脏病、高血压性心脏病、慢性肺源性心脏病、心包疾病等。

2. 造影检查

（1）心脏房室造影：右心造影是经股静脉行右心插管，快速注射造影剂，显示右侧心腔和肺血管，用于观察右心、肺血管，以及伴有发绀的先天性心脏病；左心造影导管经周围动脉插入左心室，适用于二尖瓣关闭不全、主动脉瓣口狭窄、心室间隔缺损、永存房室共道及左心室病变。

（2）主动脉造影：导管经周围动脉插入主动脉，适用于显示主动脉本身的病变，如主动脉瓣关闭不全等。

（3）冠状动脉血管造影：从周围动脉插入特制塑型的导管，先至升主动脉，然后分别进入左、右冠状动脉开口处，行选择性造影，主要用于冠状动脉粥样硬化性心脏病的检查，是冠状动脉搭桥术或血管成形术前必做的检查。

（三）消化系统检查

胃肠道与邻近器官的密度相近，缺乏良好的自然对比，只有造影检查才能显影，因此造影检查是胃肠道最常用的检查方法。肝、胰、脾由于与周围组织密度差不大，不能形成对比，X线检查肝、胰、脾意义不大。

1. 普通 X 线检查 该检查对消化系统疾病的诊断价值有限。腹部透视常采用腹部立位透视，腹平片可取腹部立位像和腹部卧位像，对于危重患者则可采用侧卧位水平投照。腹部透视和腹部照像只能大致了解肝的轮廓、大小、钙化，而胰腺、脾、胆囊不显影；可显示肠管扩张积气、肠腔内液平面、膈下游离气体，以及胆囊内密度增高影。普通检查只能诊断肠梗阻、胃肠道穿孔、胆系的阳性结石等。

2. 造影检查

（1）胃肠透视

1）显示正常组织结构：①钡餐透视可以显示食道、胃、十二指肠、小肠、大肠的形态、大小、位置、管腔内壁、黏膜、轮廓、蠕动、消化管道的扩张度及通畅性；②钡灌肠可以显示大肠的正常组织结构，大肠分盲肠、升结肠、横结肠、降结肠、乙状结肠和直肠，绕行于腹腔四周。

2）显示基本病变：①轮廓的改变，如龛影、充盈、缺损、憩室；②黏膜与黏膜皱襞的改变，如黏膜破坏、黏膜皱襞平坦、黏膜皱襞增宽和迂曲、黏膜皱襞纠集；③功能改变，如张力改变、蠕动改变、运动力改变、分泌功能改变；④管腔大小的改变，如管腔狭窄、管腔扩张。

3）用于临床诊断：食道静脉曲张、食道癌、胃下垂、消化性溃疡（胃溃疡、十二指肠溃疡）、胃癌、肠结核、小肠肿瘤、溃疡性结肠炎、结肠炎、结肠癌等疾病。

（2）胆囊造影：胆囊造影包括口服胆囊造影、静脉胆道造影、术后 T 型管造影、内镜逆行性胰胆管造影、经皮肝穿刺胆管造影等。胆囊造影可以显示胆囊、胆囊管、胆总管及肝管的形态、大小、边缘、密度。胆囊造影应用价值：①口服胆囊造影，可诊断胆囊炎、胆结石、胆囊占位病变、胆道先天畸形等；②静脉胆道造影，可诊断胆囊炎、胆结石、胆囊占位病变、胆道先天畸形等；③术后 T 型管造影，可观察胆管内残留结石或其他病变，以及了解胆囊管与十二指肠的通畅情况；④内镜逆行性胰胆管造影，对诊断胆管病变如结石、肿瘤有很大价值；⑤经皮肝穿刺胆管造影，主要用以鉴别梗阻性黄疸的原因并确定阻塞部位。

（四）泌尿系统检查

泌尿系统由肾、输尿管、膀胱和尿道组成，均属于软组织密度，平片检查泌尿系统与周围组织没有明显的密度差，诊断意义不大，只有通过造影检查才能使其显示，对泌尿系统先天畸形、结石、结核、肿瘤等有重要的诊断价值，可确定病变的部位和性质，同时可显示其功能状况。但对于肾皮质内较小的病变或一些炎性病变，X 线诊断有一定的困难。泌尿系统 X 线检查以造影检查为主，普通检查为辅，特殊检查意义不大。

1. 普通 X 线检查　腹部透视和腹部平片是泌尿系统常用的检查方法，可观察到双肾轮廓、形态、大小、位置。正常肾影，边缘光滑，密度均匀，一般右肾略低于左肾。侧位片上，肾影与腰椎重叠。正常输尿管不能显示，膀胱一般也不易显影。普通检查诊断价值有限，只能诊断泌尿系阳性结石，即在 X 线平片显示的结石（少数结石如尿酸盐结石在 X 线平片不显示，称阴性结石）。

2. 造影检查

（1）尿路造影检查

1）排泄性尿路造影：又称静脉肾盂造影。静脉注射有机碘化物的水溶液后，全部由肾小球滤出而排入肾盏和肾盂内，能显示肾盏、肾盂、输尿管及膀胱的内腔，且可大致了解双肾的排泄功能。注入对比剂后首先肾实质显影；逐渐肾盏和肾盂开始显影；解除腹部压迫带后，输尿管和膀胱显影；行排尿动作，尿道显影。排泄性尿路造影主要用于诊断先天性畸形和变异，以及泌尿系结石、结核、肿瘤等。

2）逆行性尿路造影：包括逆行性肾盂造影、逆行性膀胱造影和逆行性尿道造影。前者是在行膀胱镜检查时，将导管插入输尿管内，在透视下缓慢注入对比剂，以使肾盂、肾盏显影，此法常用于排泄性尿路造影显影不佳者。逆行性膀胱和尿道造影则是分别将导管插入膀胱内或将注射器抵住尿道口，并注入对比剂，以使膀胱或尿道显影，其清晰度要优于排泄性尿路造影。与排泄性尿路造影不同，逆行性尿路造影不能显示肾实质，而肾盏、肾盂、输尿管、膀胱及尿道的显影情况基本相同。主要用于静脉尿路造影显示不满意或不显影者，明确尿路结石的部位，特别是阴性结石的部位。

3）膀胱造影：是将导管插入膀胱，注入 3%～6% 碘化钠溶液 100～200mL，以使膀胱显影的方法。主要用于膀胱结核、膀胱肿瘤、膀胱憩室、膀胱结石等。

4）尿道造影：是将导尿管插入前尿道或将注射器直接抵住尿道口，注入注入 15～20mL 5% 碘化钠或 15%～25% 泛影葡胺，可显示男性尿道的病变。在排泄性尿路造影结束前也可进行排尿期尿道造影。主要用于尿道狭窄、尿道损伤等。

（2）腹主动脉造影与选择性肾动脉造影：经皮做股动脉穿刺，置导管于腹主动脉，导管尖端位于肾动脉开口上方，快速注入造影剂并连续摄片，可显示腹主动脉和两侧肾动脉；也可将导管选择性插入一侧肾动脉内造影，主要用于大动脉炎、肾血管性疾病（如肾动脉狭窄）、肾肿瘤、肾上腺肿瘤尤其是嗜铬细胞瘤，同时可行介入治疗（如肾癌的化疗、栓塞等）。

（五）骨与关节检查

目前 X 线平片仍是骨、关节疾病首选的检查方法，较少使用透视、特殊检查和造影检查。

1. 普通 X 线检查

（1）显示正常组织结构：在骨骼的组成成分骨质、骨膜、骨髓、血管、神经中，正常时只有骨质在透视和照像下显影，其他组织均不显影。骨质包括密质骨和松质骨，密质骨在长骨的表面和扁骨的内外板；松质骨在骨内部。在关节方面，X 线只能显示关节的骨性关节面，不显示关节软骨。

（2）显示基本病变：骨基本病变有骨质疏松、骨质软化、骨质破坏、骨质增生硬化、骨膜增生、骨与软骨内钙化、骨质坏死、矿物质沉积、骨骼变形、周围软组织病变；关节基本病变有关节肿胀、关节破坏、关节退行性变、关节强直（包括骨性强直和纤维性强直）、关节脱位（包括全脱位和半脱位）。

（3）用于临床诊断：如骨与关节先天性畸形、骨与关节发育障碍、骨与关节外伤（各种骨折与关节脱位）、骨与关节化脓性感染、骨与关节结核（长骨结核、短骨结核、关节结核、脊柱结核）、骨与关节肿瘤（包括原发性和转移性骨肿瘤，原发性骨肿瘤又可分为良性和恶性。X 线检查对骨肿瘤的诊断有重要意义）；退行性骨关节病、骨营养代谢性疾病、骨与关节内分泌疾病、地方性骨关节病（氟骨症、大骨节病）、风湿类骨关节病（类风湿性关节炎、强直性脊柱炎）等。

2. 特殊检查　体层摄影可以显示病变的内部结构，用于辅助诊断骨与关节炎症、结核、肿瘤等。

3. 造影检查

（1）血管造影：主要用于血管性疾病的诊断及良、恶性肿瘤的鉴别。

（2）关节造影：关节内的软骨盘、关节囊、滑膜及韧带等均为软组织，在平片上缺乏对比，需向关节腔内注入造影剂才能诊断软骨盘、关节囊、滑膜及韧带病变。

（六）中枢神经系统检查

中枢神经系统包括脑和脊髓，深藏在骨骼包围的颅腔和椎管内，X线检查不易显示其正常解剖和病理改变，X线检查有一定的局限性。临床主要应用造影检查，普通检查、特殊检查意义不大。

1. 普通X线检查　透视和照像不能清晰地显示脑组织和脊髓组织的正常组织结构，只能显示头颅及脊柱骨质改变，可观察骨折、骨质破坏、骨质增生硬化、颅脑肿瘤钙化等。

2. 造影检查

（1）脑血管造影：是将有机碘造影剂注入颈内动脉或椎动脉使颅内血管显影，用于诊断脑血管先天畸形、颅内动脉瘤、脑血管闭塞；也可通过血管造影了解脑瘤的供血情况。

（2）脊髓造影：是将造影剂在小脑延髓池或腰椎间处注射到蛛网膜下腔，从而使椎管显影的方法，可向椎管内注入碘剂或空气来进行脊髓造影。它有助于对椎管及椎管内各种疾患的诊断和鉴别诊断，如脊髓本身疾病、肿瘤、颈椎病所致的脊髓受压及椎管测量等；还可以明确脊髓受压部位与范围。椎管穿刺本身可引起一系列不良反应，使用造影剂还可出现各种反应，具有一定危险性。

（七）生殖系统检查

生殖系统X线检查主要应用造影检查，普通检查、特殊检查意义不大。子宫输卵管造影可以清晰地显示子宫、输卵管的形态、大小、边缘，能够诊断子宫及输卵管先天畸形、输卵管狭窄和闭塞、输卵管炎症及结核、子宫肿瘤等。

（八）乳腺检查

临床上，乳腺X线检查主要应用特殊检查、造影检查，普通检查意义不大。乳腺特殊检查为钼靶摄影，是检查乳腺的常用方法，造影检查为乳管造影。钼靶摄影可以清晰地显示腺体组织、乳导管、血管影等；乳管造影可以清晰地显示乳导管的形态、大小、分支。通过钼靶摄影和乳管造影可诊断乳腺纤维腺瘤、乳腺增生性疾病（乳腺增生病、局限性乳腺增生）、乳腺癌等疾病。

三、X线检查注意事项及辅助准备要点

（一）普通X线检查

1. 所有X线检查前应除去被检查者体表影响影像的衣物、药膏、发卡及项链、饰物、敷料、金属品、纽扣等物体，特别是金属物体和密度高的物体，以免影响正常或异常的影像表现，干扰疾病的诊断。

2. 腹部照像和腹部透视诊断急腹症时，必须拍腹部立位像才能观察膈肌下游离气体和肠管积气及液平面，患者由于腹部疼痛剧烈常常配合不良，护理人员应协助医生做好解释工作。

3. 胸部与腹部摄片的瞬间需停止呼吸，以避免图像模糊，在检查前需要对被检查者进行呼吸训练，以适应检查时对呼吸的控制。

4. 胆系、泌尿系统检查时（急诊除外），一般应检查前2～3天禁服不透X线（如钙、铁、铋剂等）的药物；检查前1日晚服缓泻剂如番泻叶等或清洁洗肠；检查当日早晨禁饮、禁食；泌尿系统检查前排尿或导尿。

5. 钼靶摄影时因挤压乳房，被检查者常常感到疼痛，护理人员应协助医生做好解释工作。

（二）碘剂造影检查

碘剂造影在检查前的准备非常重要，是保证检查顺利完成的关键。护士应熟悉造影的具体准备，辅助做好各项准备，随时辅助处理检查中可能出现的问题。

1. 应用含碘造影剂检查前一定要询问既往有无碘过敏史，有无慢性病，了解心、肝、肾功能情况及精神状况。造影检查前要做好解释工作，简要介绍检查目的、方法和注意事项，从身心两方面提高被检查者对检查的承受力。

2. 做碘过敏试验。凡用碘剂进行造影，应提前做碘过敏试验。临床常用碘过敏试验的方法有口服试验、皮内试验、静脉注射试验、结膜试验，在四种碘过敏试验中，静脉注射试验临床最常用。

3. 做好防范及抢救过敏的各项准备。碘剂的不良反应在临床不能完全避免，应在事前尽量减少不良反应的发生，并减轻反应的程度。如控制对比剂剂量、控制对比剂的浓度及注射速度、选用非离子型碘剂等。影像中心处置室和扫描室内必须准备常用急救药物和设备，如血压计、吸氧设备等。护理人员必须掌握常见过敏反应的临床表现，特别是早期危险的表现，例如喉头水肿、支气管痉挛、休克、惊厥、昏迷等，要掌握常用的急救方法，如人工呼吸、体外心脏按压及急救药物的剂量和用法。

（三）钡剂检查

1. 上消化道钡餐检查注意事项及辅助准备要点

（1）上消化道钡餐检查常用的对比剂为医用纯硫酸钡，其次为空气。医用硫酸钡不得混有可溶性钡化物如硫化钡、氯化钡等，否则可引起中毒。

（2）食管钡餐检查时钡剂不能过稀，否则钡剂通过食管过快，影响食管检查效果；胃十二指肠钡餐检查时钡剂不能过稠，否则钡剂通过胃肠内流动过慢，影响充盈和黏膜显示，影响胃肠检查效果。护士要依据钡餐检查要求将钡剂加水调制成不同浓度的混悬液。

（3）检查前3天禁服含重金属元素即不透X线的药物（如钙、铁、铋剂等），造影前患者应禁食6小时以上。

（4）近期有上消化道大出血者应暂缓检查，一般在出血停止和病情稳定数天后方可检查。

2. 钡灌肠检查注意事项及辅助准备要点

（1）检查前连续2天无渣饮食。

（2）检查前1天晚需服泻剂清洁肠道，或于检查前2小时行清洁洗肠。口服泻剂主要有番泻叶或甘露醇等，甘露醇必须稀释后才能口服，否则由于其渗透压太高易引起严重脱水。

（四）支气管造影检查

1. 支气管造影有一定痛苦，造影前应向被检查者说明造影的目的与方法，取得其合作。

2. 造影前6小时及造影后2小时禁食，以免被检查者恶心呕吐。

3. 造影前1日做好碘过敏试验。

4. 痰多者，应于术前1日做体位引流排痰，减少支气管分泌物，可于造影前15分钟肌肉注射654-2注射液5～10mg。

5. 精神过于紧张的被检查者，可酌情给予少量镇静剂。

（五）心、脑血管造影检查

1. 造影检查前查出血和凝血时间。

2. 造影前 1 天分别进行碘过敏试验和普鲁卡因过敏试验。

3. 造影前 4～6 小时禁食。

4. 确定穿刺部位，并在术前 1 日常规进行备皮。

5. 训练深吸气、憋气和强有力的咳嗽动作以配合检查。

6. 心、脑血管造影比较复杂且有一定痛苦和危险，检查前务必做好解释工作，争取合作。

7. 充分做好必要的安全抢救措施。

8. 造影时一旦怀疑有气栓存在，应立即停止造影检查，并迅速将被检查者置于左侧卧位，防止气体进入肺动脉。

（六）胆囊、胆管及泌尿系统造影检查

1. 检查前 2～3 日内禁服吸收 X 线的药物，如铋剂、碘剂和钡剂等；检查前 1 日不食产气和多渣食物。

2. 清洁肠道，清除肠内容物和积气，检查前 1 日晚服泻剂如番泻叶或甘露醇，或检查前 1～2 小时清洁洗肠。

3. 检查当日早晨禁食、禁水；检查前 6～12 小时限制饮水。

4. 检查前排尿或导尿。

5. 造影前必须了解被检查者的心、肝、肾功能情况；做好碘过敏试验。

（七）子宫输卵管造影检查

1. 检查选择月经后 5～7 天进行造影，造影前 3 天不宜有性生活。

2. 检查前 1 日内做碘过敏试验。

3. 检查前 1 日晚服缓泻剂导泻，必要时进行清洁洗肠。

4. 造影前备皮，冲洗阴道；有生殖器急性感染、近期发生过宫内大出血者暂不能行此项造影检查。

第二节　CT 检查

一、概述

计算机 X 线断层扫描成像（computed tomography，CT），是电子计算机控制技术和 X 线断层摄影术相结合的产物。CT 由 Hounsfield G.N.1969 年首先设计成功，经 Ambrose 应用于临床并取得极为满意的诊断效果。该检查方法最初只能用于头部检查，1974 年 Ledley 设计出全身 CT 扫描机，使之可以对全身各个解剖部位进行检查，扩大了检查范围，提高了病变的检出率和诊断的准确率，被广泛应用于临床疾病的诊疗和健康检查的实践中。CT 开创了数字成像的先河，大大促进了医学影像学的发展。为此，Hounsfield 获得了 1979 年诺贝尔医学生物学奖。

（一）CT 成像的基本原理

CT 是利用 X 线束从多个方向对人体检查部位具有一定厚度的层面进行扫描，由探测器而不用胶片接收透过该层面的 X 线，转变为可见光后，由光电转换器转变为电信号，再经模拟 /

数字转换器转为数字信号，输入计算机处理而获得的重建图像的成像技术。CT 成像是以 X 线为能源，以 X 线的吸收衰减特性为成像依据，以数据重建为成像方式，以组织的密度差为成像基础，以数据采集和图像重建为重要环节的 X 线成像技术。

（二）CT 图像的特点

CT 图像是断面图像，常用的是横断面，系由黑到白不同灰度的排列所构成的灰阶图像。根据人体不同的组织或器官对 X 线吸收率不同，密度高的组织为白影，密度低的组织为黑影。CT 图像具有高的密度分辨率，解决了常规 X 线检查不能解决的多种问题，从根本上克服了阴影重叠、相邻脏器组织密度差异不大而不能形成对比图像、软组织构成器官不能显影或显影不佳等缺点。CT 图像为某一部位多个连续的横断面图像，通过图像重建技术，还可重建成冠状面和矢状面图像。

（三）CT 值

CT 值是重建图像中像素对 X 线吸收系数的换算值，是测量 CT 图像中相对密度的简便指标。单位是亨氏单位（HU）。Hounsfield 将水的 CT 值定为 0HU，人体中骨皮质吸收系数最高，CT 值定为＋1000HU，气体的吸收系数最低，定为－1000HU，人体中密度不同组织的 CT 值在－1000HU～＋1000HU 的 2000HU 之间。CT 值以水为标准，各组织的 CT 值均与水作比较。因此，物质的 CT 值反映物质的密度，密度越高，物质的 CT 值越大。

在分析 CT 图像时，用测量 CT 值的方法可以判断组织器官的结构情况，如钙化、出血、脂肪或液体等；此外，还可根据 CT 值选择阈值进行图像后处理，根据 CT 值进行实时增强监视和骨密度测定等。

（四）CT 检查技术

CT 检查包括平扫、对比增强扫描和造影扫描。

1. CT 平扫 是指不用对比剂或造影剂的普通扫描，常规先进行平扫。主要适用于骨骼、肺等密度差异较大的组织，其次是急腹症，外伤及对对比剂有禁忌证的患者。

2. 对比增强扫描 是经静脉注入对比剂（如水溶性碘剂）后再行扫描的方法，目前临床较为常用。血液内碘浓度增高后，血供丰富的器官或病变组织与缺乏血供的组织形成密度差，可使病变显影更清楚。

（1）三种常规对比增强扫描方法：第一种是快速静脉滴注法，要求在 2.5～3 分钟内滴注完 60% 的造影剂 160～180mL。第二种是团注法，要求用 60% 的造影剂 80～100mL，以每秒 2mL 的速度注射，全部造影剂注射完毕后开始扫描。第三种把前两种方法结合使用，即先用团注法注射 50mL，再用快速静脉滴注法维持造影剂浓度。

（2）对比增强扫描的目的：①提高病变组织与正常组织间的密度差，以显示平扫未被显示或显示不清的病变，能够早期发现较小病灶。②疑有等密度病灶，特别是 CT 平扫所见与临床或其他影像学检查不符时。③了解病灶内血供、确定病变是否为血管性病变，观察病灶增强曲线或病变与周围血管及组织间的关系。血液内高密度的碘浓度增高后，血管和血供丰富的器官或病变组织密度增高，而血供少的组织则相对低密度，形成密度差。造影剂最后经泌尿道排泄使泌尿道强化。④通过了解病变有无强化和强化类型，对病变组织类型做出判断。⑤用于平扫定性诊断困难需要进行鉴别诊断时，如良、恶性肿瘤的鉴别。

3. 造影扫描 是指先做器官或结构的造影，然后行 CT 扫描，可更好地显示组织结构，从而发现病变，诊断疾病。临床常用的造影扫描有脑池造影 CT 扫描（CTC）、脊髓造影 CT 扫描（CTM）、胆囊造影 CT 扫描、血管造影 CT 扫描（CTA，包括脑部 CTA、头臂 CTA、冠状动脉 CTA、下肢血管 CTA）等。由于造影 CT 扫描诊断率不断提高，临床应用日趋广泛。

二、CT 检查的临床应用

（一）呼吸系统检查

CT 对于全面观察胸部病变及早期做出正确诊断具有十分重要的作用。以 CT 平扫为主，对比增强扫描为辅，造影扫描意义不大。

1. 胸部 CT 平扫　扫描范围包括从肺尖到肺底，可以非常清晰地显示胸壁、肺组织、气管和支气管、膈肌、纵隔等胸部正常组织结构，还可以清晰地显示肺部基本病变、胸膜基本病变、纵隔基本病变。

CT 与胸部 X 线检查成像方式不同，不受周围组织干扰，同时具有极高的密度分辨率和空间分辨率，CT 比胸部 X 线检查显示的病灶更小、更清晰。

高分辨率 CT 能够早期发现病灶、早期诊断疾病，特别是对肺癌及纵隔肿瘤的诊断，各种类型的肺炎和肺结核，以及胸壁、胸膜、纵隔的病变均可诊断；尤其是对平片较难显示的部位，如支气管有无狭窄或阻塞、与心脏大血管重叠病变的显示更具有优越性；CT 还可明确纵隔和肺门有无肿块或淋巴结增大，对原发和转移性纵隔肿瘤、淋巴结结核、中央型肺癌等的诊断均有极大帮助。

2. 对比增强扫描　可以清晰地显示纵隔血管、肺内肿块注射对比剂前后的变化。主要用于鉴别病变为血管性或非血管性、明确纵隔病变与心脏大血管的关系、了解病变的血供情况，以及帮助鉴别良、恶性病变等。

（二）循环系统检查

CT 检查是临床循环系统检查的重要手段之一，以 CT 平扫为主，对比增强扫描、造影扫描为辅。

1. CT 平扫　可清晰地显示纵隔内大血管和心包的形态、大小、边缘、密度。心脏及大血管的 CT 检查，尤其是后者，具有重要意义。心脏方面，主要用于心包病变的诊断。对于心腔及心壁的显示，由于扫描时间一般长于心动周期，影响图像的清晰度，诊断价值有限。但对于冠状动脉和心瓣膜的钙化、大血管壁的钙化和动脉瘤的改变等，CT 检查可以很好地显示。

2. 对比增强扫描　可以清晰地显示纵隔内大血管注射对比剂前后的变化，诊断和鉴别诊断纵隔大血管畸形。

3. 冠状动脉造影扫描　可以清晰地显示冠状动脉形态、大小、边缘、密度、粗细及分支情况，可以诊断冠心病、冠状动脉动脉瘤、冠状动脉血管先天畸形等。

（三）消化系统检查

对于腹部实质性脏器及后腹膜病变的检查，CT 是首选的检查方法。但对消化管道疾病的诊断，CT 扫描意义不大。腹部实质性脏器及后腹膜病变的 CT 扫描以平扫为主，对比增强扫描、造影扫描为辅。

1. CT 平扫　可以清晰地显示肝、胆、胰、脾等实质性脏器及腹膜腔、腹膜后间隙等组织器官的形态、大小、边缘、密度、与周围组织的关系，尤其是可以清晰地显示肝（分为左右半肝、五个叶、六个段）、肝实质、肝内血管、肝门（第一肝门、第二肝门、第三肝门）、肝各叶大小比例等。可以清晰地显示胆道系统的构成，包括左右肝管、肝总管、胆囊、胆囊管、胆总管等；胰腺实质，包括胰头部、颈部、体部和尾部；脾脏及门静脉等。

CT 检查主要用于脂肪肝、肝硬化、肝囊肿、肝脓肿、肝血管瘤、肝癌、腹水、肝包虫、肝血吸虫、肝外伤，急慢性胆囊炎、胆囊结石、胆总管结石、肝管结石、肝内胆管结石、胆囊癌、胆管癌、胆系先天畸形，脾大、脾血管瘤、脾肉瘤、脾外伤，急慢性胰腺炎、胰腺癌、胰腺外伤占位性病变等的诊断，尤其是占位性、炎症性和外伤性病变等实质性脏器的检查是十分有效的，对胆系疾病的诊断也能收到满意的效果。CT 检查对于观察胃肠病变向腔外侵犯及向邻近或远处转移等也有很大价值；对于胃肠道肿瘤，CT 检查可用来帮助判断肿瘤分期。胃肠道腔内病变情况仍主要依赖于钡剂造影、内镜检查及病理活检。

2. 对比增强扫描　诊断和鉴别诊断肝、胆、胰、脾的良、恶性肿瘤，特别是肝血管瘤与肝癌的鉴别。

3. 胆囊造影扫描　先做胆囊造影，然后行 CT 扫描，诊断胆囊疾病。

（四）泌尿系统检查

泌尿系统的 CT 检查以 CT 平扫为主，对比增强扫描为辅，造影扫描意义不大。

1. CT 平扫　可以清晰地显示肾上腺、肾、输尿管、膀胱的形态、大小、边缘、密度，以及与周围组织的关系。

CT 检查主要用于肾上腺、肾、输尿管、膀胱疾病的诊断，尤其是肾上腺肥大、肾上腺瘤、嗜铬细胞瘤、肾上腺癌的诊断；肾脏先天畸形、肾结石、肾结核、肾囊肿、肾癌、肾外伤的诊断；输尿管先天畸形、输尿管结石的诊断；膀胱结石、膀胱慢性炎症、膀胱结核、膀胱的良恶性肿瘤的诊断；也可观察泌尿系统转移瘤。

2. 对比增强扫描　诊断和鉴别诊断肾上腺、肾、膀胱的良、恶性肿瘤。在静脉内注入对比剂，于 30～60 秒和 2 分钟行双肾区扫描，分别称为肾皮质期和肾实质期，可观察肾皮质、髓质的改变。5～10 分钟再次扫描双肾区和输尿管，为肾盂期，此时对比剂充盈肾盂、肾盏和输尿管，有利于观察其形态。应用多层螺旋 CT 扫描后可进行三维重建，得到肾动脉的 CT 血管造影（CTA）图像及类似 IVP 的肾盂肾盏图像，即 CT 尿路造影（CTU）。

（五）骨与关节检查

骨与关节以 CT 平扫为主，对比增强扫描、造影扫描为辅。

1. CT 平扫　可以清晰地显示骨与关节的正常组织结构和基本病变。通过对基本病变的显示，可反映这些病变的病理变化。CT 可以诊断椎间盘脱出（颈间盘脱出、腰间盘脱出）、间盘膨出、间盘退行性变、黄韧带肥厚、椎管狭窄、颈椎病、椎管占位病变、骨与关节外伤、退行性骨关节病、骨与关节化脓性感染、骨与关节结核、骨肿瘤和骨营养代谢性疾病、全身性的骨病、骨与关节先天性畸形、骨与关节发育障碍、骨与关节内分泌疾病、地方性骨关节病、风湿类骨关节病等疾病。

骨与关节疾病多数情况可通过简便、经济的常规 X 线检查确诊。CT 密度分辨率高、无影像的重叠，在显示解剖关系较复杂部位的骨与关节结构、骨的病变和软组织病变方面较 X 线更具优势，尤其是对脊柱骨折、椎间盘突出、椎管狭窄及一些椎管内良性肿瘤的诊断有重要价值。螺旋 CT 三维表面重建是在骨关节、脊柱形成与骨骼标本外观极为相似的三维 CT 图像，对肿瘤侵犯骨质情况的观察可以从多方向判断骨质破坏程度，对复杂部位的骨折可以准确显示骨折部位的解剖关系，并且有利于发现骨骼的畸形，有利于矫形及植骨手术计划的制订。

2. 对比增强扫描　主要应用于对骨肿瘤的定性诊断。

3. CT 脊髓造影　先腰椎穿刺椎管内注射造影剂，然后对病灶部位扫描。主要用于诊断椎管内病变及定位诊断。

（六）中枢神经系统检查

CT 提供了高分辨率和高对比度的中枢神经系统直观图像，可明确病变的有无及其位置、大小、数目和性质，提高了中枢神经系统疾病的诊断水平，已成为颅脑疾病的首选检查方法，适用于各种颅脑疾病的检查。临床以 CT 平扫为主，对比增强扫描、造影扫描为辅。

1. CT 平扫

（1）CT 平扫显示正常中枢神经系统：①显示颅骨的内外板、板障、颅缝，颅底层面的颈静脉孔、卵圆孔、破裂孔等，鼻窦及乳突气房；②显示含脑脊液的脑室系统，包括双侧侧脑室、第三脑室、第四脑室，脑池主要有鞍上池、桥池及桥小脑角池、枕大池、脚间池与环池、四叠体池、外侧裂池和大脑纵裂池，还有脑沟、脑裂等；③显示大脑、间脑、中脑、脑桥、延髓、小脑的脑皮质和脑髓质等。

（2）CT 平扫可以诊断中枢神经系统常见疾病：CT 在脑部疾病的诊断中应用最早，也最成熟。CT 诊断中枢神经系统疾病的价值较高，应用普遍，定位准确，定性诊断价值也很高。主要诊断：①颅内肿瘤，如胶质瘤、脑膜瘤、垂体瘤、听神经瘤和转移瘤等；②颅脑外伤、脑挫裂伤（包括脑挫伤和脑裂伤）、颅内各种血肿（包括硬膜外、硬膜下、脑内、脑室和蛛网膜下腔出血等）；③脑血管病，主要是脑出血和脑梗死（缺血性、出血性、腔隙性脑梗死），CT 诊断价值大，动脉瘤和血管畸形则需配合血管造影数字减影、CT 血管造影诊断；④脑感染性疾病，如脑炎、脓肿与肉芽肿、脑寄生虫感染；⑤脑先天性畸形；⑥脑白质病等。

头部 CT 还可用于面部疾病的诊断，如对眼、眼眶内占位性病变的诊断；对鼻、鼻窦、耳等部位先天性、外伤性、感染性及肿瘤性疾病的诊断，如鼻窦癌、中耳小胆脂瘤、听骨破坏与脱位、内耳骨迷路的轻微破坏、耳先天性发育异常；对鼻咽、口咽及喉咽肿瘤的诊断也有重要意义，如鼻咽癌；对颅底病变、颞下凹、翼腭窝、腮腺区占位病变的诊断也十分理想。

2. 对比增强扫描　可以诊断和鉴别诊断脑血管畸形、脑动脉瘤、脑肿瘤等。正常脑组织有血脑屏障，对比剂无法通过，无强化表现；没有血脑屏障的组织结构，如垂体、脉络丛等则有增强；当病灶破坏血脑屏障时，可有强化表现。因此，可通过强化的程度和形态对疾病进行定性诊断。

3. 造影扫描

（1）脑血管造影扫描：螺旋 CT 扫描可以获得比较精细和清晰的血管重建图像，即脑血管造影扫描，临床应用日趋广泛，有望取代常规脑血管造影。用于诊断和鉴别诊断脑血管畸形、脑动脉瘤、脑肿瘤等。

（2）CT 脑池造影及脑室造影扫描：先腰椎穿刺椎管内注射造影剂，然后对脑池部位扫描。用于诊断脑池和脑池内疾病。

（七）生殖系统检查

生殖系统的 CT 检查以 CT 平扫为主，对比增强扫描为辅，造影扫描意义不大。

1. CT 平扫　可清晰地显示精囊腺、前列腺、子宫的形态、大小、边缘、密度及与周围组织的关系，可以诊断前列腺肥大、盆腔积液、前列腺和精囊腺及卵巢的占位病变，以及膀胱、直肠的恶性肿瘤对精囊腺、前列腺、子宫的侵犯。

2. 对比增强扫描　用于诊断和鉴别诊断前列腺和精囊腺及卵巢的良、恶性肿瘤。

（八）乳腺检查

乳腺 CT 扫描临床很少应用，主要用于检查乳腺癌是否对周围组织侵犯，以及侵犯范围的检查。

三、CT 检查注意事项及辅助准备要点

（一）CT 平扫检查

1. CT 检查与 X 线检查一样，应除去患者扫描范围内影响影像的附加物，特别是金属物体在 CT 扫描时可形成放射状金属伪影，避免附加物或金属伪影影响正常或异常的 CT 表现，干扰疾病的诊断。

2. 胸腹部 CT 扫描可因呼吸运动而产生运动伪影，所以胸腹部扫描前要训练患者呼吸。扫描时嘱被检查者平静呼吸，然后于呼气后憋住气或直接憋住气扫描，以确保扫描过程能在同样或相似的呼吸状态下得到每个层面的图像。螺旋 CT 扫描由于扫描速度很快，可采用一次屏气完成整个扫描，由于是容积扫描，无扫描盲区存在，因此不会有层面漏扫的情况出现。

3. 胆囊检查前 1 天中午应吃多油脂食物，以便排出胆囊内浓稠的胆汁，次日检查时应空腹，否则进食后可造成胆囊收缩、胆囊壁增厚，而引起诊断上的困难。

4. 腹部扫描者，检查前 4～8 小时禁食、空腹；检查前 1 周内不能做钡剂造影检查，尤其不能用钡剂行消化道造影，以防有钡剂在肠道内存留而形成伪影；可疑肾结石患者，扫描前 3 天禁服含钙或含金属的药物。

5. 妊娠妇女、情绪不稳定或急性持续性痉挛者不宜做 CT 检查，生命垂危的急诊患者，须在急诊医护人员监护下进行检查。

6. CT 平扫时被检查者一般仰卧于扫描床上，根据病情可俯卧位或侧卧位扫描；扫描过程中，需保持体位不动，制动非常重要，否则可造成运动伪影，制动方法可采用制动带、手按压等机械办法，配合检查进行平静呼吸、屏气等，对躁动不安或不合作的被检查者、不能配合的儿童，可根据情况采取镇静措施，使用镇静剂甚至麻醉药物如水合氯醛灌肠等。

7. 眶部和眼球扫描时两眼球向前凝视不动；喉部扫描过程中不能做吞咽动作。

（二）对比增强扫描和造影扫描

1. 检查前必须和患者家属签字，行碘过敏实验呈阴性者方可进行。

2. 严重肝、肾功能损害的患者应慎用。

3. 增强扫描前 4～6 小时要禁食。

4. 检查过程中应控制对比剂剂量、控制对比剂的浓度及注射速度、做好防范过敏的各项准备，应尽量减少不良反应的发生和减轻反应的程度，要掌握常用的急救方法和急救药物的剂量、用法。

5. 上腹部扫描前 30 分钟口服 2% 的复方泛影葡胺 300～600mL，检查前（上扫描床之前）再口服 200mL。

6. 中腹部扫描提前 60 分钟口服 2% 的泛影葡胺 300~600mL，检查前（上扫描床之前）再口服 200mL；对于疑有小肠病变者，只要被检查者能够耐受，最好尽可能多地饮用含碘对比剂溶液，一般无最大剂量，但至少要口服 750mL，其中 200mL 在扫描前服用。口服 2% 的复方泛影葡胺，使胃肠道有对比剂充盈，可避免胃肠道与腹部包块和肿大的淋巴结混淆，有利于清楚地显示腹腔内各脏器的轮廓。另外，上腹部特别是肝、胆、脾 CT 扫描时可大量饮水后扫描，也能收到满意的效果。

7. 盆腔扫描，应于扫描前 4 小时口服碘对比剂 500~1000mL，2 小时左右再服 500mL，同时憋尿，然后再进行扫描。必要时盆腔扫描可清洁洗肠（扫描前 1 小时清洁洗肠），可用 2% 泛影葡胺 600~1000mL 灌肠或直接向直肠内注入对比剂或一定量气体，以便充盈直肠和乙状结肠。这不仅有利于直肠、结肠本身病变的显示，而且可避免肠道造成的一些类似病变的假像。膀胱扫描前半小时到 1 小时还要大量饮水 400~600m1，使膀胱充盈，待膀胱胀满，有尿意时再开始进行扫描。

8. 对临床疑有胆道结石、畸胎瘤者，建议改口服白开水或脂肪密度造影剂；行腹部 CT 扫描时，为了抑制肠蠕动，减少肠运动伪影，必要时可肌肉注射抗胆碱药物 654-2 注射液 10~20mg，或注射胰高糖素 1mg。

第三节　磁共振成像检查

一、概述

磁共振成像（magnetic resonance imaging，MRI）是利用人体组织中氢原子核即氢质子（^1H）在磁场中受到射频脉冲的激励而发生核磁共振现象，脉冲停止后受激励的质子产生磁共振信号，该信号被 MRI 成像仪采集并经计算机处理后转换成图像的一种成像技术。

（一）磁共振成像原理

带有奇数质子的原子核均具有自旋和磁矩。^1H 在人体内数量最多，且原子核只含一个质子，是人体内最活跃、最易受外界磁场影响的原子核，故目前磁共振成像大多采用氢质子成像。

氢质子在外加磁场的影响下，产生磁化和进动运动。在此基础上使用一个射频脉冲使其激发并获取能量，当射频脉冲终止后，氢质子便会逐渐释放所获得的能量并回复常态。此回复过程称为弛豫过程，所需时间称为弛豫时间。弛豫时间有两种，T_1 弛豫时间和 T_2 弛豫时间。T_1 是指射频脉冲停止后，磁化分量在纵轴方向（Z 轴）恢复到 63% 所需的时间。T_1 短的组织，信号强，如脂肪；T_1 长的组织，信号弱，如脑脊液。主要利用组织 T_1 的差别形成的图像称 T_1 加权像（T_1WI），T_1WI 反映组织结构清楚。T_2 是指射频脉冲停止后，磁化分量在横轴方向（X、Y 轴）衰减到原来值的 37% 所需的时间。T_2 短的组织，信号弱，如骨皮质；T_2 长的组织，信号强，如水。主要利用组织 T_2 的差别形成的图像称 T_2 加权像（T_2WI），T_2WI 反映病变灵敏。人体不同正常与病理组织具有不同的 T_1、T_2 值，且是相对固定的，这是 MRI 成像的基础。

成像原理可概括如下：①人体处于主磁场中，被磁化产生纵向磁化矢量；②发射射频脉冲后，人体内氢质子发生共振从而产生横向磁化矢量；③射频脉冲停止后，质子发生纵向、横向

NOTE

弛豫，同时梯度系统进行空间编码；④质子恢复到原有状态释放出 MRI 信号，经计算机处理转换为 MRI 图像。

（二）磁共振成像检查方法

1. MRI 常规扫描（平扫）　通过人体正常和病理组织本身的特性获得扫描图像的方法。一般采取轴位扫描，根据不同情况选用矢状面或（和）冠状面扫描。MRI 常规扫描方法很多，如 T_1 加权像（T_1WI）、T_2 加权像（T_2WI）、质子密度加权成像（PdWI）、水抑制等。

2. MRI 增强扫描　当人体正常组织或病理组织彼此缺乏差别时，可人为引入对比剂，从而改变其 T_1、T_2 弛豫时间，得到更为清楚的图像。从静脉注入 MRI 对比剂检查，称增强扫描。目前常用的对比剂为含轧（gadolinium, Gd）的顺磁性对比剂，常规剂量按体重 0.1mmol/kg 计算。当人体正常组织或病理组织彼此缺乏差别时，MRI 对比剂能缩短 T_1 或者 T_2 弛豫时间，增高靶区与相邻结构的对比，得到更为清楚的图像。用于血管造影、各种病变的显示等，临床应用广泛。

MRI 检查方法很多，除了常用的常规扫描（平扫）、增强扫描外，还有磁共振血管成像、磁共振波谱、磁共振水成像、磁共振弥散加权成像、磁共振灌注成像和脑功能性成像。

（三）磁共振成像图像特点

1. MRI 图像是数字化模拟灰度图像，是经过计算机重建的灰阶图像。但是，MRI 图像上的灰度代表的是 MRI 信号强度，反映的是 T_1 或 T_2 时间的长短，而并非 CT 所表示组织和病变的密度。

T_1 加权像（T_1WI）主要反映的是组织间的 T_1 值的差别，T_2 加权像（T_2WI）反映的是组织间的 T_2 值的差别。人体不同组织及不同病变具有不同的 T_1 或 T_2 值，因此，在 T_1WI 和 T_2WI 图像上产生不同的信号强度，具体表现为不同的灰度。组织信号越强，图像上相应部分就越白（亮）；组织信号越弱，图像上相应部分就越黑（暗）。一些正常组织和病理组织在 T_1WI 和 T_2WI 上的信号强度及灰度见表 8-1。

表 8-1　人体正常组织和病理组织在 T_1WI 和 T_2WI 上的信号强度及灰度

组织	T_1WI		T_2WI	
	信号强度	灰度	信号强度	灰度
脑白质	中高	灰白	中低	灰黑
脑灰质	中低	灰黑	中高	灰白
脑脊液	低	黑	高	白
脂肪	高	白	中高	灰白
骨皮质	低	黑	低	黑
骨髓	高	白	中高	灰白
肌腱、韧带	低	黑	低	黑
气体	低	黑	低	黑
血流	低	黑	低	黑
水肿	低	黑	高	白
含水囊肿	低	黑	高	白
亚急性血肿	高	白	高	白
钙化	低	黑	低	黑

NOTE

2. MRI 图像为直接获取的多方位断层成像，MRI 可获得人体横断面、冠状面、矢状面和任何断面的图像，能够进行病变的三维显示，有利于显示病变的大小、位置、形态，以及与周围组织器官的结构的毗邻关系。

3. MRI 图像受流动效应影响，流动的液体如心血管中流动的血液，在激发后开始采集该层面 MRI 信号时，血液中被激发的质子已流出该层面，因此不能采集到来自血管的信号而表现出无信号的黑色，这种现象称为流空效应。利用流空效应可不使用对比剂即可使血管和血管病变显影。

4. 对比增强效应。顺磁性物质作为对比剂可缩短周围质子的弛豫时间，称为质子弛豫增强效应，利用此效应可进行 MRI 的增强扫描。

5. 伪彩色功能成像。利用不同的功能成像技术，可使正常组织或病变组织以伪彩色的影像显示。如脑皮质功能区和脑白质纤维束的彩色显示、脑灌注彩色显示等。

二、磁共振成像检查的临床应用

MRI 检查以其多参数、多方位、多序列成像和软组织分辨率高等特点，以及能够进行 MRI 水成像、MRI 血管造影及 MRI 功能成像的独特优势，目前已广泛应用于人体各个系统检查和疾病的诊断。

（一）中枢神经系统检查

MRI 可以清晰地显示脑皮质、脑灰质、脑脊液，因此，广泛应用于中枢神经系统疾病的诊断和鉴别诊断。尤其是对脑干、幕下区、枕骨大孔、脊髓、椎间盘的显示明显优于 CT。对脑脱髓鞘病变、多发性硬化、脑梗死、脑与脊髓肿瘤、出血、先天性异常与脊髓空洞症的诊断有较高的价值。对脑血管异常的观察有独特的优势，一方面可显示病灶本身及其周围脑组织的情况，判断水肿、出血及血栓形成，另一方面利用 MRI 的流空效应显示正常血管及脑血管畸形中的异常血管、脑肿瘤的血供和异常新生血管的分布等。但对出血的急性期的显示及病变钙化灶的显示不如 CT，对小的血管瘤的显示不如 DSA。

（二）呼吸系统检查

MRI 可多方位成像，对鉴别肺内外病变、纵隔内外病变、横膈上下病变，了解病变的起源有较高的价值。MRI 能清晰地显示纵隔的结构，因此，对纵隔肿瘤性病变、血管性病变，以及肺肿瘤纵隔淋巴结转移的诊断与鉴别诊断有明显的优势。对于肺脏的显示效果较差，所以，一般肺脏疾病的诊断 MRI 只作为辅助检查。

（三）循环系统检查

一方面 MRI 可获得任意断面的图像，另一方面利用 MRI 的流空效应，能够清晰地显示心脏大血管的结构。对大血管狭窄、主动脉夹层动脉瘤、先天性心脏病缺损部位、心脏瓣膜病变能够直接显示诊断。对原发性心肌病、继发性心肌病变如心肌梗死、室壁瘤、附壁血栓形成的显示和诊断有较高的价值。对冠状动脉粥样硬化性心脏病的诊断有独特的优势，既可以显示冠状动脉狭窄，又可以显示心肌缺血状况，还可以显示心室的运动。

（四）消化系统检查

MRI 对肝癌和肝脏海绵状血管瘤的诊断和鉴别诊断，特别是对小肝癌的检出和鉴别诊断具有十分重要的价值，对胆系病变及胰管阻塞病变有很高的敏感性。对肝脏弥漫性病变、肝脏肿、胆系病变、胰腺及脾脏病变的诊断和鉴别诊断有较高的价值。对胃肠道肿瘤病变的范围、与周围组织的关系、分期和术后复发的诊断有一定的帮助。仿真内镜MRI成像为胃肠腔表面直观表现提供了一条新的诊断途径。

（五）泌尿系统检查

能准确显示肾脏和膀胱恶性肿瘤病变的部位、范围、邻近脏器侵犯及转移。肾脏囊肿病变显示清晰。MRI在显示泌尿系梗阻上有独特的优势。泌尿系结石一般不能显示。

（六）生殖系统检查

MRI可清晰地显示子宫、卵巢、前列腺的结构，对子宫肌瘤、子宫癌、卵巢肿瘤，以及前列腺增生和前列腺癌诊断有重要的价值。

（七）骨骼肌肉系统检查

MRI对累及骨髓的疾病，如感染、缺血、创伤及肿瘤等是最敏感而无创的一种检查方法，也是评价关节软骨疾患（包括外伤、炎症及退行性变）的主要的非创伤性检查方法。MRI可以直接显示纤维软骨（如半月板、椎间盘等）、肌腱、韧带（如膝关节交叉韧带）的异常。对肌肉病变，如肌肉炎症、创伤、肿瘤等，MRI也是最佳成像方法。但MRI对钙化和细小骨化的显示不如X线和CT，因此，对多数骨骼和软组织病变的MRI检查应在平片的基础上进行。

三、磁共振检查注意事项及辅助准备要点

1. 检查前将身上的金属、磁性物品取出，如钥匙、手表、手机、磁卡、硬币、皮带、领带夹、饰物、小剪刀、发夹等；不穿有金属拉链或金属纽扣的衣裤。

2. 向医生提供全部病史、检查资料，包括所有的X线、CT片。

3. 腹部检查应禁食禁水6～12小时，进食和进水都会影响胆汁排泄，造成胆囊收缩、排空或胃肠道干扰，影响图像质量和对结果的判断。

4. 胸部常规检查应先训练患者屏气或采用呼吸补偿技术。

5. 检查期间被检查者应保持镇静，不能转动身体或移动肢体。因磁共振扫描时间较长，一般一个部位需要10～30分钟，扫描的响声也较大，易造成被检查者紧张、焦虑。所以，检查前应向被检查者介绍检查过程，以消除其紧张和焦虑心理。

6. 不能合作的被检查者（神志不清、烦躁不安者及小儿）应给予镇静药后扫描，否则图像不清楚将影响对结果的判断。婴幼儿镇静催眠，1岁以内可用10%水合氯醛糖浆0.3～0.4mL/kg滴入奶瓶中与奶汁同服；1岁以上先清洁灌肠，然后用6%水合氯醛0.5～0.6mL/kg保留灌肠。给被检查者带上海绵耳塞，以防止磁场射频噪音。结束后密切观察生命体征变化直至其清醒。

7. 盆腔检查的前一天服用缓泻药，如果导4片或番泻叶15g泡茶喝，可引起轻度腹泻，帮助清洁肠道，有利于盆腔脏器的观察。检查前2小时饮水500mL，使膀胱呈充盈状态，更有利于观察膀胱和子宫。如有节育环应先去除，以免影响观察。

8. 装有心脏起搏器、大血管手术后留有铁磁性金属夹、骨科手术后留有铁磁性金属内固定物、体内有磁性异物（如弹片、眼内金属异物）、换有金属心脏瓣膜的患者，以及体内置有胰岛素泵或神经刺激器的患者禁止进入磁场内，以免发生意外。危重患者需要生命监护系统和生命维持系统；高热患者一般也不适宜做MRI检查。

9. 用 Gd-DTPA 增强扫描时，出现不良反应率为 2.4%，严重过敏反应为 1/35000～1/45000。增强检查前应询问过敏史。出现心慌、气急时，可暂停注射造影剂或静脉给地塞米松 10mg。出现皮疹时应用抗过敏药，严重者应及时抢救。用药后局部冷、麻、痛，一过性的烧灼感，一般不需处理。

10. 妊娠 3 个月内应避免 MRI 检查；有严重幽闭恐惧症者应避免 MRI 检查；核素检查 3 日内不易做 MRI 检查。

第四节　放射性核素显像检查

一、概述

放射性核素显像（radionuclide imaging）是将放射性核素及其标记化合物引入体内，在体外利用探测仪器检测射线分布的量，实现脏器、组织、病变的显像的检查方法，属于核医学检查的范畴。

核医学是利用放射性核素诊断、治疗疾病与科学研究的医学学科。由诊断和治疗两部分组成。诊断核医学包括以脏器显像和功能测定为主要内容的体内诊断法和以体外放射分析为主的体外诊断法。放射性核素显像属于体内诊断法。其显像方式包括 γ 照相、单光子发射计算机断层显像（SPECT）、正电子发射型断层显像（PET）。在以上基础上推出的 PET/CT 是将 PET 和 CT 融合成像，获得病变部位的功能代谢状况和精确解剖结构的定位信息，为临床诊疗带来方便。

（一）放射性核素显像原理

放射性核素标记的药物具有与其相应非放射性标记药物相同的化学性质和生物学行为，由于它能发射核射线，故当它在体外参加化学反应或在体内参与代谢后，均可用放射性探测器去探测它在代谢分布上和含量上的变化信息，以此来早期诊断疾病。放射性核素显像可以对影像进行定量分析，提供有关血流、功能和代谢的各种参数。

（二）放射性核素显像特点

放射性核素显像诊断与其他影像学诊断具有本质的区别，其成像取决于脏器或组织的血流、细胞功能、细胞数量、代谢活性和排泄引流情况等因素，而不是组织的密度变化，放射性核素显像是一种功能影像，显像的清晰度主要由脏器或组织的功能状态决定。另外，核素显像与其他显像技术另一不同之处是不同脏器显像需应用不同的放射性药物，同一器官不同目的的显像需不同的显像剂。

二、放射性核素显像检查的临床应用

放射性核素显像检查应用范围几乎涵盖了全身各个系统。

（一）心肌灌注显像

1. 冠心病心肌缺血及心肌梗死的诊断及预后评估。

2. 冠状动脉搭桥术前及术后的评估。

3. 溶栓疗法的监测。

（二）肺灌注显像

1. 诊断肺动脉栓塞。

2. 了解肺部肿瘤、肺大泡、肺结核及支气管扩张等病变对肺血流的影响程度和范围。

3. 观察慢性气管炎、肺气肿和肺心病的肺血运受损情况。

4. 诊断原因不明的肺动脉高压或右心负荷增加。

5. 结缔组织疾病、大动脉炎怀疑有肺动脉受累者的诊断。

（三）骨显像

1. 恶性肿瘤骨转移的判断。骨显像是早期诊断骨转移癌的最具价值的方法，表现为多发性异常放射性浓聚区。

2. 原发性骨肿瘤的诊断及鉴别诊断。表现为局部放射性浓聚，对网状细胞瘤、成骨肉瘤阳性率较高。

3. 微细骨折的诊断。骨显像在细小骨折发病数小时内即可出现异常局部放射性浓聚区。

4. 股骨头缺血性坏死的诊断及分期。

5. 移植骨术后监测。判断手术疗效，如果移植骨血运畅通，说明存活良好。

（四）肝血池显像

1. 对于肝海绵状血管瘤的诊断有比较高的特异性。

2. 原发性肝癌的诊断及鉴别诊断。

3. 肝转移瘤的诊断。

4. 肝囊肿的诊断。

（五）甲状腺显像

1. 了解甲状腺的形态、位置和功能。

2. 甲状腺结节的诊断与鉴别诊断。

3. 判断颈部包块与甲状腺的关系。

4. 对亚急性甲状腺炎和慢性淋巴细胞性甲状腺炎的辅助诊断。

5. 寻找甲状腺癌转移灶，判断病灶是否适合应用 ^{131}I 治疗并评价疗效。

（六）脑血流灌注显像

1. 缺血性脑血管病的诊断、血流灌注和功能受损范围的评价。

2. 癫痫致痫灶的定位诊断、儿童良性癫痫和儿童特发性癫痫的辅助诊断和鉴别诊断。

3. 痴呆的诊断与鉴别诊断。

4. 评价颅脑损伤后或其手术后脑血流灌注与功能。

5. 评价脑肿瘤的灌注情况。

三、放射性核素显像检查注意事项及辅助准备要点

（一）心肌灌注显像

1. 检查前 4 小时禁食。向受检者交代检查程序。

2. 运动肌灌注显像检查前 1 天停服 β 受体阻断剂和血管扩张剂等药物。

3. 运动前建立畅通的静脉通道。

4. 备好活动平板、心脏检测和抢救设备及药品，运动前中后常规检测心电图和血压。

5. 运动中出现下列情况应立即中止运动并给予必要的处理：严重持续的心绞痛，收缩压超过 210mmHg（28kPa）或血压明显下降，心电图 ST 段水平或下斜型下移 ≥ 2mm，严重心律失常。

（二）肺灌注显像

1. 先进行皮试，再吸氧 10 分钟。

2. 常规平卧进行静脉注射，防止肺尖因地心引力作用不显像。

3. 静脉注射后要观察受检者 5～10 分钟，必要时给予药物治疗。

（三）骨显像

1. 检查前尽量排空尿液，排尿时注意不要污染内裤或其他部位。戴好帽子，口罩。

2. 嘱被检查者摘掉项链、皮带、金属物品。

3. 对因疼痛不能配合者，必要时给予止痛药。

（四）肝血池显像

1. 向患者交代检查步骤以取得配合。

2. 肝实质显像：肝内存在 > 3cm 放射缺损区，可进行肝动脉灌注显像。若影像反差较差可延迟 1～2 小时后再显像。

（五）甲状腺显像

1. 检查前应严格禁碘。

2. 口服显像剂前空腹 4 小时。

3. 了解病史，检查颈部，记录颈部肿物结节的位置，向受检者交代检查过程和注意事项，取得合作。

4. 嘱被检查者摘掉项链，解开领扣暴露颈部。

（六）脑血流灌注显像

1. 注射前被检查者口服过氯酸钾 400mg，封闭甲状腺、脉络丛和鼻黏膜，减少显影剂的吸收和分泌。

2. 视听封闭，受试者闭目带黑色眼罩，用耳塞塞住外耳道，5 分钟后静脉注射显影剂。

3. 被检查者平卧于检查床上，头枕于头托中，用胶带固定体位，直到检查结束。

4. 检查前空腹，保持室内安静。

第五节　超声检查

一、概述

超声检查（ultrasonic examination）是指运用超声波的物理特性和人体器官组织声学性质上的差异，以波形、曲线或图像的形式显示和记录，从而进行疾病诊断的一种非创伤性的检查方法。具有操作简便、可重复、及时获得结论、无特殊禁忌证及无损伤等优点，在现代医学诊断中有重要地位。

（一）超声检查的基本原理

1. 超声波是指振动频率在 20000 赫兹（Hz）以上的机械波。

2. 医用超声波诊断仪主要由主机和探头两部分组成。探头即换能器，由压电晶体组成，用来产生和接收超声波。超声波回声信号作用于压电晶体上，晶体两边将产生携带回声信息的微弱电压信号，将这种电信号经过放大、处理之后，即能在显示屏上显示出用于诊断的声像图。

3. 超声波传播的反射、折射与散射。当一束超声波入射到比自身波长大很多倍的两种介质的交界面上时，就会产生反射与折射现象。如果物体是直径远小于超声波波长的微粒，大部分超声能量继续向前传播，小部分被微粒吸收后再向周围辐射声波，这种现象称为散射。

4. 超声波检查时，通过人体内大、小界面的反射和散射回声，能显示器官的轮廓和毗邻关系，能显示其细微结构及运动状态，故界面的反射和散射回声是超声成像的基础。

（二）超声检查的分类

1. A 型诊断法　即幅度调制型。以波幅变化反映回声强弱，现在基本已被淘汰。

2. B 型诊断法　即辉度调制型。显示回声形式是光点。其采用多声束连续扫描，可以显示脏器的二维图像。当扫描速度超过每秒 24 帧时则能显示脏器的实际活动状态，称为实时显像（real-time imaging）。B 型诊断法可清晰显示脏器外形与毗邻关系，以及软组织的内部回声、内部结构、血管与其他管道分布情况等，是目前临床使用最为广泛的超声诊断法。

3. D 型诊断法　此法是利用多普勒效应的基本原理探测血管、心脏内血液流动反射回来的各种多普勒频移信息，以频谱或色彩的形式显示，从而进行疾病诊断的一种检查方法。

D 型诊断法有频谱多普勒诊断法和彩色多普勒血流显像（CDFI）两种。应用 D 型诊断法，可检测血流的方向、速度、性质、分布范围、有无返流及异常分流等，具有重要的临床应用价值。

4. M 型诊断法　此法主要用于探测心脏，称 M 型超声心动图描记术。本法常与扇形扫描心脏实时成像相结合使用。

二、超声检查的临床应用

（一）心脏声像图

1. 切面超声心动图可测量主动脉内径、肺动脉内径、左右心房内径、左右心室内径、二尖瓣环、二尖瓣口直径、三尖瓣环。

2. M 型超声心动图可测量心底波群、二尖瓣波群、心室波群、三尖瓣波群。

3. 彩色多普勒超声血流显像可探查二尖瓣口、三尖瓣口、主动脉瓣口、肺动脉瓣等处血流。

4. 心脏异常声像图

（1）心脏瓣膜病：①二尖瓣狭窄表现为舒张期二尖瓣前叶呈穹隆样开放。M 型超声心动图可见：E-F 斜率减低；二尖瓣后叶、前叶同向运动；瓣叶增厚。②二尖瓣返流：二尖瓣关闭不全，腱索断裂，瓣环钙化。③主动脉瓣狭窄：瓣膜增厚呈穹隆样突入升主动脉。④主动脉瓣返流：二尖瓣舒张期震颤。

（2）心肌病：①扩张型心肌病：心腔扩大、室壁增厚、瓣膜开放幅度减低；②肥厚型心肌病：非对称性心肌肥厚、收缩运动减弱；③限制型心肌病：心内膜增厚、心室壁增厚、心室腔缩小。

（3）冠心病：诊断的主要依据是判定左室节段性室壁运动异常，可见收缩期室壁增厚异常和收缩期室壁向心运动异常。

（4）高血压性心脏病：超声波检查可见左室各壁增厚、室壁运动增强、左房内径增大。

5. 超声波对其他心脏疾病的检查

（1）先天性心脏病：可探查房间隔缺损、室间隔缺损、动脉导管未闭、法洛四联征、肺动脉高压等。

（2）主动脉疾患：可探查主动脉瓣狭窄、马凡综合征、主动脉瘤、主动脉夹层动脉瘤等。

（二）肝脏声像图

1. 正常声像图　被膜整齐、光滑，呈细线样回声。肝上界多位于第 6 肋间，平静呼吸时剑突下长度不超过 5cm，右叶多不超过肋缘。肝实质呈均匀弥漫分布的点状中低水平回声。肝内管道结构主要是门静脉和肝静脉，前者主干内径不大于 1.4cm；后者汇流至下腔静脉。

2. 异常声像图

（1）肝癌：①典型的原发性肝癌有以下特点：肝实质内出现局灶性实性肿物，可单发、多发或弥散分布。癌肿与正常肝实质回声比较，有低回声型、等回声型、强回声型、无回声型及混合回声型等。病灶周边可有低回声晕环。②继发性肝癌多在肝内出现多发的、大小及图形特征相似的占位性病变。CDFI：原发性肝癌彩色血流可呈网篮状包绕肿物，也有伸向瘤内，或在瘤内呈散在彩点分布，常可测出高速动脉性血流。转移性肝肿瘤则多数为低速血流。

（2）肝硬化：诊断要点有：①肝脏形态失常，右叶萎缩，左叶及尾叶肿大或萎缩；肝表面呈锯齿状或凹凸状。②肝回声粗糙不均匀、增强；③肝静脉变细、扭曲。④门脉高压征象：门静脉主干、脾静脉及肠系膜上静脉扩张，脾肿大；⑤胆囊壁增厚呈"双层状"及腹水征表现。

（三）胆道系统声像图

1. 正常声像图　正常胆囊呈梨形、长茄形或椭圆形，轮廓清晰，壁薄光滑，内为无回声区。胆总管位于门静脉前方，与门静脉形成双管结构；胆总管内径＜ 0.6cm。

2. 异常声像图

（1）胆囊炎

1）急性胆囊炎：单纯性胆囊炎胆囊稍大，囊壁略厚而粗糙。化脓性胆囊炎则可见胆囊肿胀，壁轮廓模糊，厚度超过 0.3cm，可呈现"双边影"。

2）慢性胆囊炎：轻者仅有囊壁稍增厚。典型者可见胆囊肿大或萎缩，囊壁增厚。

（2）胆囊与胆道结石

1）胆囊结石：典型胆囊结石的声像图为胆囊腔内有一个或数个形态稳定的新月形或半圆形强回声团；后方有清晰的直线回声暗带（声影）；可随体位变动而沿重力方向移动。同时具有以上 3 个特征是超声诊断胆囊结石的可靠条件。胆囊壁内胆固醇结晶结石表现为胆囊壁上可见 2～3mm 大小的强回声斑点并拖有彗尾状回声。

2）胆管结石：肝外胆管结石表现为有结石的胆管近端扩张、管壁增厚、回声较强，管腔内可见恒定的强回声团，后方有声影。

（四）肾、膀胱、前列腺声像图

1. 正常声像图

（1）肾：肾的被膜轮廓清晰光滑，呈带状强回声。外周部分为肾实质，呈低回声。肾中央部为肾窦区，呈不规则的强回声区。正常肾长 9～12cm，宽 4～6cm，厚 3～5cm。

（2）膀胱：充盈时，横切面呈圆形或椭圆形，纵切面呈边缘圆钝的三角形。膀胱壁呈强回声细带，有良好的连续性。膀胱内尿液为无回声区。

（3）前列腺：可经腹壁、直肠或会阴部探查。经腹壁探查时，横切面呈左右对称而圆钝的三角形或栗子形。前列腺包膜整齐而明亮，实质呈低回声。其上下径为 3cm，前后径为 2cm，左右径为 4cm。

2. 异常声像图

（1）肾结石：肾窦区内出现点状或团块状强回声。

（2）肾癌：肾内不规则低回声、强回声、无回声及混合回声等，CDFI 可见其内及周边丰富的杂乱彩色血流信号。

（3）膀胱结石：膀胱无回声区内出现点状或团块状强回声，其后伴有声影。强回声可随体位改变而移动。

（4）前列腺增生症：前列腺增大，以前后径增大为主，可突入膀胱腔内。增生的内部通常回声减弱。

（五）子宫、卵巢声像图

1. 正常声像图

（1）子宫：可经腹、会阴、阴道扫查。经腹壁纵切子宫呈梨形或茄形，宫体呈均匀回声。中央条状高回声带为宫腔内膜回声。

（2）卵巢：纵切为椭圆形，横切时为类圆形。其长、宽、厚约为 3.5cm、2.2cm、2.0cm。

2. 异常声像图

（1）子宫肌瘤：可发生于子宫浆膜下、黏膜下、肌层内，多呈圆形或椭圆形中、低不均回声团。肌瘤囊性变性表现为内部的无回声区，钙化的肌瘤为强回声。

（2）子宫腺肌病：子宫呈球形增大，以前后径增大为著。回声不均匀，细小的低、强回声交织。

（3）子宫内膜癌：宫腔内较大的中、低不均回声团，CDFI 可见其内及周边丰富的杂乱彩色血流信号。

（4）卵巢恶性肿瘤：为部分囊性和部分实性肿瘤，或以某一部分为主。

（5）妊娠滋养细胞疾病：①葡萄胎：宫腔内充满大小不等的小无回声区，似葡萄样或蜂窝状；②绒毛膜癌：子宫回声极度不均匀，其间散在多个不规则形回声增强、减弱或无回声区。

3. 妊娠声像图

（1）早孕时：宫腔内可见圆形或椭圆形无回声。

（2）中晚期妊娠：随孕周增加，可显示胎儿身体结构、胎盘、羊水、脐带的改变，故可做胎儿的产前检查。

（3）异位妊娠：子宫宫腔内未见胎囊样回声，附件区出现异常包块回声，大小形态因停经长短而异，妊娠囊破裂时，盆腹腔内可见游离液体。

（六）周围血管疾病声像图

1. 动脉疾病声像图

（1）动脉硬化闭塞症：表现为病变动脉内膜增厚或附着硬化斑块回声，可导致动脉管腔不同程度狭窄甚至闭塞，CDFI可见彩色血流充盈缺损、消失。

（2）血栓闭塞性脉管炎：好发于四肢中、小动脉，声像图类似动脉硬化闭塞症。

2. 静脉疾病声像图

（1）深静脉血栓：管腔内充满低回声，挤压管腔，管腔不闭合，其内无彩色血流信号。

（2）深静脉瓣膜功能不全：患者做乏式动作或小腿加压放松时，可探及反向血流。

（七）体表及小器官疾病声像图

1. 甲状腺疾病声像图

（1）甲状腺功能亢进：甲状腺对称性、均匀性肿大，其内布满彩色血流信号，呈"火海征"。

（2）甲状腺腺瘤：腺体内部呈现圆形、椭圆形实质性低回声区，边缘光滑、分界清楚。

（3）甲状腺癌：腺体实质内非均质低回声区，形状不规则，后方回声衰减明显。其内血管扭曲、变形、扩张，血运丰富。

2. 乳腺疾病声像图

（1）乳腺增生：腺体内可见单个或多个小无回声，小叶纤维组织紊乱。

（2）乳腺纤维瘤：腺体内圆形、椭圆形实质性低回声，边缘光滑、分界清楚。

（3）乳腺癌：腺体内不规则低回声实质性肿块，后方回声衰减。

三、超声检查注意事项及辅助准备要点

1. 常规肝、胆囊、胆道及胰腺检查，通常需空腹6～8小时。但特殊情况时，可饮水400～500mL，使胃充盈作为声窗，以使胃后方的胰腺及腹部血管等结构充分显示。胃的检查需饮水及服胃造影剂，显示胃黏膜及胃腔。腹部检查2日内应避免行胃肠钡剂造影和胆系造影，因钡剂可能干扰超声检查。

2. 早孕、妇科、膀胱及前列腺的检查，检查前2小时饮水400～500mL以充盈膀胱。

3. 经阴道检查子宫、附件时，检查对象应为已婚，检查前排空尿液，一般在非月经期检查。

【思考题】

各种影像学检查前的准备和检查后的注意事项有哪些？

第九章 护理诊断

第一节 概 述

护理诊断（nursing diagnoses）的概念最早由美国的麦克·马纳斯（Mc Manus）于20世纪50年代提出。1953年，美国护士弗吉尼亚·福莱（Viginia Fry）首先引用护理诊断一词描述护理计划中一个必不可少的步骤，以表明护士做出临床判断，并对需采取护理措施的患者的健康问题进行定义的重要性。但在其后的20年中，有关护理诊断的思想并未得到响应和重视。直到20世纪70年代早期，美国护士发起了一场以"对患者的护理需要""护理问题"或"患者问题"进行正式分类和命名的"护理诊断运动"，护理诊断才得以发展，并逐步应用于临床护理实践中。

1973年，美国护士协会（American nursing association，ANA）出版的《护理实践标准》一书将护理诊断纳入护理程序中，并授权在护理实践中使用。这意味着根据收集的资料做出护理诊断成为护士的责任和权利。为了统一护理诊断的分类系统，以便在全美各地的护理实践中使用，同年在美国召开了第一次全美（国）护理诊断分类会议，成立了全美（国）护理诊断分类小组（mational conference group for classification of nursing diagnoses）。由于1982年召开的第五次会议有加拿大代表参加，全美（国）护理诊断分类小组更名为北美护理诊断协会（NANDA）。此后，NANDA每两年召开一次会议，对原有的护理诊断进行修订，同时增补新的护理诊断。

自20世纪70年代美国护理界提出并确立护理诊断以来，护理诊断的发展十分迅速，NANDA的每一次会议几乎都有新的护理诊断诞生，护理诊断已从第一次全美护理诊断分类会议发表的34项，发展到2012年国际北美护理诊断学会（NANDA-I）通过的《护理诊断：定义与分类2012—2014》中的13个领域、47个类别和216项护理诊断，目前NANDA-I的框架和概念是比较完整的，其分类系统也在不断地得到完善并日趋成熟。NANDA所做的努力使其在护理诊断的发展史上占据着十分重要的位置，成为护理诊断权威性的研究与发展机构。目前，我国广为使用的护理诊断多为NANDA认可的护理诊断。

一、护理诊断的定义

NANDA在1990年将护理诊断定义为：护理诊断是护士针对个体、家庭、社区对现存的或潜在的健康问题或生命过程的反应所做的临床判断。护理诊断为护士在其职责范围内选择护理措施以达到预期的结果提供了依据。

护理诊断的定义表明了护理的内涵和实质：

1. 诊断和处理人类对现存的和潜在的健康问题的反应，这里所指的反应包括生理、心理和社会等诸方面的反应。

2. 护理的对象不仅是患者，也包括健康人，护理的范围也从个体扩展到家庭和社区。

3. 护理诊断不仅关注护理对象现有的健康问题，同时也关注其潜在的健康问题，反映了护理诊断的预见性。

二、护理诊断与医疗诊断的区别

护理诊断与医疗诊断是临床护理和医疗的重要前提，虽然各有所侧重，但总目标是一致的。护理诊断是护士使用的名词，用于说明个体或人群对健康问题现存的或潜在的反应，以指导护理。护理诊断侧重于对患者现存或潜在的健康问题或疾病的反应做出判断。医疗诊断是医生使用的名词，用于说明一种疾病或病理状态，以指导治疗。医疗诊断侧重于对疾病的本质做出判断，即对疾病做出病因、病理解剖和病理生理的诊断。如帕金森病是医疗诊断，医生关心的是疾病的进一步治疗，而护士关心的是患者患病后的反应，相应的护理诊断则可能是"身体移动障碍""身体意象紊乱"和"知识缺乏"。再如，患者起床时忽觉头晕，医生的工作重点在于寻找引起眩晕的原因，做出相应的医疗诊断，而护士更关心的是患者可能因眩晕导致受伤，因而提出"有受伤的危险"这一护理诊断。此外，医疗诊断的数目较少，在疾病发展过程中相对稳定，保持不变，而护理诊断的数目则较多，常随患者反应的变化而变化。同一种疾病，因人而异可有不同的反应，因此也就有不同的护理诊断，于是产生了同病异护、异病同护的现象。

第二节　护理诊断的分类

一、字母顺序排列分类

此为 1973 年第一次全美（国）护理诊断分类会议上确定的分类。严格来说，这不是分类，而只是按英文字母顺序排列的护理诊断，用于护理诊断的索引。字母系统分类法一直延续到 1986 年 NANDA 分类法 I 被认可后才更改。

二、人类反应型态分类

为 1986 年 NANDA 第七次会议与会者一致通过的护理诊断分类，又称为"NANDA 护理诊断分类 I"。"人的 9 个反应型态"被作为这一护理诊断分类系统的概念框架，每个型态下又有若干护理诊断。9 个人类反应型态为：

1. 交换（exchanging） 相互给予和接受，包括物质的交换、机体的代谢、正常的生理功能和结构功能的维持。

2. 沟通（communicating） 思想、情感和信息的传递。

3. 关系（relating） 建立相互联系，包括人际关系、家庭关系、社会关系等。

4. 价值（valuing） 相关的价值赋予。

5. 选择（choosing） 面对应激源或多个方案做出可行方法的选择。

6. 移动（moving） 改变身体部分姿势或位置，保持活动的进行、停止活动及动作。

7. 感知（perceiving） 接受信息，包括个体的感觉、对自我的看法。

8. 认知（knowing） 对信息的理解。

9. 感觉（feeling） 对信息的主观认知。

按人类反应型态分类的护理诊断，前面都标以编码，以便于护理诊断的计算机化。

三、功能性健康型态分类

功能性健康型态（functional health patterns，FHPs）由马乔里·戈登（Morjory Gordon）于1982年提出，主要涉及与人类生理健康、身体功能、心理健康和社会适应等有关的11个方面。

1. 健康感知与健康管理型态 主要涉及个体对健康水平的认知及其维持健康的行为和能力水平。

2. 营养与代谢型态 主要涉及机体的新陈代谢和营养过程，包括营养、液体平衡、组织完整性和体温调节等4个在功能上相互联系的方面。

3. 排泄型态 主要指排便和排尿的功能和形式。

4. 活动与运动型态 主要指个体日常生活活动及进行这些活动所需的能力、耐力和身体的调适反应。

5. 睡眠与休息型态 主要为个体睡眠、休息和放松的形式。

6. 认知与感知型态 主要包括感觉器官的功能和认知功能。

7. 自我感知与自我概念型态 主要指个体对自我的态度，涉及其身份、身体意象和对自身的认识和评价。

8. 角色与关系型态 主要指个体在生活中的角色行为及与他人关系的性质。

9. 性与生殖型态 主要包括性别认同、性角色行为、性心理功能和生育功能。

10. 压力与压力应对型态 主要指个体对压力的感知及其处理方式。

11. 价值与信念型态 主要指有关个体的价值观和信仰，包括人生中被视为是重要的东西，以及其他与健康有关的在价值、信仰或期望方面的冲突。

功能性健康型态分类的优点在于易于理解，比较实用。如按这11个型态进行资料的收集和组织，较易确定哪一型态发生了改变，或有发生改变的危险，进而可得出相应的护理诊断。

四、多轴系健康型态分类

多轴系健康型态分类为2000年4月NANDA第十四次会议通过的护理诊断分类系统，又称为"NANDA护理诊断分类系统Ⅱ"。这一分类系统是在戈登的功能性健康型态分类框架基础上的改进和发展，增加了对护理诊断术语的多轴性设计，为创立新的护理诊断名称提供了可操作的定位标准。

多轴系健康型态分类架构一共有7条轴线，分别为：

1. 诊断焦点 指与护理实践相关的因素，如体温、活动耐力、呼吸道清理、焦虑等。

2. 诊断对象 指护理诊断中所确定的对象，如个体、家庭、群体、社区。

3. 判断 指对护理诊断内在含义的特性与限制的判断，如复杂性、障碍、不足。

4. 部位 指身体各部分的组织、器官，如心、肺、黏膜。

5. 年龄 指个体存活的时间和长度，如新生儿、青少年、老年。

6. 时间 指时间的连续和间断，如急性、慢性、间断性、连续性。

7. 诊断状态 指健康上所处的状态。如现存的、危险的、健康促进。

护理诊断是把不同轴系中某些条目进行组合来表达护理概念，方便了护理诊断的增加和修改，从本质上给予了护理诊断发展空间。

NANDA 护理诊断分类系统 II 包括领域、类别、诊断性概念和护理诊断 4 级结构：第 1 级为领域，如"健康促进"，相当于原来的型态，共有 13 个领域；第 2 级为类别，如"健康意识"，每一领域含两个以上的类别；第 3 级为诊断性概念，每个诊断性概念属下包含一个或若干个护理诊断；第 4 级为护理诊断，如"娱乐活动缺失"。分类系统 II 目前共有 13 个领域、47 个类别和 216 个护理诊断。其中 13 个领域、47 个类别分别为：

1. 健康促进（health promotion） 包括健康意识、健康管理 2 个类别。

2. 营养（nutrition） 包括摄入、消化、吸收、代谢、水化 5 个类别。

3. 排泄与交换（elimination and exchange） 包括泌尿功能、胃肠功能、皮肤功能、呼吸功能 4 个类别。

4. 活动 / 休息（activity/rest） 包括睡眠 / 休息、活动 / 运动、能量平衡、心血管 / 肺部反应、自我照顾 5 个类别。

5. 知觉 / 认知（perception/cognition） 包括注意力、定向力、感觉 / 知觉、认知、沟通 5 个类别。

6. 自我感知（self-perception） 包括自我概念、自尊、自我形象 3 个类别。

7. 角色关系（role relationships） 包括照顾者角色、家庭关系、角色表现 3 个类别。

8. 性学（sexuality） 包括性别认同、性功能、生殖 3 个类别。

9. 调适 / 压力耐受（coping/stress tolerance） 包括创伤后反应、应对反应、神经行为压力 3 个类别。

10. 生命原则（life principles） 包括价值观、信念、价值 / 信念 / 行动一致 3 个类别。

11. 安全 / 保护（safety / protection） 包括感染、身体伤害、暴力、环境危害、防御过程、体温调节 6 个类别。

12. 舒适（comfort） 包括身体舒适、环境舒适、社交舒适 3 个类别。

13. 生长 / 发育（growth / development） 包括生长、发育 2 个类别。

NANDA 护理诊断分类系统 II 较之 NANDA 护理诊断分类系统 I 更明确、清晰和具有可操作性。

第三节 护理诊断的构成

根据 NANDA 护理诊断名称的叙述，可将所有护理诊断分为以下 5 种类型。不同类型的护理诊断，其构成亦不同。

一、现存的护理诊断

现存的护理诊断（actual nursing diagnoses）是护士对个体、家庭或社区已出现的健康问题或生命过程的反应所做的描述。现存的护理诊断由名称、定义、诊断依据和相关因素 4 部分组成。

1. 名称（label） 是对护理对象健康状态或疾病反应的概括性描述，以简明扼要的文字描述护理对象的健康状态,如"体温过高""焦虑"等。

2. 定义(definition) 定义是对护理诊断名称清晰、准确的描述,以此将一个特定的护理诊断与其他类似的护理诊断相区别。如有关"体温过高"这一护理诊断名称的定义为"是指个体的体温超过正常范围的状态"。如"清理呼吸道无效"这一护理诊断名称的定义为"个体处于无法清理呼吸道分泌物及阻塞物以维持呼吸道通畅的状态"。

3. 诊断依据(defining characteristics) 诊断依据是做出护理诊断的判断标准。在现存的护理诊断中,诊断依据是指一组可表明护理诊断的症状和体征,可分为3种类型:

(1)必要依据(necessary defining characteristics) 为做出护理诊断必须具备的依据。如在"体温过高"这一护理诊断的诊断依据中,"口腔温度高于37.8℃或肛温高于38.8℃"是必须具备的依据,诊断某患者"体温过高"时必须具备这一条。

(2)主要依据(major defining characteristics) 为做出某一护理诊断时通常需要具备的依据,如在"体温过低"这一护理诊断的诊断依据中,"寒颤寒战、皮肤发凉"是患者在"体温过低"时通常具备的主要依据。

(3)次要依据(minor defining characteristics) 对做出某一护理诊断有支持作用,但不一定每次做出该诊断时都具备的依据。如"头痛及全身痛"相对于"体温过高"这一护理诊断,具有支持作用,但并不是不可或缺的依据。

4. 相关因素(related factor) 在现存的护理诊断中,相关因素是指导致或影响个体、家庭、社区健康状况改变或引起问题产生的内外因素。相关因素可以来自以下几个方面:

(1)病理生理学因素(pathophysiologic factor):如"体温过高"这一护理诊断的相关因素可能是体温调节障碍、脱水、排汗能力下降或不能排汗;如与"有受伤的危险"这一护理诊断相关的病理生理学因素可能是体位性低血压。

(2)与治疗有关的因素(treatment related factor):如恶性肿瘤患者接受化疗过程中出现脱发,可能是导致"身体意象紊乱"这一护理诊断与治疗相关的因素。如"皮肤完整性受损"这一护理诊断,与治疗有关的因素可能是放射治疗、药物作用、机械性损伤(如治疗性固定装置、石膏、约束带、绷带等)。

(3)情境因素(situational factor):为涉及环境、有关人员、生活经历、生活习惯、角色等方面的因素。如"营养失调:高于机体需要量"这一护理诊断相关的情境因素可以是不良的饮食习惯,如晚餐进食过多、脂类摄入过多等;又如因家庭关系不和产生的被遗弃感可以是"自我认同紊乱"这一护理诊断相关的情境因素。

(4)成熟发展因素(mature development factor):是指与年龄相关的各方面影响健康的因素,包括认知、生理、心理、社会、情感等的发展状况。如"躯体移动障碍"这一护理诊断相关成熟发展方面的因素可以是老化所致的活动和运动能力减退。

确定相关因素可以为制定护理措施提供依据。一个现存的护理诊断可涉及多个相关因素,如"睡眠型态紊乱"这一护理诊断,可由疾病所致尿频引起,可由手术后伤口疼痛引起,可由住院后环境改变或环境嘈杂引起,在儿童还可由恐惧黑暗所致。

二、有危险的护理诊断

有危险的护理诊断(risk nursing diagnoses)是护士对易感的个体、家庭或社区对健康状况或生命过程可能出现的反应所做的临床判断，一般应有导致易感性增加的危险因素存在，而这种危险因素若不采取预防措施就一定会发生问题。有危险的护理诊断由名称、定义和危险因素3部分组成。

1. 名称　在对患者改变的健康状况简明的描述中，冠以"有……危险"（risk for），如"有皮肤完整性受损的危险""有感染的危险"为有危险的护理诊断名称的表述形式。

2. 定义　与现存的护理诊断相同，在有危险的护理诊断中应清楚、准确地表明某一诊断的意义。

3. 危险因素（risk factor）　是指可能使个体、家庭或社区健康状况发生改变的因素。症状和体征是确认现存的护理诊断的依据，与之不同的是，危险因素是确认有危险的护理诊断的依据。

三、健康的护理诊断

健康的护理诊断（wellness nursing diagnoses）是护士对个体、家庭或社区从某一特定的健康水平向更高的健康水平发展的护理诊断。健康的护理诊断仅包含名称一个部分而无相关因素。名称由"潜在……增强"（potential for enhanced）与更高的健康水平组成，如"潜在的精神健康增强"。

四、可能的护理诊断

可能的护理诊断（possible nursing diagnoses）是指已有可疑因素存在，但支持这一护理诊断的依据尚不充分，需进一步收集资料以排除或确认现有可疑的或有危险的因素的护理诊断。由可能的护理诊断名称及可疑因素两部分组成，如"身体意象紊乱的可能：与化学治疗后有脱发现象有关"。护士一经做出可能的护理诊断，应从以下两方面对患者进行进一步的评估：①有无与现存的护理诊断有关的必须具备的症状和体征；②有无与有危险的护理诊断有关的危险因素。经进一步收集、分析和综合资料后，护士可确定或排除可能的护理诊断。对可能的护理诊断的确认包括现存的或有危险的护理诊断两种形式。

五、综合的护理诊断

综合的护理诊断（comprehensive nursing diagnosis）是指由特定的事件或情境引起的一组现存的或有危险的护理诊断，如"废用综合征""强暴创伤综合征"。

第四节　护理诊断的陈述

护理诊断的陈述是对个体或群体健康状态的反映及相关因素或危险因素的描述，可分为3种陈述形式：三部分陈述、二部分陈述和一部分陈述。

一、三部分陈述

三部分陈述即 PES 公式。其中，P（problem）为问题，即护理诊断名称；E（etiology）为原因，即相关因素；S（signs and symptoms）为症状和体征，即诊断依据，也包括实验室检查及特殊检查的结果。如"气体交换受损：发绀、呼吸困难、$PaO_2$60mmHg；与阻塞性肺气肿有关"。其中，气体交换受损为 P；发绀、呼吸困难、$PaO_2$60mmHg 为 S；与阻塞性肺气肿有关为 E。三部分陈述多用于现存的护理诊断。

二、二部分陈述

二部分陈述即 PE 公式，只包含诊断名称和相关因素。如"有皮肤完整性受损的危险：与长期卧床有关""有体液不足的危险：与大量服用利尿剂有关"等。二部分陈述常用于有危险的护理诊断、可能的护理诊断，因为有危险的护理诊断和可能的护理诊断不存在症状和体征。

三、一部分陈述

一部分陈述仅包含诊断名称（P），不存在相关因素或相关因素是不必要的。如"寻求健康行为""强暴创伤综合征"等，常用于健康的护理诊断和综合的护理诊断。

四、陈述护理诊断的注意事项

（一）规范使用 NANDA 认可的护理诊断名称

在陈述护理诊断时应尽可能使用 NANDA 认可的护理诊断名称，不要随意创造护理诊断，或将医疗诊断、药物不良反应、患者需要等作为护理诊断名称。戈登、卡波尼托等认为可使用非 NANDA 的护理诊断，但这些护理诊断应包括护理诊断应有的构成部分，如名称、定义、诊断依据、相关因素或危险因素等。使用非 NANDA 的护理诊断有助于发展科学的护理诊断系统。

（二）相关因素的陈述

在陈述相关因素时，应使用"与……有关"的形式。由于护理措施大多针对相关因素，因此必须找出明确的相关因素，有利于护理人员实施护理措施。相关因素应是导致护理诊断最直接的原因，如"清理呼吸道无效：与体弱、咳嗽无力有关"就较"清理呼吸道无效：与肺气肿伴感染有关"更为直接。此外，每个护理诊断只能解决一个护理问题，但同一护理诊断可因相关因素不同而有不同的护理措施，如"清理呼吸道无效：与术后切口疼痛有关"和"清理呼吸道无效：与痰液黏稠有关"这两个护理诊断虽然诊断名称相同，但前者的护理措施是如何帮助患者在保护手术切口、不增加疼痛的情况下将痰咳出；后者则是如何使痰液稀释易于咳出。由此可见，相关因素越具体和直接，护理措施越有针对性。

由于护理措施无法改变医疗诊断，故不可将医疗诊断作为相关因素提出来，如"疼痛：与阑尾炎有关"，护理措施不可能改变阑尾炎的病理过程，应改成"疼痛：与手术切口有关"。当相关因素无法确定时，可写成与未知因素有关，护士需进一步收集资料，明确相关因素。

（三）知识缺乏的陈述

知识缺乏的陈述方式是"知识缺乏：缺乏……方面的知识"，如"知识缺乏：缺乏胰岛素自我注射的知识"。下面的陈述都是不合适的，如"知识缺乏：缺乏冠心病的知识"，护士没有必要让患者掌握所有冠心病的知识，护士无法明确需将哪一部分冠心病的知识重点教给患者。再如，"知识缺乏：与预防皮肤感染的知识不足有关"，在这个护理诊断的陈述中使用"与……有关"不合逻辑。

NOTE

第五节 合作性问题

在临床护理实践中，存在某些虽未被包含在现有的护理诊断中，但确实需护理干预的情况。鉴于此，卡波尼在1983年提出了合作性问题（collaborative problems）的概念。根据这一概念，可将临床护理实践中需要护士提供护理的情况分成两大类：一类是护理人员可以通过护理措施预防和处理的，属于护理诊断；另一类是要与其他医务人员，尤其是医生合作方可解决的，属于合作性问题。

一、合作性问题的定义

合作性问题是指护士不能通过独立手段解决的由疾病、治疗、检查所引起的并发症，是由护士与医生共同合作方可解决的问题。对于合作性问题护理的重点是通过观察监测、执行医嘱和采取护理措施减少并发症的发生。

需要说明的是，并非所有的并发症都是合作性问题。如果是护士通过独立的护理措施可预防和处理的为护理诊断，如与长期卧床导致皮肤受压有关的"有皮肤完整性受损的危险"。护士不能独立预防和处理的是合作性问题，如手术后伤口出血主要与术中伤口结扎缝合不良有关，护士无法通过护理措施阻止其发生，此时应提出"潜在并发症：出血"这一合作性问题，护士的主要作用是严密观察手术后患者的伤口是否有出血发生。再如，急性广泛前壁心肌梗死的患者，在发病后24小时内最易出现较为严重的心律失常，如频发期前收缩、室性心动过速，甚至室颤，由于护士无法通过护理措施预防心律失常这一并发症的发生，故可以提出"潜在并发症：心律失常"这一合作性问题，通过连续心电监测以期及早发现严重心律失常的发生。

二、合作性问题的陈述方式

所有合作性问题都以"潜在并发症（potential complication）：并发症的名称"来陈述，如"潜在并发症：低钾血症""潜在并发症：心律失常"等。无论患者可能发生或正在发生某种并发症，护士都应将病情监测作为护理的重点，以及时发现问题并与医生合作，共同处理。

在书写合作性问题时，护士应确保不要漏写"潜在并发症"，以表明与之相关的是护理措施，并以此与医疗诊断相区别。

第六节 护理诊断的思维方法和步骤

护理诊断的过程是一个对评估所获取的资料进行分析、综合、推理、判断，最终得出符合逻辑的结论的过程。这一过程需要临床辩证思维方法，经过收集资料、整理资料、分析资料和最后选择适宜的护理诊断4个步骤。

一、收集资料

收集资料是做出护理诊断的基础。资料收集的重点在于确认患者目前和既往的健康状况、功能状况，对疾病、治疗和护理的反应，潜在健康问题的危险因素及对更高健康水平的希望。资料的收集是连续的，随病情动态不断增加或改变。

二、整理资料

（一）核实资料

资料是否全面、真实和准确，直接影响护理诊断的确定和护理计划的实施。为此，在完成资料收集后需要对资料进行核实。

1. 核实资料的真实性　在收集资料的过程中，有时患者自认为是正常或异常的健康情况与医学上的正常或异常并不相同，有时患者自己也会因对所患疾病的恐惧而对病情加以夸大或隐瞒，因而需要用客观资料对主观资料进行核实。如一产妇认为"我的乳汁分泌很正常"，而护士经观察发现其婴儿经常因饥饿而哭闹，证明产妇的乳汁并不充足。

2. 核实资料的准确性　患者对有关健康状况的描述会受很多因素的干扰，从而影响所收集资料的准确性，如患者主诉"我排便正常"，这项资料不够确切，护士应进一步询问患者排便的具体情况，如次数、性状、排便是否费力等，以确认和补充新的资料。

3. 核实资料的全面性　资料的收集是一个有计划、系统的过程，所收集的资料包括对患者的生理功能、心理状态和社会适应能力等健康状况的评估，不仅要获取患者健康状况的主观资料，还要获取患者的客观资料，因此要从不同的层面收集资料，确保资料的全面性。

（二）对资料进行分类

在对患者全面评估的基础上，将所获得的资料进行综合、归纳、分析、整理，采用适当的方法进行分类并将相关的资料组合在一起，为形成护理诊断提供线索和可能性。分类方法有：

1. 马斯洛的需要层次论分类　按马斯洛的需要层次论，将资料分为生理需要、安全需要、爱与归属的需要、尊重与被尊重的需要及自我实现的需要 5 个方面。这种分类可促使护士从生理、心理和社会等各个层面去收集护理对象的资料，但与护理诊断没有直接的对应关系。

2. 戈登的 11 个功能性健康型态分类　按戈登的 11 个功能性健康型态对资料进行分类。由于戈登的每个功能性健康型态下都有与之相关的一组护理诊断，当护士发现从属于某型态中的资料出现异常时，只需从该型态下所属的护理诊断中进行选择，而不必从所有的护理诊断中去挑选。因此，目前临床多以此为框架收集和分析资料。

3. NANDA 分类法 Ⅱ 中的 13 个领域分类　按 NANDA 分类法 Ⅱ 中的 13 个领域进行分类，每一个领域下都确立了所属范畴的一个或若干个护理诊断。护理诊断分类系统 Ⅱ 是 2000 年 NANDA 在戈登的功能性健康型态分类框架基础上进行改进和发展，提出的新的护理诊断分类系统，较之 NANDA 护理诊断分类系统 Ⅰ ，更明确、清晰，具有可操作性。

三、分析资料

分析资料是对所获得的大量资料进行全面分析的思维活动过程，也是对资料的解释和推理过程。

（一）找出异常

在对资料进行解释和推理时，护士可根据所学的基础医学知识、护理知识、人文科学知识，对所收集的资料与评估标准进行比较，以发现异常，这些异常就是初步确定护理诊断的依据。

（二）找出相关因素或危险因素

发现异常后，应进一步确定引起异常的相关因素。如患者主诉"最近我总是感到非常疲乏，但不知道是为什么"，护士通过阅读血常规检查的结果，发现患者血红蛋白只有 70g/L，这样就找到了引起异常的原因。至于危险因素，是指患者目前虽处于正常范围，但存在着促使其向异常转化的因素。找出相关因素和危险因素对指导护士制订相应的护理措施具有重要的意义。

四、选择护理诊断

护理诊断是建立在一组诊断依据或标准的基础上。为做出正确的护理诊断，护士应将分析资料时所发现的异常情况与相应护理诊断的诊断依据进行比较，确认这些资料与待定的一个或几个护理诊断的已知指标之间的相似或匹配关系，一旦在一组资料与某一护理诊断的诊断依据之间建立了匹配关系，即产生了一个诊断假设。通过进一步收集资料，找出明确的相关因素，最终确定护理诊断。确定护理诊断时应注意以下几个方面：

1. 使用规范的护理诊断名称 护理诊断具有严谨的科学性，应使用 NANDA 认可的护理诊断名称，不能随意编造。

2. 选择护理诊断要恰当、准确 护理诊断是制订护理计划的依据，这就要求提出的护理诊断要准确、恰当。在 NANDA 护理诊断中，有些护理诊断概念非常接近，需要根据定义和诊断依据仔细加以区别。

3. 严格依照护理诊断依据 护理诊断依据是做出护理诊断的判断标准。护士必须熟知每一个护理诊断的依据，并在临床实践中不断提高专业能力。

4. 遵循"一元化"原则 即在护理诊断中尽量用一个护理诊断名称解释多种健康问题的原则，是简化诊断倾向性的思维方法。

5. 护理诊断的排序 护理诊断确立之后，应按其重要性和紧迫性排出主次顺序，护理人员可根据护理问题的轻、重、缓、急执行护理措施。通常按首优问题、中优问题、次优问题进行排序，同时还应注意排序的可变性。

（1）首优问题：是指威胁生命的紧急情况，需要立即解决的问题。如清理呼吸道异物、有暴力行为的危险、体液严重不足等。在紧急情况下，可以同时存在几个首优问题。

（2）中优问题：是指虽不直接威胁患者生命，但也能够导致患者身体不健康或情绪变化的问题，需要护理人员立即采取护理措施。如活动无耐力、身体移动障碍、皮肤完整性受损、有感染的危险等。

（3）次优问题：是指在应对发展和生活中的变化时产生的问题。这些问题对护理措施的必要性和及时性的要求并不严格，患者只需较少的帮助就能解决。如营养失调（高于机体需要量）、缺乏娱乐活动等。

护理诊断的前后顺序并不是固定不变的，随着患者的病情发展变化，护理诊断的顺序也会随之发生改变。

【思考题】

1. 护理诊断中的相关因素可来自于哪些方面？

2. 如何通过对健康资料的分析选择并确定护理诊断？

第十章 护理文书书写

护理文书是护理人员在护理活动过程中形成的文字、符号、图表等资料的总和。是护理人员专业能力和综合水平的具体体现，是医疗护理文件的重要组成部分。

第一节 护理文书书写的基本要求

1. 内容客观真实、全面完整 护理文书必须客观真实、全面完整地反映患者病情和已实施的护理措施，不能有漏项和缺项，不能以主观臆断、推测代替真实客观的评估。

2. 书写格式规范、语句准确 护理文书应按规范的格式和要求书写，书写时要用具体确切的语言表述，应使用医学词汇和中西医术语，重点突出，层次分明，语句通顺，标点正确。

3. 文字工整、字迹清晰 书写护理文书时文字应工整，字迹清晰，不得随意涂改或粘贴。如果必须修改，应用同色笔双线划在错字上再做修改，不得采用刮、粘、涂等方法掩盖或去除原来的字迹，要求保持原记录清晰可辨。

4. 各种记录及时、签名齐全 护理文书一律使用阿拉伯数字书写日期和时间，日期采用年－月－日，时间采用 24 小时制。危急患者因抢救未能及时书写，抢救结束后应立即据实补记，并标注"补记"。各种记录完成后必须清楚地签上记录者的全名，并注明日期、时间以备查考。实习期和试用期护理人员书写的病历，需经合法执业的护理人员审阅后双签名。

第二节 护理文书的格式及内容

护士需要书写的护理文书一般包括护理病历首页、护理计划单、护理记录、健康教育计划等。目前护理文书的格式和内容尚未统一，护理人员可根据护理工作内容，全面、准确地反映患者的情况进行设计。

一、护理病历首页

护理病历首页是患者入院后首次进行系统的健康评估记录，其主要内容包括一般资料、生理－心理－社会评估、功能性健康型态评估等信息。一般要求在患者入院后 8 小时内完成。

护理病历首页的格式是以相应的护理理论框架为指导而设计的。表 10-1 是以按戈登（Gordon）的 11 个功能性健康型态理论设计的表格为主、填写式为辅的评估表。护士按表格的顺序和内容收集和记录患者入院资料，记录方式为在预留的方框内打钩，必要时加以简单的文字描述。

表 10-1 护理病历首页

科别_____ 病室_____ 床号_____ 姓名_____ 住院号_____

性别：男□ 女□

年龄：   婚姻：

民族：   籍贯：

职业：   文化程度：

工作单位：   联系人：

入院日期：   入院方式：

病史叙述者：   可靠程度：

主管医生：   主管护士：

病史

主诉：

现病史：

既往史：

既往健康状况：良好□ 一般□ 差□

曾患疾病或传染病史：无□ 有□（   ）

外伤史：无□ 有□（   ）

手术史：无□ 有□（   ）

过敏史：无□ 有□（过敏源：   临床表现：   ）

目前用药史：

目前用药情况：无□ 有□

药物名称	剂量与用法	末次用药时间	疗效	不良反应

功能性健康型态

1. 健康感知与健康管理

自觉健康状况：良好□ 一般□ 较差□

家族遗传疾病史：无□ 有□（   ）

吸烟：无□ 有□（约_____年，平均_____支／日。戒烟：未□ 已□_____年）

嗜酒：无□ 有□（约_____年，平均_____两／日。戒酒：未□ 已□_____年）

其他个人嗜好：无□ 有□（   ）

遵从医务人员健康指导：是□ 否□（原因：   ）

对所患疾病原因：知道□ 不知道□

环境中危险因素：无□ 有□（   ）

寻求促进健康的行为：无□ 有□（   ）

2. 营养与代谢

饮食型态：普食□（＿＿餐／日）　软食□（＿＿餐／日）　半流食□（＿＿餐／日）

　　　　　流食□（＿＿餐／日）　禁食□（＿＿餐／日）　忌食□（　　　）

　　　　　治疗饮食□（　　　）

食欲：正常□　亢进□　减退□

近期体重变化：无□　有□（＿＿＿＿kg 增加／减轻）

饮水：正常□　多饮□（　　　　mL/d）　限制饮水□（　　　　mL/d）

咀嚼困难：无□　有□（原因：　　　　）

吞咽困难：无□　有□（原因：　　　　）

3. 排泄

排便：正常□　便秘□　腹泻□（＿＿次／日）　失禁：无□　有□（＿＿次／日）

造瘘：无□　有□（类型：　　　　能否自理：能□　否□）

应用泻药：无□　有□（药物名称：　　　用法：　　　）

排尿：正常□　增多□（＿＿次／日）　减少□（＿＿次／日）　颜色（　　　）

排尿异常：无□　有□（类型：　　　）

4. 活动与运动

生活自理能力（在空格中相应数字下打钩，1= 完全自理；2= 部分自理；3= 完全不能自理）：

项目	1	2	3
进食			
转位			
洗漱			
如厕			
洗澡			
穿衣			
行走			
上下楼梯			
购物			
备餐			
理家			

活动耐力：正常□　　容易疲劳□

咳嗽：无□　有□　　咳痰：无□　易咳出□　不易咳出□　吸痰□

5. 睡眠与休息

睡眠：正常□　入睡困难□　多梦□　早醒□　失眠□

睡眠／休息后精力充沛：是□　否□

辅助睡眠：无□　有□（药物：　　　　）

6. 认知与感知

疼痛：无□　有□（部位：　　　　）

视力：正常□　近视□（左□　右□）　远视□（左□　右□）　失明□（左□　右□）

NOTE

听力：正常□　耳鸣□　减退（左□　右□）耳聋（左□　右□）

助听器：无□　有□

眩晕：无□　有□（原因：　　　　）

定向力：正常□　障碍□

记忆力：良好□　减退（短时记忆□　长时记忆□）　丧失□

注意力：正常□　分散□

语言能力：正常□　失语□　构音困难□

7. 自我感知与自我概念

自我感觉：良好□　不良□

情绪状态：满意□　喜悦□　快乐□　紧张□　焦虑□　抑郁□　愤怒□
　　　　　恐惧□　悲哀□　痛苦□　绝望□

8. 角色与关系

就职情况：胜任□　短期不能胜任□　长期不能胜任□

家庭关系：和睦□　紧张□

社会交往：正常□　较少□　回避□

角色适应：良好□　不良□（角色冲突□　角色缺如□　角色强化□　角色消退□）

家庭及个人经济情况：足够□　勉强够□　不够□

9. 性与生殖

月经：正常□　紊乱□　　经量：正常□　较多□　较少□

孕次：（　　　）产次：（　　　　）

10. 压力与压力应对

对疾病和住院的反应：否认□　适应□　依赖□

过去1年内重要生活事件：无□　有□（　　　　　　）

适应能力：能独立解决问题□　需要帮助□　依赖他人解决□

支持系统：照顾者：胜任□　勉强□　不胜任□

家庭应对：忽视□　能满足□　过于关心□

11. 价值与信念

宗教信仰：无□　有□（　　　　　　）

体格检查

1. 生命体征

体温：____℃　脉搏：____次/分钟　呼吸：____次/分钟　血压：____mmHg

2. 一般状况

身高：____cm　体重：____kg

营养：良好□　中等□　不良□　肥胖□　消瘦□　恶病质□

面容：正常□　病容□（类型：　　　　）

意识状态：清醒□　障碍□（　　　　）

体位：自动体位□　被动体位□　强迫体位□（类型：　　　　）

步态：正常□　异常□（类型：　　　　）

NOTE

3. 皮肤黏膜

色泽：正常□ 潮红□ 苍白□ 发绀□ 黄染□ 色素沉着□

湿度：正常□ 干燥□ 潮湿□

温度：正常□ 热□ 冷□

弹性：正常□ 减退□

完整性：完整□ 皮疹□ 皮下出血□（部位及分布：　　　　　）

压疮：无□ 有□（　　　　　　）

瘙痒：无□ 有□（　　　　　　）

水肿：无□ 有□（　　　　　　）

淋巴结：正常□ 肿大□（　　　　　　）

4. 头部

眼睑：正常□ 水肿□

结膜：正常□ 水肿□ 出血□

巩膜：正常□ 黄染□

瞳孔：等大□ 等圆□ 左＿＿mm，右＿＿mm

对光反射：正常□ 迟钝□ 消失□

口唇：红润□ 发绀□ 苍白□ 疱疹□

口腔黏膜：正常□ 出血点□ 溃疡□ 其他（　　　　　）

5. 颈部

颈项强直：无□ 有□

颈静脉：正常□ 充盈□ 怒张□

气管：居中□ 偏移□（　　　　　　）

肝颈静脉回流征：阴性□ 阳性□

6. 胸部

呼吸方式：自主呼吸□ 机械呼吸□

呼吸节律：规则□ 不规则□（类型：　　　　）

呼吸困难：无□ 有□（类型：　　　　）

吸氧：无□ 有□（类型及氧浓度：　　　　）

呼吸音：正常□ 异常□（类型：　　　　）

啰音：无□ 有□（类型：　　　　）

心率：＿＿次/分钟 心律：齐□ 不齐□（类型：　　　　）

杂音：无□ 有□（　　　　　　）

7. 腹部

外形：正常□ 膨隆□ 蛙状腹□（腹围＿＿cm）肠型□

腹肌紧张：无□ 有□（　　　　　　）

肝大：无□ 有□（　　　　　　）

压痛：无□ 有□（　　　　　　）

反跳痛：无□ 有□（　　　　　　）

移动性浊音：阴性□　阳性□

肠鸣音：正常□　亢进□　减弱□　消失□

8. 肛门直肠

未查□　正常□　异常□（　　　　　　）

9. 生殖器

未查□　正常□　异常□（　　　　　　）

10. 脊柱四肢

脊柱：正常□　畸形□（　　　　　　）活动：正常□　受限□

四肢：正常□　畸形□（　　　　　　）活动：正常□　受限□

11. 神经系统

肌张力：正常□　增强□　减弱□

瘫痪：无□　有□（　　　　　　）

肌力：____级

巴宾斯基征：阴性□　阳性□

实验室及其他检查（可作为护理诊断依据的各种实验室、器械等检查结果）

主要护理诊断

签名

日期

二、护理计划单

护理计划单是护理人员为患者在其住院期间所制订的护理计划及效果评价的系统记录，其内容包括确立护理诊断/合作性问题的日期及名称、护理目标、护理措施、制订者签名、停止日期、效果评价和停止者签名，见表10-2。通过护理计划可了解：①患者入院时所确立的护理诊断/合作性问题、护理措施及实施后的效果；②住院期间确立的护理诊断/合作性问题、护理措施，或对原有护理诊断/合作性问题的修改和补充；③出院时患者所有的护理诊断/合作性问题是得到解决，如未能解决，是否需要在出院后进一步采取措施等。

表 10-2　护理计划单

科室_____ 病室_____ 床号_____ 姓名_____ 住院号_____ 医疗诊断_____

日期	护理诊断/合作性问题	护理目标	护理措施	签名	停止日期	效果评价	签名

NOTE

　　护理计划单在使用过程中存在多次重复书写常规护理措施的问题，因此护理工作者研究制订了一套"标准护理计划"，将每种疾病最常见的护理诊断/合作性问题及相应的护理目标、护理措施等以文字的形式使其程式化为"标准护理计划"。原有的护理计划单则演变为护理诊断项目表，见表10-3。

表 10-3　护理诊断项目表

科室_____　病室_____　床号_____　姓名_____　住院号_____　医疗诊断_____

日期	护理诊断/合作性问题	标准	附加	签名	停止日期	效果评价	签名

　　若患者存在的护理诊断/合作性问题均在"标准护理计划"以内，则在护理诊断项目表中，护士按优先顺序列出患者的护理诊断/合作性问题，并标明相应护理计划是在标准护理计划中。若患者存在"标准护理计划"以外的护理诊断/合作性问题，则将与其相应的护理目标、护理措施等书写在"附加护理计划单"上，并标明相应护理计划是在附加护理计划单中，见表10-4。

表 10-4　附加护理计划单

科室_____　病室_____　床号_____　姓名_____　住院号_____　医疗诊断_____

日期	护理诊断/合作性问题	护理目标	护理措施	签名

三、护理记录

　　护理记录是有关患者在整个住院期间健康状况的变化及护理过程的全面记录。护理记录包括一般护理记录、危重护理记录、观察记录等部分。

（一）一般护理记录

　　一般护理记录是指护士根据医嘱和病情对患者在住院期间护理过程的客观记录，其内容包括日期，时间，病情、护理措施及效果和签名，见表10-5。

表 10-5　一般护理记录单

科室_____　病室_____　床号_____　姓名_____　住院号_____　医疗诊断_____

日期	时间	病情、护理措施及效果	签名

一般护理记录主要记录患者住院期间经常性、连续性的护理过程，包括主要护理诊断、护理计划、实施的治疗和护理措施及其效果评价。首次一般护理记录应与护理病历首页同步完成。一般护理记录频次要求为：一级护理患者每班记录，1日2～3次；二级护理患者至少每3日记录1次；三级护理患者至少每5日记录1次。如患者病情有变化应随时记录。

（二）危重护理记录

危重护理记录适用于住院的病危或病重的患者，其内容包括日期、时间、体温、脉搏、呼吸、血压、血氧饱和度、吸氧、药物治疗、出入量、病情观察、护理措施及效果和签名等，见表10-6。

表 10-6　危重护理记录单

科室_____　病室_____　床号_____　姓名_____　住院号_____　医疗诊断_____

日期	时间	体温（℃）	脉搏（次/分钟）	呼吸（次/分钟）	血压（mmHg）	血氧饱和度（%）	吸氧（L/min）	药物治疗（名称）	入量（mL）	出量（mL）	病情观察	护理措施及效果	签名

危重护理记录单中病情观察是指患者的意识、肢体活动、皮肤颜色，是否有发绀、黄染等异常情况；护理措施及效果指护士为患者进行的相关护理，如物理降温、导尿、吸氧，或使用特殊药物如镇痛药、利尿药、血管活性药后的效果观察。患者在本班内的主要护理问题和护理措施、效果评价及继续观察的内容和项目，记录于病情、护理措施和效果一栏内，每天每班均应有小结。

（三）观察记录

观察记录适用于需要记录某些专项内容而又无须记录危重护理记录单的患者，如化疗药物使用的记录、高热患者的观察记录等。观察记录的内容包括日期、时间、体温、脉搏、呼吸、血压、血氧饱和度、治疗情况、特殊观察内容和签名等，见表10-7。

表 10-7　观察记录单

科室_____　病室_____　床号_____　姓名_____　住院号_____　医疗诊断_____

日期	时间	体温（℃）	脉搏（次/分钟）	呼吸（次/分钟）	血压（mmHg）	血氧饱和度（%）	治疗情况	特殊观察内容	签名

观察记录的记录频次同一般护理记录单。

四、健康教育计划

健康教育计划是护士为患者及其亲属制订具体的健康教育方案并组织实施的过程。健康教育的内容涉及与恢复和促进患者健康有关的各方面的知识和技能，主要包括入院宣教、疾病教育、术前及术后指导、用药指导、相关检查指导、康复及出院指导等。不同科室健康教育侧重点不同。内、外科标准患者教育计划见表10-8、10-9。

表 10-8　内科标准患者教育计划

科室_____ 病室_____ 床号_____ 姓名_____ 住院号_____ 医疗诊断_____

项目	内容	日期	对象		护士签名
			患者	家属	
入院教育	1. 病室环境、设施				
	2. 医院规章制度、分级护理				
	3. 介绍床位责任护士、责任医师				
疾病教育	1. 疾病的临床表现、诊治方法				
	2. 疾病的饮食宜忌、营养				
	3. 疾病的护理要点				
	4. 疾病的预防方法				
	5. 心理护理				
用药指导	用药目的、作用、不良反应、注意事项、药物名称 1. 2. 3. 4.				
特殊检查/治疗	检查/治疗目的、配合、注意事项 1. 2. 3. 4.				
出院康复指导	1. 生活起居、寒暖调摄				
	2. 休息、活动、锻炼				
	3. 膳食营养				
	4. 用药知识				
	5. 自我保健、防护方法				
	6. 出院后随访				
其他					

注：入院教育要当班完成，出院指导在出院的前3天内完成。

NOTE

表 10-9　外科标准患者教育计划

科室＿＿＿＿　病室＿＿＿＿　床号＿＿＿＿　姓名＿＿＿＿　住院号＿＿＿＿　医疗诊断＿＿＿＿

项目	内容	日期	对象		护士签名
			患者	家属	
入院教育	1. 病室环境、设施				
	2. 医院规章制度、分级管理				
	3. 介绍床位责任护士、责任医师				
饮食	1. 合理结构＿＿＿＿＿＿＿＿＿＿ 2. 宜忌＿＿＿＿＿＿＿＿＿＿				
用药指导	用药目的、作用、不良反应、注意事项 1.＿＿＿＿＿＿＿＿＿＿ 2.＿＿＿＿＿＿＿＿＿＿ 3.＿＿＿＿＿＿＿＿＿＿ 4.＿＿＿＿＿＿＿＿＿＿				
特殊检查/治疗	检查/治疗目的、配合、注意事项 1.＿＿＿＿＿＿＿＿＿＿ 2.＿＿＿＿＿＿＿＿＿＿ 3.＿＿＿＿＿＿＿＿＿＿ 4.＿＿＿＿＿＿＿＿＿＿				
术前指导	1. 心理护理				
	2. 术前准备：肠道、皮肤、床位				
	3. 床上便器使用				
	4. 有效咳嗽、咳痰				
	5. 个人卫生、沐浴、剃须、剪指甲				
术后指导	1. 卧床目的及配合				
	2. 各类导管目的及注意点				
	3. 切口疼痛缓解方法				
	4. 床上床下活动目的、时间、方法				
	5. 造口管理：空肠/膀胱造瘘、人工肛门				
	6. 功能锻炼：上肢、下肢、全身				
出院康复指导	1. 用药指导及注意事项				
	2. 心理与疾病的关系				
	3. 饮食种类与注意事项				
	4. 预防疾病的自我保健				
	5. 出院后随访及注意事项				
其他					

　　标准患者教育计划使用时，必须是做一项，记录一次。记录方法依次为填写指导日期、选择教育对象（患者还是家属），以及实施者签名。

　　根据患者及家属的具体情况，制订一份系统的、有针对性的健康教育计划是有效实施和评价健康教育的重要保证。

【思考题】

1. 一份"客观真实、及时完整"的护理文书在书写中应遵循哪些基本要求？

2. 举例说明临床工作中，护士应为哪些患者记录危重患者记录单，主要记录项目及内容？

3. 总结内、外科标准患者教育计划内容的侧重点有什么异同。

健康评估常用名词索引

NOTE

NOTE

参考文献

1. 张静平 . 健康评估 . 长沙：中南大学出版社，2010.

2. 刘伟，王瑞莉 . 健康评估 . 西安：第四军医大学出版社，2010.

3. 欧阳钦 . 临床诊断学 . 第 2 版 . 北京：人民卫生出版社，2010.

4. 何国平 . 健康评估 . 长沙：中南大学出版社，2011.

5. 吕探云，孙玉梅 . 健康评估 . 第 3 版 . 北京：人民卫生出版社，2012.

6. 张雅丽，王瑞莉 . 健康评估 . 北京：人民卫生出版社，2012.

7. 戴万亨，张永涛 . 诊断学 . 第 9 版 . 北京：中国中医药出版社，2012.

8. 王琦 . 健康评估 . 第 9 版 . 北京：中国中医药出版社，2012.

9. 万学红，卢学峰 . 诊断学 . 第 8 版 . 北京：人民卫生出版社，2013.

10. Lippincott Williams，Wilkins. 健康评估 . 蔡小红译 . 北京：科学出版社，2014.

11. 尹志勤，张清格 . 健康评估 . 第 2 版 . 北京：清华大学出版社，2014.

12. 王鸿利，张丽霞 . 临床诊断学 . 第 3 版 . 北京：人民卫生出版社，2015.

13. 尚红，王兰兰 . 实验诊断学 . 第 3 版 . 北京：人民卫生出版社，2015.

NOTE